U0385127

外科 基本操作 处置技术

第3版

主　审　李本金

主　编　张福奎　蒋建光　于大鹏

副主编　姜雨汐　邵景祥　杨　昕

编　者　（以姓氏笔画为序）

　　　　于大鹏　朱　童　刘　通　杨　帆　杨　昕　时述党

　　　　张福奎　陈召伟　邵景祥　姜雨汐　耿传卫　龚周思

　　　　蒋建光

人民卫生出版社

·北　京·

图书在版编目（CIP）数据

外科基本操作处置技术 / 张福奎，蒋建光，于大鹏
主编. — 3版. — 北京：人民卫生出版社，2022.1
　ISBN 978-7-117-29668-7

　Ⅰ.①外…　Ⅱ.①张…　②蒋…　③于…　Ⅲ.①外科 –
疾病 – 诊疗　Ⅳ.①R6

　中国版本图书馆 CIP 数据核字（2021）第 267529 号

人卫智网	**www.ipmph.com**	医学教育、学术、考试、健康，
		购书智慧智能综合服务平台
人卫官网	**www.pmph.com**	人卫官方资讯发布平台

外科基本操作处置技术
Waike Jiben Caozuo Chuzhi Jishu
第 3 版

主　　编：张福奎　蒋建光　于大鹏
出版发行：人民卫生出版社（中继线 010-59780011）
地　　址：北京市朝阳区潘家园南里 19 号
邮　　编：100021
E - mail：pmph @ pmph.com
购书热线：010-59787592　010-59787584　010-65264830
印　　刷：中农印务有限公司
经　　销：新华书店
开　　本：889×1194　1/32　　印张：19
字　　数：509 千字
版　　次：1999 年 2 月第 1 版　　2022 年 1 月第 3 版
印　　次：2022 年 2 月第 1 次印刷
标准书号：ISBN 978-7-117-29668-7
定　　价：68.00 元
打击盗版举报电话：010-59787491　E-mail：WQ @ pmph.com
质量问题联系电话：010-59787234　E-mail：zhiliang @ pmph.com

第3版 前言

　　受人民卫生出版社邀请，再次对本书进行修订，甚感荣幸。本书自出版以来已连续印刷12次，深受青年外科医师的欢迎。作为主编，我怀着巨大的热情再次进行认真细致的修订补充。

　　外科专业是一门技术性很强的专业，各个分支专业互相交叉、不断细化，加之新仪器、新设备不断出现，为外科医师提供了极大方便，但是人的因素永远是第一位的，外科基本操作技术是外科医师必须具备的重要条件，不具备扎实基本功的人很难成为一名合格的外科医师。

　　有人认为外科医师是一个风光的职业，错矣！外科学其实是一个风险极大、对责任心要求极高的学科，从事这个专业的人需要有高度的责任心，既要胆大，又要心细，万事马虎不得。外科医师面对渴望被帮助的患者，往往一个想法、一个决定，甚至一句话，都会对患者产生极大影响。

　　外科基本操作处置技术包括消毒、无菌、麻醉、切开、止血、结扎、缝合、引流、伤口换药、包扎固定、塑形康复等。本次修订延续上一版的风格，增加了一些新知识、新理念，因为医疗服务将更加人性化，更注重提高患者的生活质量，比如术后瘢痕或外形丑陋会给患者带来诸多不便或造成心理不适，本书适当增加整形美容外科基本操作技术，以便在治病的同时，既看重患者功能恢复，又兼顾患者日后生活质量和心理感受。有了这些理念的引领，才能把治疗看作一个系列工程，给后期康复打下良好的基础。

整形美容外科是在基本外科基础上发展起来的学科，属于交叉学科，每位外科专业医师均应了解其基本知识。随着社会发展的需要，目前我国多数综合性医院设立了整形美容外科专业学科，组成了一支专业队伍，从理论到实践均有了长足发展。本书增加相关内容意在为读者在选择及细化专业方向方面打下一定基础。

书中定有不完善或错误之处，期盼读者、同道批评指正。

张福奎

2020 年 4 月于上海

第 **1** 版 前言

千里之行，始于足下
——写给青年外科医师

外科学是临床医学中的一个重要学科，无论在城乡哪一级综合性医院中都占有十分重要的地位，一定程度上，外科医疗技术水平如何可反映该医院整体医疗技术水平的高低。

外科主要是通过手术或手法治疗疾病，手术和手法包括各种外科基本操作处置技术，换言之，各种外科基本操作处置技术是外科治疗疾病的主要手段，离开这些手段，治疗外科疾病就无从谈起。如果说只会做手术而缺乏其他基本知识、基本理论的外科医师不是一个合格的外科医师，那么不会做手术、不懂得外科基本操作处置技术的医师根本就称不上是一个外科医师。

外科基本操作处置技术包括消毒、无菌、麻醉、切开、止血、结扎、缝合、引流、伤口换药、包扎固定等各种技术性操作。尽管医学发展已进入"分子生物学"时代，但是对于外科医师来说，这些外科基本操作处置技术仍然是非常重要的，是任何先进的现代化仪器设备所不能代替的。

外科手术是一门艺术，有人把外科医师比作雕塑师，其任务是在活的人体上进行雕塑，完成一台手术就像雕塑师完成一件艺术品。但是雕塑师一旦将作品做坏了，他可以有很多重做的机会，而外科医师若把手术做错了，却会给患者带来极大的痛苦，甚至导致患者失去生命。其实外科医师更像一位服装设计师，一位好的服装设计师可用其高超的设计、剪裁、拼接及缝合技术做出漂亮的衣服，然而，技术欠佳的服装设计师一旦把衣服做坏了，难以修好。同样，外科医师如果把手术做错了也很难为患者挽回损失，这是因为人体并非一台机器，不可任意拆卸和组装。每位外科医师务必娴熟掌握外科基本操作处置技术，才能完成各种复杂的手术操作，胜任这份职业所赋予的职责。

早在1 000多年前一位外国学者就说过："外科医师要有一双有力和稳健的手，从不颤抖，使用左手要和使用右手一样敏捷……"由此看出，外科医师的双手在外科手术过程中扮演了多么重要的角色。然而，滴水穿石非一日之功，做一位合格的外科医师那就更非易事了。做一位合格的外科医师，主要由两个因素决定：一是上级医师对下级医师要严格要求，精心指导，正确地指导他们完成每一个技术操作和手术步骤；二是下级医师积极发挥主观能动性，虚心好学，爱业敬业。二者之中后者更重要。

作为一名青年外科医师，为了更好地从事自己的神圣职业，首先要为外科医师生涯奠定一个良好的基础，而这个基础就是熟练掌握外科基本操作处置技术。工作中善于观察上级医师规范的技术操作和其中蕴藏的操作技巧，把他们优良的东西继承下来，提高自己的技术水平，可以使自己少走许多弯路。当然，对别人不规范的东西也要正确辨别，不要一味模仿。下级医师应掌握外科基本操作处置技术的有关理论和知识，便于更好地指导临床实践。有些下级医师参加工作不久就去片面追求手术速度，而不去注意提高手术质量是非常错误的。操作不规范、动作不到位，也不讲究操作技巧，也就不可能保证手术质量。

要想外科基本操作处置技术做到规范、娴熟，必须台下勤于苦练，台上精于实践。有时一个动作（例如结扎）需台下训练千次、万次，台上应用才能得心应手。

相信：千里之行，始于足下，只要注意点滴积累就能聚沙成塔，集腋成裘。

张福奎　谨识
于上海

目录

第五章　骨折固定 ……………………… 139

第九章 常见脓肿切开引流术 ················· 216

第十章 伤口换药 ·················· 237

第十一章　常用清创缝合术 …………… 280

第十三章 皮瓣移植术 …………………… 337

第十七章　常用整形美容手术 ················ 510

第一章

外科手术基本知识

第一节 外科手术基本概念

一、外科手术

外科手术（operation）是医师治疗外科疾病的主要手段，主要运用解剖知识对人体组织器官进行切除、重建、移植等，以消除疾病对人体的不良影响，达到恢复人体功能使之进入健康或基本健康状态的目的。

二、基本操作处置技术

外科基本操作处置技术指与手术有关的无菌技术及消毒、切开、止血、结扎、分离、显露、缝合、引流、伤口换药、包扎固定、塑形康复等各种基本操作处置。每一位初涉外科工作的年轻医师，必须掌握外科基本操作处置技术，才能为长期外科职业生涯打下良好基础。

三、手术治疗疾病范围

手术治疗疾病范围较广，既有体表的，也有体内的，主要包括以下五大类疾病。

1. **损伤** 指机械、物理、化学等因素作用于人体造成的疾病，如挤压伤、切割伤、撕脱伤、碾挫伤、骨折、烧烫伤、冻伤、电烧伤、爆炸伤、酸碱烧伤等。

2. **感染** 指致病微生物或寄生虫侵袭人体，导致组织器官损害、破坏，发生炎症、坏死或脓肿，如疖、痈、脓肿、阑尾炎、肝脓肿、淋巴结核、肝包虫囊肿等。

3. **肿瘤** 指人体组织细胞异常增生性疾病，包括各种良性肿瘤，如脂肪瘤、纤维瘤、血管瘤、甲状腺瘤；恶性肿瘤，如乳腺癌、胃癌、大肠癌、肺癌等。

4. **畸形** 指各种先天性或后天性因素所导致的组织器官畸形，如多指、唇裂、尿道下裂、先天性心脏病、肛管直肠闭锁、烧伤后瘢痕挛缩、感染后组织缺损等。

5. 其他 指各种其他原因所导致的人体功能障碍，如肠梗阻、尿路结石、胆石症、甲状腺功能亢进症、下肢静脉曲张、血栓闭塞性脉管炎、门静脉高压症等。

四、手术并非唯一选择

以上五大类疾病的手术治疗固然重要，但并非唯一选择。实践证明，许多疾病的不同类型或不同阶段，常需酌情采取必要的非手术疗法才能取得理想效果。例如，急性阑尾炎初期如正确使用抗生素控制感染，可使炎症逐渐消退，直接痊愈康复；而化脓性阑尾炎尽管施行了阑尾切除术，术后还应全身应用抗生素以控制腹腔残余炎症。所以不能用"一把刀主义"代表治疗外科疾病的全过程。有人曾经说过：一个好的外科医师首先必须是一个好的内科医师。此话寓意深刻，颇有道理。

五、手术室设置及分类

1. 手术室设置 手术室是医师完成手术的主要场所，一般应设在高层，周围环境清洁，无污染源。具有通风换气设备，门窗紧闭，防止尘埃、飞虫进入，地面墙壁光滑、无缝隙、易清洗。应有三条通道，即工作人员通道、患者通道及物品供应通道。具有内外走廊，洁污分流。室内分为限制区（手术室、内走廊等）、半限制区（器械室、消毒室等）及非限制区（会议室、更衣室等）。大手术间 $50 \sim 60 cm^2$，中手术间 $30 \sim 40 cm^2$，小手术间 $20 \sim 30 cm^2$，室内高 2.8 ~ 3.0m，温度 22 ~ 25℃，相对湿度 50% ~ 60%。

2. 手术室分类 根据室内不同的装修、设备及空调系统，可分为两类：净化手术室、普通手术室，前者称为Ⅰ类手术室，后者称为Ⅱ类手术室。

（1）净化手术室（Ⅰ类手术室）：应有好的无菌条件，室内安静，周围环境清洁。采取一定空气洁净技术使空气菌落和尘埃粒子达到一定等级标准，空气菌落数量应 $< 10 cfu/m^3$，不

得检出致病菌（链球菌、金黄色葡萄球菌等）。

（2）普通手术室（Ⅱ类手术室）：应有较好的无菌条件，室内安静，周围环境清洁，与外科病房、监护室、血库邻近。空气菌落数量应 < 200cfu/m³，不得检出致病菌（链球菌、金黄色葡萄球菌等）。

（3）门急诊手术室：主要用于操作简单、手术创伤小、麻醉要求低、术后不需住院的手术。一般邻近门诊诊室，便于手术预约。手术室虽小，但室内局部布局、无菌条件与普通手术相同。

第二节　手术分类

手术分类方法较多，通常可按以下七个标准进行分类，简介如下。

一、按急缓程度分类

1. 急救手术　指病情危急必须立即施行手术才能挽救患者生命，如窒息患者的气管切开术、大出血患者的紧急止血术等。为了争取时间，此类手术甚至可在事发现场、急诊室或病房内施行。

2. 急症手术　指病情危重或情况紧急，必须在短时间内施行的手术，如各种外伤清创缝合术、胃穿孔修补术、急性化脓性胆管炎胆总管切开引流术等。否则将使病情加重，增加患者痛苦，甚至失去手术机会，导致患者死亡。

3. 限期手术　指在较短期内抓紧术前准备，需尽早施行的手术，如脓肿切开引流术、各种癌肿切除术等。否则将使病情加重，影响患者康复或治疗效果。

4. 择期手术　指手术或迟或早进行一般不会严重影响治疗效果，如阴茎包皮环切术、腋臭切除术、疝修补术等。此类手术可根据患者身体状况、经济条件、时令季节、所处地域等择期安排。

二、按污染程度分类

1. 无菌手术　指手术全过程是在无菌情况下进行的手术。此类手术如操作正确，处理得当，术后一般不会发生感染，如甲状腺瘤切除术、乳腺纤维瘤切除术、腹股沟斜疝修补术等。

2. 污染手术　指在手术过程中很难避免细菌污染的手术。此类手术后有发生感染的可能，但如术中注意无菌技术操作，或对某些操作步骤进行特殊处理，大多数仍可避免术后发生感染，如头皮外伤清创缝合术、胃大部切除术、肠祥切除肠吻合术等。

3. 感染手术　指疾病本身就是化脓性感染，术中必须接触大量化脓性致病菌。此类手术后发生切口感染的可能性极大，故一般不应进行切口缝合，如乳腺脓肿切开引流术、脓性指头炎切开引流术、肛门周围脓肿切开引流术等。

三、按治疗程度分类

1. 根治手术　指能够较彻底地切除恶性肿瘤的手术。此类手术可使恶性肿瘤患者得到基本治愈或延长较长时间的生命，如甲状腺癌根治术、乳腺癌根治术、皮肤癌扩大切除术等。

2. 改良根治术　对根治手术进行改良，即彻底切除原发恶性肿瘤，又适当缩小或扩大手术切除组织、器官的范围，如改良乳癌根治术就是切除包括病灶在内的全部乳腺组织和同侧腋窝淋巴结，而保留了胸大肌和胸小肌。

3. 姑息手术　指不能彻底切除恶性肿瘤，但可减轻患者某些症状的手术。此类手术尽管不能治愈疾病，但能提高患者生存质量，仍具有积极意义，如晚期食管癌胃造口术、晚期直肠癌结肠造口术等。

四、按手术程序分类

1. 一期手术　指一次即可完成的手术治疗。绝大多数外科疾病可一期完成手术治疗。

2. 分期手术　指某些疾病手术治疗需分次进行，才能保证手术安全或效果。如大面积烧伤分次切痂植皮术、肌腱断裂二期修复术、分次耳再造术等。

3. 延期手术　指污染严重的体表软组织损伤，处理时不宜一期缝合，否则将极有可能发生伤口感染，一般需经伤口引流、换药，待创面无分泌物、肉芽新鲜时再进行相应的手术治疗。

五、按手术大小分类

1. 小型手术　指手术操作简单、安全性较大，可于门诊手术室局部麻醉下进行的手术。此类手术往往一名医师即可独立完成，如乳腺纤维瘤切除术、皮脂腺囊肿切除术、嵌甲根治术等。

2. 中型手术　指手术操作较复杂、有一定风险，往往需住院进行的手术。手术需在专业人员麻醉下、由多位术者参加共同完成，如胃大部切除术、胆囊切除术、肾切除术等。

3. 大型手术　指手术操作复杂、危险性较大的手术。此类手术一般需具备特殊器械方可进行，同时需在较好的麻醉技术条件下才能完成，如肺叶切除术、胰十二指肠切除术、直肠癌根治术等。

4. 特大型手术　指重要器官的复杂性手术，危险性大。往往需多学科专业人员共同参加，借助高科技手术器械、特殊监护装置才能进行的手术，如复杂先天性心脏病修复术、肾移植术、高难度脑肿瘤切除术等。

六、按创伤程度分类

1. 开放手术　一般指传统的手术方式，例如阑尾切除术、开放性胆囊切除术、肾结石摘除术等，此类手术对机体损伤较大，术后恢复较慢。

2. 微创手术　一般指在内镜下进行的手术。近年来，随着内镜技术在手术中的应用，手术切口很小，创伤程度较小，对人体损伤轻微，因此称为微创手术，如腹腔镜下胆囊摘除术、阑尾摘除术等。由于此类手术对机体损伤较小，术后患者恢复较快。

七、按住院与否分类

1. 门诊手术 指术后不需住院即可回家康复的小型手术，病变表浅，操作简单，往往一人即可在局部麻醉下完成。但患者要求尽量保持术后外形美观，看似容易，真正做好并非易事。

2. 住院手术 病变广泛、操作复杂、要求多人参加，或麻醉要求较高、需在一定监护条件下完成的手术，手术操作具有一定难度，有不同程度的手术危险性，包括大多数中型手术、大型手术及特大型手术。

第三节 手术分级、医师级别及手术权限

根据我国有关部门医疗机构管理条例，一般将各种手术分为四个等级。根据医师能力大小、技术水平、资历高低分为四个级别，依据医师级别承担相应级别的手术。只有认真履行外科医师的手术权限，才能确保手术质量和医疗安全。

一、手术分级

1. 一级手术 技术难度较低，手术过程简单，风险程度较小的各种手术。

2. 二级手术 技术难度一般，手术过程中复杂，风险程度中等的各种手术。

3. 三级手术 技术难度较大，手术过程较复杂，风险程度较大的各种手术。

4. 四级手术 技术难度大，手术过程复杂，风险程度大的各种手术。

注意：手术级别分类主要是指常规手术而言，依据手术操作难度、术中复杂程度及手术风险大小区分。每一项手术属于什么级别，详情可查阅国家卫生健康委手术分类目录。

二、医师级别

1. **住院医师** ①低年资住院医师：从事住院医师工作岗位3年内，或获得硕士学位、从事住院医师岗位2年内者。②高年资住院医师：从事住院医师工作岗位3年以上，或获得硕士学位、取得执业医师资格、并从事住院医师岗位2年以上者。

2. **主治医师** ①低年资主治医师：从事主治医师工作岗位3年内，或获得临床博士学位、从事主治医师岗位2年内者。②高年资主治医师：从事住院医师工作岗位3年以上，或获得硕士学位、从事主治医师岗位2年以上者。

3. **副主任医师** ①低年资副主任医师：从事副主任医师工作岗位3年内，或有博士后学历、从事副主任医师岗位2年以上者。②高年资副主任医师：从事副主任医师工作岗位3年以上者。

4. **主任医师** 受聘主任医师岗位者。

三、手术权限

1. **低年资住院医师** 在上级医师指导下，可主持一级手术。

2. **高年资住院医师** 在熟练掌握一级手术的基础上，在上级医师临场指导下，可逐步开展二级手术。

3. **低年资主治医师** 可主持二级手术，在上级医师临场指导下，逐步开展三级手术。

4. **高年资主治医师** 可主持三级手术。

5. **低年资副主任医师** 可主持三级手术，在上级医师临场指导下，逐步开展四级手术。

6. **高年资副主任医师** 可主持四级手术，在上级医师临场指导下或根据实际情况可主持新技术、新项目手术及科研手术项目。

7. **主任医师** 可主持四级手术及一般新技术、新项目手术或经主管部门批准的高风险科研项目手术。

四、医疗机构床位和科室编制

1. **一级综合医院** 设置床位 20 ~ 99 张；临床科室至少设有急诊科、内科、外科、妇产科、预防保健科；医技科室至少设有药房、化验室、X 线检查室、消毒供应室。

2. **二级综合医院** 设置床位 100 ~ 499 张；临床科室至少设有急诊科、内科、外科、妇产科、儿科、眼科、耳鼻喉科、口腔科、皮肤科、麻醉科、传染科、消毒供应室、预防保健科；医技科室至少设有药房、检验科、放射科、手术室、病理科、血库、理疗科、消毒供应室、病案室。

3. **三级综合医院** 设置床位 500 张以上；临床科室至少设有急诊科、内科、外科、妇产科、儿科、中医科、眼科、耳鼻咽喉科、口腔科、皮肤科、麻醉科、传染科、消毒供应室、预防保健科；医技科室至少设置药房、检验科、放射科、手术室、麻醉科、康复科、病理科、血库、理疗科、消毒供应室、病案室。

第四节　伤口分类及愈合分级

伤口分类及愈合分级主要指把所有伤口（包括手术切口）进行分类及愈合分级，这样做有利于指导临床实践，总结经验，便于对伤口愈合进行术前评估和准备，并提示术中注意、术后用药及术后管理。

一、伤口分类

一般习惯将所有伤口（包括手术切口）分为四类：清洁伤

口、可能污染伤口、污染伤口和感染伤口。记录伤口愈合情况时，仅指前三类可一期完全缝合者，不包括切开引流、部分缝合或植皮伤口。

1. **清洁伤口** 指未受细菌污染的伤口，用"Ⅰ"代表。这类伤口通常为无菌手术切口，如甲状腺叶切除、疝修补、脾切除等手术切口。清洁伤口经过正确处理一般都能达到一期愈合。

2. **可能污染伤口** 指可能带有细菌的伤口，用"Ⅱ"代表。这类伤口通常包括上消化道手术、肺切除等手术切口，如经严格消毒处理及无菌技术操作，一般能避免切口感染。

3. **污染伤口** 指邻近感染区或直接暴露于感染区的切口，用"Ⅲ"代表。这类伤口程度不同地被细菌污染，如阑尾炎阑尾切除、腹腔脓肿切开引流的手术切口，术后发生切口感染的机会较大，但伤口经过特殊处理仍能达到一期愈合。

处理外伤性伤口，一般认为伤后 12 小时以内处理者，属于污染伤口。此类伤口应进行清创缝合术，并尽量使伤口达到一期愈合。

二、伤口愈合分级

临床上习惯将每一类伤口愈合情况分为：愈合优良、愈合缺陷、伤口化脓，分别称为甲、乙、丙级愈合。

1. **甲级愈合** 指伤口边缘对合整齐，无明显红肿反应，伤口愈合良好。

2. **乙级愈合** 指伤口愈合欠佳，有红肿炎症反应，或有血肿、积液等，但尚未化脓。

3. **丙级愈合** 指伤口明显红肿热痛，形成脓肿，需进行伤口敞开引流和换药治疗，方能逐渐愈合。

三、伤口愈合记录

1. **清洁伤口愈合** 愈合优良、愈合缺陷、伤口化脓分别记录简写为：Ⅰ/甲、Ⅰ/乙、Ⅰ/丙。

2. **可能污染伤口愈合** 愈合优良、愈合缺陷、伤口化脓分别记录简写为：Ⅱ/甲、Ⅱ/乙、Ⅱ/丙。

3. **污染伤口愈合** 愈合优良、愈合缺陷、伤口化脓分别记录简写为：Ⅲ/甲、Ⅲ/乙、Ⅲ/丙。

有的习惯将甲级和乙级愈合统称为"一期愈合"；丙级愈合称为"二期愈合"。对某些伤口先保持开放 24～72 小时，引流其分泌物，确认无明显感染后再予以缝合，如此处理常可达到近似一期愈合，称为"三期愈合"，虽然愈合后局部瘢痕组织稍多，但比二期愈合时间缩短，功能恢复也较好。

第五节 手术用品灭菌、消毒与处理

一、灭菌、消毒

1. **灭菌** 又称为无菌术，指杀死全部微生物，包括细菌芽孢的方法。主要是利用物理方法和化学方法对手术器械、纱布等用品进行灭菌。

2. **消毒** 又称为抗菌术，指杀灭微生物，但不能杀死细菌芽孢的方法。主要是利用化学消毒剂对不能耐高温的器械、手术室内空气、术者和患者皮肤进行消毒。

注意，灭活的概念与灭菌不同，灭活是指利用物理或化学方法杀死病毒、细菌，但不损害它们体内有用抗原的方法。例如灭活病毒会使病毒蛋白的高级结构破坏，失去繁殖、致病能力，但仍具有抗原性。

二、手术用品灭菌

灭菌一般指预先应用物理方法彻底消灭与手术区、伤口接触物品上所带的一切细菌。主要有下列灭菌方法，其中前三种为目前常用。

1. **高压蒸汽灭菌法** 利用各种高压蒸汽灭菌器进行灭菌的

方法，临床应用广泛，效果可靠。主要用于金属器械、玻璃、布类、硅橡胶制品等。高压蒸汽灭菌器内压力 104.0～137.3kPa，温度 121～126℃，维持时间 30 分钟即可达到灭菌效果。

2. 气体灭菌法 利用气态杀菌剂（如环氧乙烷、臭氧、甲醛、丙二醇、过氧乙酸蒸汽等）进行灭菌的方法。主要用于金属器械、电子仪器、内镜、一次性用品等的灭菌。属于低温灭菌方法，不耐高温物品都可采用此法灭菌。

3. 紫外线灭菌法 紫外线杀菌的原理为阻碍微生物 DNA 正常转录，导致微生物死亡，但其穿透力较弱，普通玻璃、纸张、尘埃、水蒸气等均能阻挡。一般用于手术室、病房、实验室的空气消毒。紫外线可损伤皮肤和角膜，患者及医护人员应注意防护。

4. 过氧化氢等离子体低温法灭菌技术 利用过氧化氢低温等离子体使手术器械上微生物失去活性。优点为杀菌快速、物品周转快；缺点为穿透性差、器械需要绝对干燥、不能上油等。主要用于金属和非金属医疗器械。

5. 干热空气灭菌 是干热空气进行灭菌的方法。方法简单，适用于耐高温的玻璃器皿、金属器械。烤箱温度达161℃，保持 30 分钟即可达到灭菌效果。

三、手术用品消毒

手术用品消毒指应用化学药品消灭手术用品上微生物的方法。主要用于不能耐受高压灭菌的手术用品，如手术刀片、手术剪、内镜等。化学药品消毒方法也用于手术人员和患者的皮肤灭菌。常用的化学药品消毒剂有以下几种。

1. 70% 乙醇（酒精） 将手术用品浸入其中，浸泡 30 分钟以上，即可达到消毒目的，使用时用生理盐水冲洗干净。乙醇应每周过滤一次，并核对维持适当浓度以保证灭菌效果。乙醇消毒的原理为凝固细菌体内蛋白质，若浓度过高，细菌表面蛋白质迅速凝固形成保护膜则不能将细菌杀死；若浓度过低，同样不能将细菌杀死。所以浓度过高或过低均可影响消毒效果，因此不能任意改变。

2. **0.1% 氯己定（洗必泰）** 将手术用品浸入其中，浸泡30分钟以上，可达到消毒目的。杀菌原理为破坏细菌胞浆膜。对多数革兰氏阳性菌和革兰氏阴性菌具有杀灭作用，药液应每周更换一次。

3. **0.1% 苯扎溴铵（新洁而灭）** 将手术用品浸入其中，浸泡30分钟以上，可达到消毒目的。苯扎溴铵为阳离子表面活性剂，灭菌作用低于氯己定。每1 000ml溶液中加入5g医用亚硝酸钠，可防止金属器械生锈，药液宜每周更换一次。注意不可与双氧水、碘酒、高锰酸钾并用。

4. **器械溶液** 将手术用品浸入其中，浸泡15分钟可达到消毒目的。器械溶液的配方是：石炭酸20g，甘油266ml，95%乙醇26ml，碳酸氢钠10g，加蒸馏水至1 000ml。注意，器械溶液宜每周更换一次，以保证有效消毒效果。

四、手术用品处理及注意事项

1. **手术用品处理** 包括一切金属器械、玻璃器皿、布类用品、其他用具等，使用后都必须经过一定处理才能重新进行灭菌、消毒，供下次手术使用。凡金属器械、玻璃、搪瓷类物品，使用后需用清水洗净，特别需注意金属器械的沟、槽、轴、关节等处的清洗，各种管状物品需注意内腔的清洗。

接触过脓液、HBsAg阳性患者血液、梅毒患者血液的手术用品应用特殊消毒液（例如含有效氯的84消毒液）浸泡，然后用清水冲洗干净，晾干或擦干，再进行灭菌或消毒。处理此类患者尽量使用一次性注射器、体温计、窥器、臀垫、手套、隔离衣等。听诊器、血压计、监护仪、导线、便器专人专用，然后用有效氯溶液擦拭消毒。手术人员戴双层手套，避免直接接触患者体液或分泌物。

目前一些医用易耗品多为一次性使用，用后按规定分装，送到指定地点，统一焚烧处理。

2. **注意事项** 各种一次性手术用品不能重复使用，以免给患者造成不良影响；同时应按规定进行合理、合法、合规采购，保证受用者利益，杜绝不合格用品流入临床，以免给患者造成不良后果或引起不良医疗事件，造成社会负面影响。

五、医疗废物处理

1. **医院废物** 指医院所有丢弃的废物，包括生物性和非生物性废物，也包括生活垃圾。各科室需将医疗垃圾和生活垃圾分开收集，不能混放混装。

2. **医疗废物** 指医疗卫生机构相关活动中产生的具有直接或间接感染性、毒性及其他危害的废物。可分为 5 类：①感染性废物，如患者血液、体液、排泄物等；②病理性废物，如废弃人体组织、病理切片等；③损伤性废物，如医用刀、医用针、玻璃试管等利器；④药物性废物，如过期、变质、淘汰、污染的药物等；⑤化学性废物，如化学消毒剂、化学试剂等。

3. **医疗废物处理** 医疗废物应分类收集，禁混、禁漏、禁污，利器放入利器盒内，非利器放入包装袋内。必须装入黄色垃圾袋内，正确包装、密无泄漏，并由专职人员上门收集运送，不得露天存放。

第六节　手术人员术前准备

手术人员进行操作之前，需进行一定的准备方可进行手术。术前准备通常包括一般准备、手臂刷洗消毒等，然后才能进入手术间，再穿无菌手术衣和戴无菌手套。

一、一般准备

首先在更衣室更换专用的短袖衣、裤子、鞋帽，戴好口罩，帽子要盖住全部头发，口罩要盖住鼻孔，必要时佩戴头灯、放大镜等。修剪指甲。手臂皮肤破损、化脓性感染及呼吸道感染者不应参加手术。体力或精神过度疲劳、情绪不佳、饥饿者不宜参加手术。原则上先进行无菌手术，然后进行感染手术。

二、外科洗手消毒

术前手术人员应进行外科洗手消毒，一般在洗手间进行。目前普遍采用的消毒方法有以下几种，可酌情选择应用。

1. 传统手臂刷洗消毒法 ①手臂刷洗：流水肥皂清洗手及前臂至肘上 10cm，再用无菌毛刷刷洗手和前臂，顺序为从指尖至肘上 10cm，两臂交替，一次刷洗完后手指朝上冲洗，如此刷洗 3 遍，共约 10 分钟〔图 1-1（1）〕；无菌干毛巾从手到肘部顺序擦干〔图 1-1（2）〕，擦过肘部的毛巾不可再擦手部，保持拱手姿势手臂不可下垂。②手臂浸泡：70% 乙醇桶内浸泡 5 分钟，范围达肘上 10cm，浸泡完毕后无菌毛巾擦净双手及前臂，即可穿无菌手术衣和戴手套。

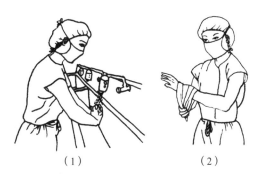

（1） （2）

图 1-1 传统手臂刷洗消毒法

紧急情况来不及洗手时，可用 2% 碘酒涂擦双手及前臂，再以 70% 乙醇脱碘，即可穿无菌手术衣和戴手套。

2. 诗乐液洗手法 这是一种新的手臂消毒法，诗乐液内含醋酸氯已定 1.45% ~ 1.60%，作用迅速、杀菌力强，对皮肤无毒、无刺激性，目前被多数医院使用。方法：①流水肥皂洗净手及前臂，取诗乐液 3 ~ 5ml，无菌刷刷手及前臂 1 ~ 2 遍，全程 3 ~ 5 分钟；②流水冲净手和前臂，再取诗乐液 2 ~ 3ml，均匀涂抹手及前臂；③无菌小毛巾擦净双手及前臂，即可穿无菌手术衣和戴手套。

3. 0.5% 碘伏洗手法 即 0.5% 聚维酮碘洗手法，无需脱碘。方法：流水肥皂清洗手及前臂，无菌刷蘸 0.5% 聚维酮碘刷手和前臂 2 分钟，无菌小毛巾擦净碘沫，即可穿无菌手术衣和戴手套。

4. 1：1 000 苯扎溴铵洗手法 用于对乙醇、碘过敏者。方法：流水肥皂刷洗手和前臂 10 分钟，1：1 000 苯扎溴铵液内浸泡 5 分钟，待干后即可穿手术衣和戴手套。

5. 门诊手术消毒 完成门诊手术时，穿洗手服洗手消毒后可不穿无菌手术衣，只戴无菌手套即可，但手术过程中时刻注意前臂不能接触其他物品。一次手术后如需继续下一台手术，脱去手套，擦干汗液，涂抹一层诗乐液或聚维酮碘，再戴手套即可。但做完污染手术或连续做完 3 次清洁手术后需重新刷手。

三、卫生七步洗手法

一般来说，医务人员每处理完毕一位患者后都要进行卫生七步洗手。具体方法如下：首先流水湿润双手，涂抹洗手液，然后按如下步骤进行。

1. 洗净手掌 掌心相对，手指合拢，相互揉搓〔图 1-2（1）〕。

2. 洗净手背 手心对手背，双手指交叉揉搓，双侧交替〔图 1-2（2）〕。

3. 洗净指缝 掌心相对，双手指交叉揉搓〔图 1-2（3）〕。

4. 洗净指背 双手互合轻握，揉搓对侧指背〔图 1-2（4）〕。

5. 洗净拇指 握住一拇指旋转揉搓，双侧交替〔图 1-2（5）〕。

6. 洗净指尖 一手指尖并拢放在对侧掌心揉搓，双侧交替〔图 1-2（6）〕。

7. 洗净腕部 握住手腕旋转揉搓，双侧交替洗净腕部〔图 1-2（7）〕。

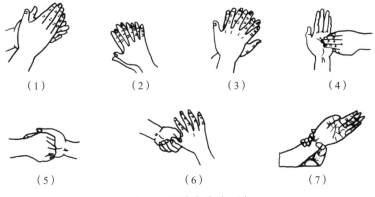

（1）　　　　　（2）　　　　　（3）　　　　　（4）

（5）　　　　　　　（6）　　　　　　　（7）

图 1-2　卫生七步洗手法

四、穿手术衣

　　手术人员手臂刷洗消毒后即可进入手术间，在空间较大的地方穿无菌手术衣，最好面向器械台方向。分为传统后开襟手术衣穿法和全包式手术衣穿法。

　　1. 开襟手术衣穿法　取出手术衣，面向器械台〔图 1-3（1）〕，两手轻轻提起衣领两端，认清手术衣无菌面（勿将手术衣外面对向自己），抖开手术衣〔图 1-3（2）〕，向空中轻掷，双手就势插入衣袖，两臂前伸〔图 1-3（3）〕，巡回护士背后协助拉好〔图 1-3（4）〕，双手交叉提起腰带〔图 1-3（5）〕交巡回护士于身后系好〔图 1-3（6）〕。穿手术衣时不得用未戴手套的手拉衣袖或接触其他处。

　　2. 全包式手术衣穿法　轻轻取出手术衣，双手提起衣领两端向前上方抖开，双手插入衣袖，伸出衣袖，戴好无菌手套〔图 1-4（1）〕，巡回护士从身后系好衣带，提起前襟腰带〔图 1-4（2）〕，由器械护士将腰带由穿衣者身后绕到前面〔图 1-4（3）〕，交给穿衣者系于腰部前方〔图 1-4（4）〕。

　　注意：

　　（1）手术衣需具备如下条件：①防止液体渗透；②耐高温灭菌；③穿着舒适透气；④可有效阻隔微生物穿透；⑤不落棉絮；⑥耐用不脱色。

（2）为某些严重感染或 HBsAg 阳性、梅毒、艾滋病等特殊患者手术时，应穿一次性无菌手术衣。

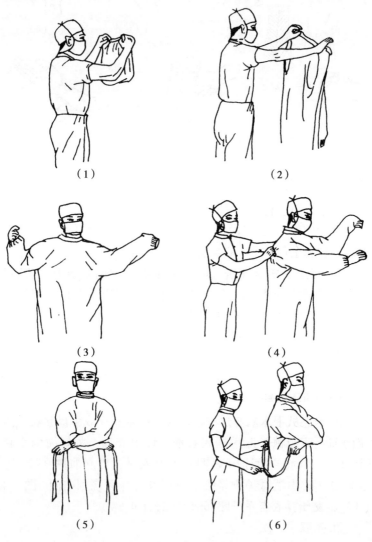

（1）

（2）

（3）

（4）

（5）

（6）

图 1-3　开襟手术衣穿法

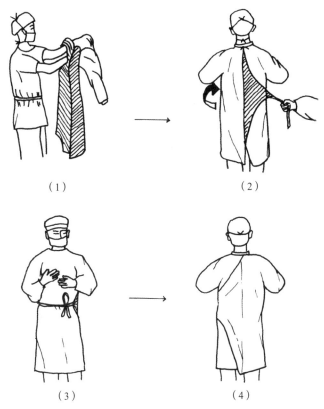

（1）　　　　　　　　　　　（2）

（3）　　　　　　　　　　　（4）

图 1-4　全包式手术衣穿法

五、戴无菌手套

手术人员手未戴手套前，只允许接触手套袖口向外翻折的部分，不应碰触手套外面。通常有干、湿两种无菌手套，目前干手套常为一次性使用的无菌手套；湿手套是重复使用消毒的手套，已较少使用。具体戴法如下。

1. **戴干手套法**　取出手套袋内无菌滑石粉包（有的没有），轻轻敷擦双手，使之干燥光滑〔图 1-5（1）〕，用左手捏住手套袖口翻折部将手套取出〔图 1-5（2）〕，先用右手插入右手手套内，此时注意勿触及手套外面〔图 1-5（3）〕；再取出另一只手套，用已戴好手套的右手 2、3、4、5 指插入左手手套翻折部

〔图1-5（4）〕，将手套翻折部翻回盖住手术衣袖口〔图1-5（5）〕，最后生理盐水适当冲洗手套外面〔图1-5（6）〕。

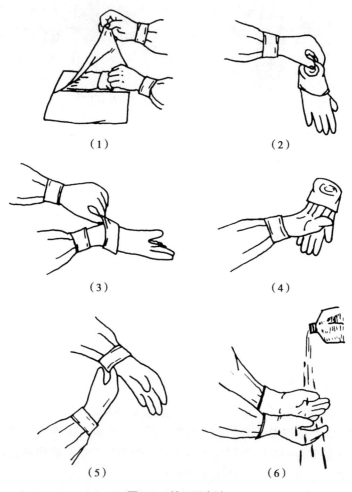

（1）

（2）

（3）

（4）

（5）

（6）

图1-5　戴干手套法

2. 戴湿手套法　目前已较少采用，应先戴手套后穿手术衣。首先往手套内灌适量生理盐水使手套撑开〔图1-6（1）〕，戴好后将手腕举起，握拳挤出手套内液体〔图1-6（2）（3）〕，使其沿腕部、前臂、肘部顺序流下〔图 1-6（4）〕，然后穿手术衣。

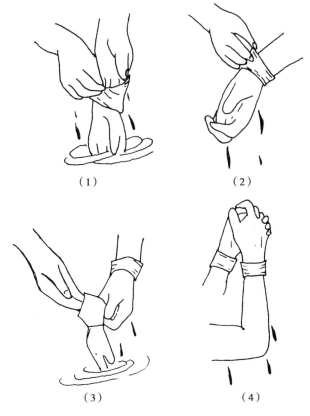

（1）　　　　　　　　　（2）

（3）　　　　　　　　　（4）

图 1-6　戴湿手套法

连续进行手术时，须按下述程序更换手套及手术衣：①手术后洗净手套上的血渍，先脱下手术衣，后脱手套，注意脱手套时皮肤不与手套外面接触；②将双手、臂部重新在乙醇桶内浸泡 5 分钟；③再按上述方法穿手术衣、戴手套。

六、脱手术衣

由他人协助脱衣，他人解开衣带，抓住衣领向肘部、手部翻转，使手套翻于手部（图 1-7）；如为自己脱衣，左手抓住右肩手术衣外面拉下，同样方法拉下左肩（图 1-8）。如为无菌手术手套未破，可重新泡手消毒后穿手术衣、戴手套进行下一个手术。如手套破损或污染，应重新刷手泡手消毒。

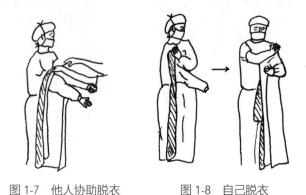

图 1-7　他人协助脱衣　　　　图 1-8　自己脱衣

第七节　患者术前准备

　　手术前患者准备十分重要，是外科治疗中一个重要组成部分，也是围手术期准备的主要内容。无论手术大小，都意味着在原有疾病的基础上，患者又要经受一次新的创伤，同时也给患者带来一定的心理压力，且有造成感染的机会。因此，术前要做好各方面的充分准备，以便顺利完成手术并帮助患者术后尽快康复。

一、一般准备

　　无论手术大小、病情轻重缓急，都要做好相应的一般准备。一般准备主要包括以下内容。

　　1. 辅助检查　根据手术大小、种类、难易程度酌情进行必要的辅助检查，如血、尿、便、肝功能、肾功能、心电图、B超、X线等，了解有无贫血、凝血功能障碍、肝功能异常、肾功能异常、糖尿病等，评估患者对手术的耐受性，老年患者尤应如此。

注意：不管手术大小、复杂或简单，一般来说其中血常规及凝血功能应为必查项目。

2. 手术时机 如果患者尚有其他疾病，如上呼吸道感染、发热、营养不良、手术区皮肤感染等，除急救、急症手术外，应待情况纠正后再施行。正值月经期、妊娠期女性患者，而又非急救、急症手术，亦应延期进行。

3. 心理检测 术前对某些患者，尤其是整形美容患者需观察患者心理状况、术后效果期望值、有无精神异常等，检测方法主要包括询问交谈、面对面观察、追寻过去史、心理检测量表等。①心理正常者，表现为无负面心理，正常工作、学习、生活，心理自我调节好，与周围关系和谐。②心理轻度异常者，表现为焦虑、忧心、回避交往、社会适应能力下降。③心理明显异常者，表现为思维障碍（不符合逻辑）、情绪障碍（焦虑抑郁）、意志障碍（被动犹豫）、行为障碍（激动絮叨）。心理异常者需酌情对待，应慎重、延期或暂时放弃手术。

4. 告知义务 尊重患者隐私权、知情权，向患者和家属介绍病情、治疗方案，术中、术后可能出现的问题，术后可能达到的效果，取得患方认可和同意签字后方可手术。

5. 适应性训练 术前1周戒烟，术后需绝对卧床休息。不习惯床上大小便者，应及早训练床上大小便。胸腹部手术术前应教会患者正确的咳嗽及咳痰方法。

6. 皮肤准备 详见本章第十节。

7. 输血准备 较大手术前需鉴定血型，备足所需血液，目前已普遍实行成分输血，必要时尚需准备血浆代用品。

8. 纠正水电解质酸碱紊乱 有水电解质紊乱者术前应尽量纠正至正常状态。酸碱平衡失调者，也应及时予以纠正，以便术后恢复顺利。

9. 胃肠道准备 ①局部麻醉患者需适当进食饮水，防止血容量不足发生晕厥；②全身麻醉患者术前6~8小时开始禁食，术前4小时开始禁饮，以防麻醉或手术过程中呕吐引起窒息或吸入性肺炎，必要时行胃肠减压；③胃肠道手术者术前 1~2 天进流质饮食，幽门梗阻患者术前洗胃。一般性手术必要时术前 1 天酌情用肥皂水灌肠；结肠或直肠手术术前 1 天灌肠，手术当天清晨清洁灌肠，并于术前 2~3 天开始进流质饮食、口服肠道抑菌药物，以减少术后并发感染的机会。

10. 预防感染 术前采取多种措施预防感染，包括提高患者体质、增加抗感染能力，例如调节饮食、适当运动、心情舒畅、充足睡眠等，虽然这些措施看起来不能直接预防感染，但可以调动全身积极因素，对预防感染十分有利。

下列情况需预防性应用抗生素：①感染病灶或切口接近感染区的手术；②胃肠道手术；③操作时间长、创伤大的手术；④开放性创伤，创面已污染或有广泛软组织损伤，或清创所需时间较长以及难以彻底清创者；⑤癌肿手术；⑥涉及大血管的手术；⑦需植入人工制品的手术；⑧脏器移植术。

预防性抗生素给药方法：一般术前 0.5~2.0 小时或麻醉开始时首次给药；手术超过 3 小时或失血量大于 1 500ml，术中给予第二次；总预防用药时间一般不超过 24 小时，个别情况可延长至 48~72 小时。

11. 其他准备 手术前晚适当给予镇静剂以保证充分睡眠。进手术室前排尿使膀胱空虚，必要时插导尿管并留置。术前如发现体温升高、妇女月经来潮、上呼吸道感染等，应延迟手术。门诊手术告知术后需留院观察或术后休息时间，以便患者适当安排工作和生活，术后需要休息者不能"带病工作"。体表肿瘤、整形美容患者需常规进行医学摄影。术中需进行快速病理诊断者，术前应与有关科室进行联系。

二、特殊准备

对手术耐受力较差、原有某些其他疾病，又非急救、急症手术者，尚需根据不同情况进行相应的特殊准备。

1. 贫血 术前尽可能纠正贫血，使血红蛋白恢复到正常或接近正常范围，改善氧输送不足。严重贫血患者应慎重手术或延迟手术。

2. **低蛋白血症** 低蛋白血症直接影响切口愈合，如血清白蛋白低于 30g/L 应及时予以纠正，可口服加强营养，必要时适当输注白蛋白或血浆，酌情适当提高血清白蛋白后方可手术。

3. **心脏病** 心功能衰竭患者必须控制一段时间，最好 3～4 周后再施行手术。急性心肌梗死者一般 6 个月内不施行择期性手术，6 个月后应在严密心功能监护下进行手术。

4. **糖尿病** 糖尿病患者术前需适当控制血糖，较大或大手术前要求患者血糖稳定于轻度升高状态，普通择期手术控制目标以空腹血糖 8.0mmol/L，急症手术随机血糖低于 13.8mmol/L 为宜。

5. **高血压** 轻度或中度高血压症可不用降压药物，如血压明显增高则适当应用降压药物，但不要求血压降至正常水平。整形美容患者血压增高者一般应慎重、延迟或放弃手术。

6. **肝脏病** 肝功损害时需适当改善全身情况，增加肝糖原储备量，术前酌情给予保肝护肝药物治疗，并给维生素 K 等。

7. **甲状腺功能亢进症** 甲状腺切除术前需酌情口服硫氧嘧啶和碘制剂，以降低基础代谢率，同时可使甲状腺缩小、变硬，减少术中出血、渗血。

8. **幽门梗阻** 完全性幽门梗阻患者术前 3～5 天禁食，每晚睡前洗胃，清除胃内潴留液。纠正水电解质紊乱、酸碱平衡失调，同时加强补充营养，纠正低蛋白血症或贫血。

9. **创面植皮** 肉芽创面植皮者术前加强创面换药，保持引流顺畅，使创面尽量清洁、分泌物减少，肉芽健康红润，触之易出血，脓液较多或肉芽创面水肿时需酌情局部抗生素盐水纱布湿敷。

三、围手术期与围手术期准备

（一）围手术期

围手术期指围绕手术的一个过程，包括术前、术中、术后时段，即从患者决定接受手术治疗开始，到手术治疗基本康复这段时间，一般手术约在术前 5 ~ 7 天到术后 7 ~ 12 天。

（二）围手术期准备

围手术期准备即术前准备，是保证手术治疗取得成功的重要环节，不管手术大小、操作复杂简易，都应进行充分的围手术准备，万万不可忽视。主要包括医患心理准备和患者生理准备。

1. **术者心理准备**　术者须有良好的心理状态，应对完成本手术充分自信，具有患者诊断明确、术前评估可靠、手术方案可行、手术步骤清晰、术中意外情况应急预案到位等，做到心中有数，未雨绸缪。

2. **术前沟通**　术前充分与患者及家属进行交流沟通，向患者交代当前病情、疾病诊断、手术方法、手术必要性、手术效果、手术危险、恢复过程、术后注意事项以及可能发生的并发症、预防措施等，取得患者信任和配合。充分尊重患者自主选择权，患者没有知情同意前或没有充分心理准备前，不做任何手术及有损伤的治疗。

需要注意，整形美容术后结果患者满意与否是评价手术成功的主要标准，术前须与患者充分沟通，使他们对术后变化具有切实的期望值，若患者以明星、偶像照片作为术后结果对比，需明确告知：医师不是复印机，手术只能改善，不能任意塑造。术后只能和术前比，不能和其他人比，只能纵向比不能横向比。沟通不到位或医患不能达成共识时，宁愿放弃手术。

3. **生理准备**　主要包括必要的辅助检查、适应性训练、皮肤准备、输血准备、保持水电解质酸碱平衡、胃肠道准备、预防感染、特殊准备等。详见本节患者术前准备。

第八节　其他术前准备

有些手术尚需根据患者具体情况、手术种类、手术方法进行必要的相应准备，主要包括以下几方面。

1. 输血准备 手术难度大，操作复杂、创面广泛、出血较多时，术前应做好术中输血准备。术前化验鉴定患者血型，与血库或输血科联系血源，并做好交叉配血，以备术中需输血时输注。

2. 特殊器械准备 有些手术需要特殊器械，为了术中使用得心应手，操作顺利，术者或助手应亲自与手术室工作人员联系，做好特殊器械的准备，必要时可到手术室亲自挑选器械，灭菌消毒备用。

3. 特殊固定材料 有些手术完毕后需及时进行特殊包扎固定，如石膏、夹板、弹力绷带、塑形支具等，应提前与手术室工作人员联系，做好充分准备。

4. 病理检查准备 有些肿块或肿瘤患者如术前不能确定疾病性质，往往需在术中进行快速病理检查，以确定疾病性质，然后决定手术范围或手术方式。术前需与病理科预先联系，通知病理科做好术中快速病理检查准备。术中取下的标本一般应由专业人员迅速转送病理科，尽快取回病理检验结果。

5. 会诊人员准备 有些手术进行中可能需要有关科室人员台上会诊或相关科室联合手术，术前需将被邀请的相关人员落实到位，并待命等候，避免手术过程中止、等待，拖延手术时间。

第九节 手术体位

为了充分显露术区，方便操作，手术台上患者应采取适应手术需要并且比较稳定的体位。同时应考虑保证麻醉的顺利进行，保证呼吸及循环通畅等。注意患者舒适、防止受压、显露充分、保持呼吸道通畅、血液循环良好。绝大多数手术采用卧位进行，最常用的卧位有仰卧位、侧卧位、俯卧位、半卧位和截石位。

1. **仰卧位** 适用于躯体前侧手术，如头部、腹部、颌面部、颈部、乳腺、骨盆及下肢手术等。一般水平仰卧位，上肢自然置于两侧并适当固定，双下肢伸直适当固定（图1-9），为了使手术部位显露良好。有的手术需将局部适当垫高，如颈部手术可在双肩下垫枕，称为垂头仰卧位（图1-10）；肝胆和脾的手术垫高腰背使季肋部前凸，一侧上肢适当悬高固定，称为侧斜仰卧位（图1-11）。仰卧位或头侧仰卧位应放置头圈（图1-12）；上肢外展仰卧位托手板应与手术台平齐，外展70°~90°（图1-13）。

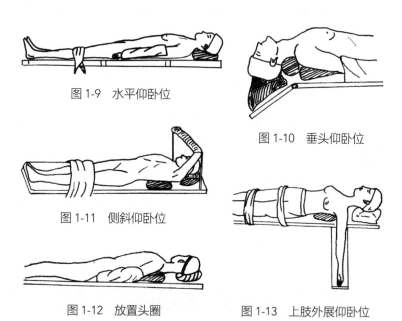

图1-9　水平仰卧位

图1-10　垂头仰卧位

图1-11　侧斜仰卧位

图1-12　放置头圈

图1-13　上肢外展仰卧位

2. **侧卧位** 多用于头部、胸部、肾区及胸腹联合的手术，应使用垫枕或束带固定躯干，肾脏手术时使用腰桥并垫腰枕，患者健侧身体与术台呈90°，大腿上1/3处固定，适当固定小腿，注意避免臂丛、桡神经或腓总神经受压（图1-14、图1-15）。

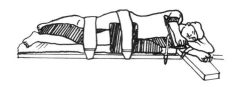

图 1-14 胸部手术侧卧位

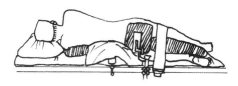

图 1-15 肾手术侧卧位

3. 俯卧位 适用于躯体后侧的手术,如背部、椎体、臀部、大腿后侧、头枕部等。患者俯卧,头面转向一侧(图1-16);使用一端有孔洞手术台时,面部正对孔洞,也可用头架支撑,上肢屈肘或置于腹部两侧(图1-17)。

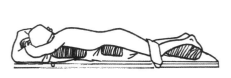

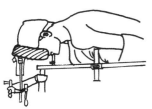

图 1-16 俯卧位　　　　　图 1-17 头架支撑俯卧位

4. 半卧位 适用于头面部手术、胸腔穿刺、胸腔引流、腹部术后引流,可减轻伤口张力,减轻疼痛,还可使膈肌下降,肺活量增加,减少头颈部充血和出血,并使胸、腹、盆腔感染局限化。为了避免患者体位下移,可适当抬高腿部高度,或在坐骨结节下方放置垫枕(图1-18)。

5. 截石位 适用于肛门、直肠、尿道、阴部等部位手术。用腿架使膝关节、髋关节屈曲,腘窝处放置棉垫,两下肢分开，臀部放置护垫，充分显露会阴部（图 1-19），将手术台调至头低足高，与水平面成角约 15°，器械盘置于右小腿上方。

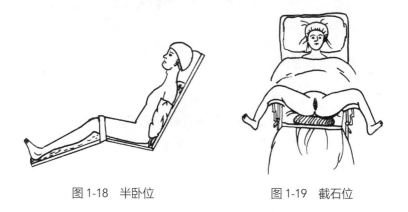

图 1-18 半卧位　　　　　　　　图 1-19 截石位

第十节　患者皮肤准备及消毒

为了防止切口感染，术前需进行常规皮肤准备，临术前进行严格的术区皮肤或黏膜消毒。

一、皮肤准备

术前 1 天剃除术区毛发，范围距切口周围 15 ~ 20cm，洗澡、修剪指甲，皮肤过多油脂或胶布粘贴痕迹用溶剂或汽油擦去，更换清洁衣裤。眼部手术术前 2 ~ 3 天用生理盐水冲洗结膜囊或氯霉素眼药水滴眼，每天 3 次。鼻部手术术前 2 ~ 3 天用滴鼻净滴鼻，每天 3 次，术前 1 天剪短鼻毛，手术当日 0.1% 苯扎溴铵擦洗鼻孔。口腔手术术前漱口刷牙。头皮或靠近头皮的手术需理发或部分理发。术区瘢痕者术前 2 ~ 3 天肥皂水清洗，四肢瘢痕用 0.1% 苯扎溴铵浸泡消毒，必要时用溶剂或汽油洗去隐窝污物，手术当日再用乙醇消毒，并用消毒巾包绕。供皮区术前 1 天剃除术区毛发后用肥皂水清洗，再用乙醇消毒，并用消毒巾包绕。术区为感染创面或肉芽创面植皮者，需酌情清洁换药或局部湿敷，待肉芽相对健康方可手术植皮。

提示：现已有研究证明，术前剃除汗毛（毫毛）者术后切口感染率高于不剃除者，故目前术区汗毛一般不予剃除，皮肤移植患者需酌情区别对待。

二、消毒剂及消毒方法

患者进入手术间首先安置好术区，充分暴露的手术体位，然后由助手进行术区皮肤消毒。目前常用消毒剂有以下几种。

1. **2% 碘酒 -70% 乙醇** 适于成年人皮肤消毒，不能用于婴幼儿皮肤及黏膜。卵圆钳夹持纱布块或棉球，浸湿 2% 碘酒，均匀涂擦术区皮肤，待自然晾干后再用 70% 乙醇脱碘 2 遍。植皮手术时供区皮肤仅用 70% 乙醇消毒即可。2% 碘酒 -70% 乙醇具有强烈刺激性，不能接触黏膜，尤其不能进入眼结膜囊。

阴囊、植皮供皮区消毒不能应用碘酊，用 70% 乙醇涂擦 3 遍即可。

2. **0.5% 碘伏（聚维酮碘）** 适用于皮肤、黏膜消毒，不必进行乙醇脱碘。卵圆钳夹持纱布块或棉球蘸 0.5% 碘伏，涂擦术区皮肤或黏膜 2 遍即可达到消毒目的。应用简便、范围广泛、效果较好，可替代 2% 碘酒 -70% 乙醇，刺激性较乙醇轻，有淡黄色沉着，一定程度影响组织颜色观察。

3. **0.1% 氯己定** 适用于皮肤、黏膜、会阴、伤口内消毒，也常用于婴幼儿皮肤黏膜消毒。卵圆钳夹持纱布块或棉球蘸 0.1% 氯己定液，涂擦术区皮肤或黏膜 3 遍即可达到消毒目的。0.1% 氯己定对皮肤黏膜刺激性较小，但高浓度仍可刺激黏膜，如不慎接触眼睛可能导致角膜溃疡。

4. **0.1% 苯扎溴铵** 其应用范围、使用方法同 0.1% 氯己定，但灭菌效果低于 0.1% 氯己定。

三、消毒顺序

一般要求距手术切口 15～20cm，如有切口延长可能也应考虑在内。切口处无感染者于切开处开始涂擦，已触及周围皮

肤的药液纱布棉球不可返回中心，根据消毒部位采取矩形或圆
形涂搽，由内向外逐渐涂擦至周围（图1-20、图1-21）；感染
病灶和肛门部消毒应由外向内，逐渐到达病灶区或肛门（图
1-22、图1-23）。

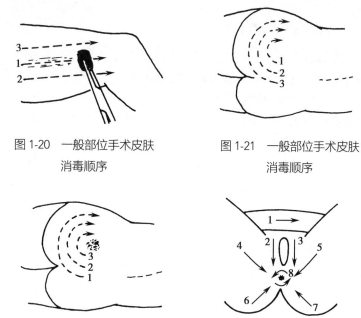

图1-20　一般部位手术皮肤　　　　图1-21　一般部位手术皮肤
　　　　 消毒顺序　　　　　　　　　　　　 消毒顺序

图1-22　皮肤感染病灶手术消毒顺序　图1-23　肛门部手术皮肤消毒顺序

其他手术部位消毒范围参考如下，头面部消毒范围达不到
距切口15~20cm，应尽量符合手术要求（图1-24）。

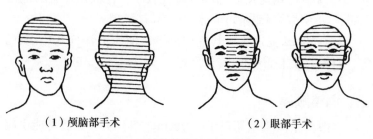

　（1）颅脑部手术　　　　　　　　（2）眼部手术
图1-24　其他各部位手术消毒范围

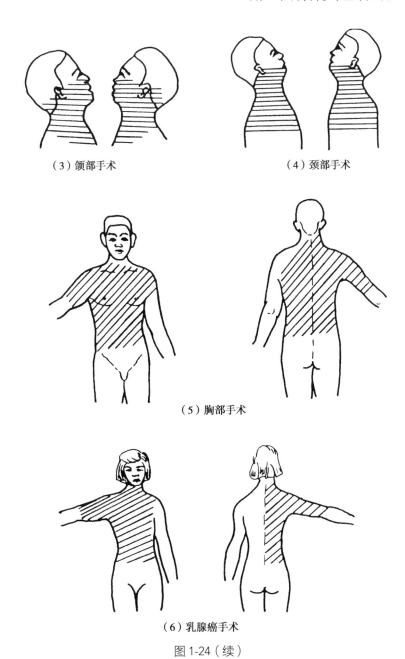

（3）颌部手术

（4）颈部手术

（5）胸部手术

（6）乳腺癌手术

图 1-24（续）

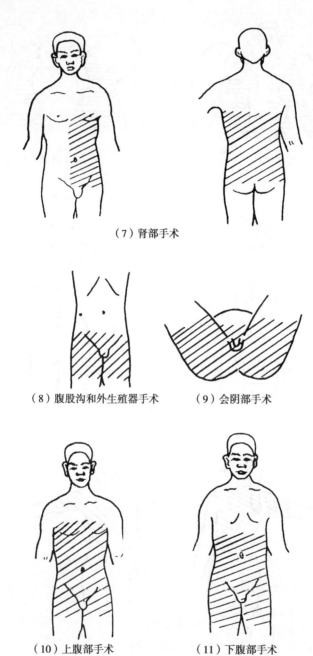

（7）肾部手术

（8）腹股沟和外生殖器手术　　　　（9）会阴部手术

（10）上腹部手术　　　　（11）下腹部手术

图 1-24（续）

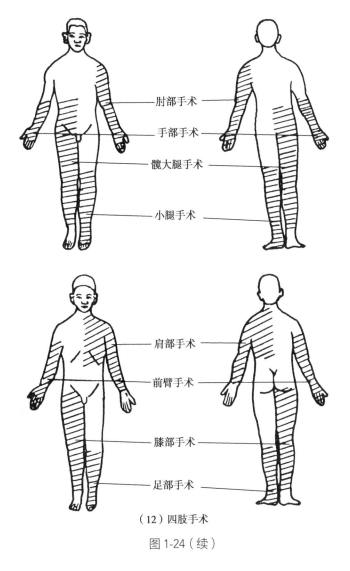

肘部手术

手部手术

髋大腿手术

小腿手术

肩部手术

前臂手术

膝部手术

足部手术

（12）四肢手术

图1-24（续）

四、提示与注意

1. 70% 乙醇涂擦皮肤后，须待乙醇完全挥发方能使用电凝或电刀操作，否则可发生引燃事故。

2. 70% 乙醇只能杀死细菌，不能杀死芽孢和病毒，故术前或注射前应先使用碘酒擦拭皮肤，再用 70% 乙醇脱碘以减少皮肤刺激。

3. 消毒时右手持卵圆钳夹持纱布块或棉球蘸取消毒液，消毒液不应过多，以免涂擦皮肤时流淌；消毒头面部时防止进入结膜囊、鼻腔、口腔、外耳道等，左手可准备一块无菌干纱布随时将多余消毒液拭去。

4. 术区面积较大时，消毒液温度不应太低。

5. 局部皮肤按摩的同时，涂擦 40%～50% 乙醇可用于预防压疮。

6. 30%～50% 乙醇可用于物理降温，用小毛巾浸入乙醇内，拧至半干擦拭颈、腋、胸等处，可刺激血管扩张、加速皮肤散热。

第十一节　无菌巾单铺盖方法

术区消毒后切口周围应铺盖无菌手术巾单，以遮盖其他部位减少术中污染。铺盖无菌手术巾单一般由穿好手术衣、戴好手套的器械护士及第一助手完成。简单的门诊小手术也可直接铺一块有孔无菌巾，铺下后一般不可大幅度移动。特殊部位或特殊手术可酌情设计手术巾单。

一、铺盖原则

第一助手未穿手术衣铺无菌巾单时，应先铺对侧后铺操作侧；穿上手术衣时先铺操作侧，后铺对侧。并注意先铺"脏区"（如会阴部、下腹部），后铺洁净区；先铺下方，后铺上方。无菌巾铺盖时不可触及任何未灭菌物品。铺下后只可由手术区向外移动，不可向内移动。

二、常用铺盖方法

不同部位手术铺盖方法不同，一般来说取 4 块无菌巾，无菌巾折叠 1/4 盖在切口四周。躯干大、中型手术先铺 4 块无菌巾，根据手术部位铺中单或大单（大孔单），其开口对准切口部位，先展开大单头端盖过麻醉架，再展开下端遮住双足；两侧和足部应下垂超过术台边缘 30cm。常用手术部位无菌巾单铺盖方法如下：

1. 腹部铺盖方法 将无菌巾 1/4 处折为双层，铺盖于距切口周围 2～3cm 处，未穿手术衣时第一块铺盖下方〔图 1-25（1）〕，第二块铺盖对侧〔图 1-25（2）〕，第三块铺盖上方〔图 1-25（3）〕，第四块铺盖近自己侧〔图 1-25（4）〕，钳巾夹住四角〔图 1-25（5）〕，再铺盖大孔单〔图 1-25（6）〕。必要时铺盖大孔单之前可先铺二块中单于切口上、下方。

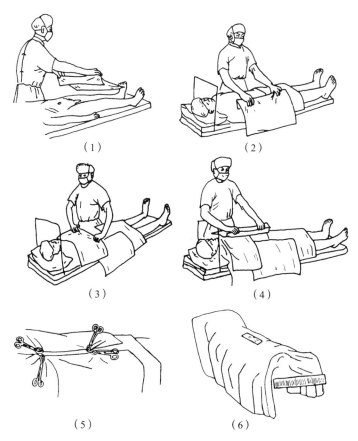

（1）　　　　　　　　　　（2）

（3）　　　　　　　　　　（4）

（5）　　　　　　　　　　（6）

图 1-25　腹部手术铺盖方法

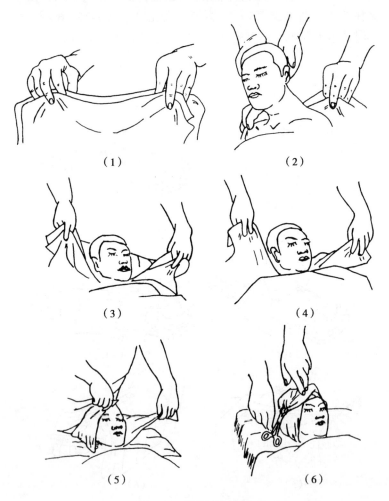

2. 颌面铺盖方法 一般采用无菌巾包头法，先用 2 块无菌巾错位重叠，拇、示、中三指分别夹住上下两巾上角〔图 1-26（1）〕；请他人抬起患者头部铺下无菌巾〔图 1-26（2）〕，放下头部；松开中指使下层无菌巾平铺术台〔图 1-26（3）〕，拇、示指捏紧上层无菌巾两侧包扎头部〔图 1-26（4）（5）〕，巾钳固定〔图 1-26（6）〕；然后再用 3 块或 4 块无菌巾铺盖其余部位。

（1）　　　　　　　　　　（2）

（3）　　　　　　　　　　（4）

（5）　　　　　　　　　　（6）

图 1-26　无菌巾包头法

3. **大腿铺盖方法**　由其他人员抬起患者下肢，皮肤消毒后由器械护士将无菌中单一端由大腿下方递给第一助手，两人共同将其铺盖于术台，并盖过对侧下肢〔图 1-27（1）〕；于大腿上部铺盖双层无菌中单，巾钳固定〔图 1-27（2）〕；再用双层无菌巾包扎术区以下的小腿及足部，无菌绷带缠绕固定〔图 1-27（3）〕，必要时再铺盖有孔大单〔图 1-27（4）〕。

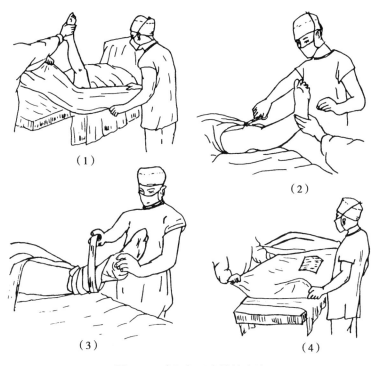

（1）

（2）

（3）

（4）

图 1-27　大腿部手术铺盖方法

4. **手及前臂铺盖方法**　患侧上肢外展 90°，抬起患肢皮肤消毒，操作台上铺双层手术单，将肢体置于台上〔图 1-28（1）〕，于肘关节上部铺盖手术巾，巾钳钳夹固定〔图 1-28（2）〕。必要时消毒铺巾之前预先将止血带绑扎于上臂中上部，以供术中止血用。

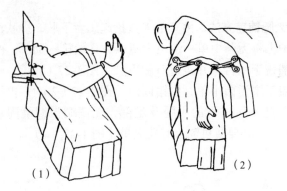

（1） （2）

图 1-28 手及前臂手术铺盖方法

第十二节 术后处理

　　手术结束到患者基本恢复健康的一段时间，称为手术后期，属于围手术期的一个阶段。此期间除需对患者做好一般护理外，还要对各种术后不适或并发症给予相应处理。

一、一般处理

　　1. **一般护理** 病房护士应提前备好床位和术后用品，如输液吊杆、氧气、吸引器、引流瓶等，等待患者术后返回病房。患者返回病房后根据手术大小，按时监测呼吸、血压、脉搏。神志不清者应有专人陪护，并应预防坠床。

　　2. **体位护理** 全身麻醉术后未清醒患者应注意防止呕吐、误吸，可去枕作 45°侧卧，头转向一侧，或取半俯卧体位使口腔分泌物、呕吐物易于流出。蛛网膜下腔麻醉患者应去枕平卧 1 天，以防头痛。硬脊膜外腔麻醉、局部麻醉患者可根据手术需要选择体位。肢体手术后，术后一般需抬高患肢。

　　3. **活动和起床** 原则上应尽早活动以增加肺活量、减少肺部并发症，及早恢复肠道和膀胱功能，同时可预防静脉血栓形成。具体何时活动及活动量大小，应根据手术需要及患者耐受程度酌情而定。

4. 饮食和输液 胃肠道手术一般应禁食 24～48 小时，待胃肠功能恢复、肛门排气，开始进少量流质饮食，再逐渐改进全量流质、半流质，直至普通饮食。禁食期间及未恢复正常饮食前，应适当补充液体和电解质。非腹部手术在麻醉作用消失或恶心呕吐反应消失后即可进食。

5. 更换敷料和拆线 一般无菌手术后 3 天更换敷料，了解切口愈合情况。如切口感染，则应酌情更换敷料，并进行相应处理；如切口无感染，根据手术部位不同决定拆线时间（参见第十五章第一节）。

6. 门诊术后医嘱 一般需留院观察一段时间，例如肛门周围手术后估计有尿潴留可能时，应待患者排尿一次后方可离开医院。离院前交代患者或家属术后注意事项，最好形成书面文字交代患者，内容包括：休息、体位、饮食、术后用药、伤口换药、拆线时间、疼痛处理、术后用药、术后复查、联系方式等。

7. 术后注意事项 针对具体手术，交代患者相应的术后注意事项，此点不可忽视，门诊术后同样以文字形式交代患者为好，以免患者疏忽遗忘。

二、各种不适处理

1. 术后疼痛 麻醉作用消失后切口出现疼痛，一般疼痛可用双氯芬酸钾（凯扶兰）每次 25～50mg，痛时口服；或布洛芬缓释胶囊每次 0.3g，痛时口服；或曲马朵缓释片（奇曼丁）每次 50～100mg，痛时口服。疼痛明显者可用哌替啶（杜冷丁）每次 50～100mg，肌内注射，必要时 4～6 小时后可重复应用，但一般不要超过 2 次，以免成瘾。需注意部分患者应用哌替啶后可出现恶心、呕吐。必要时也可配合应用镇静类药物。

2. 恶心呕吐 术后患者出现恶心、呕吐多是麻醉药物反应，应暂时禁食、禁饮，必要时酌情给予阿托品 0.5mg/ 次，肌内注射；也可适当应用镇静止吐药物。

3. 腹胀不适 胃肠术后或开腹术后腹胀系肠功能未恢复，

明显腹胀可应用胃肠减压或放置肛管排气。如排除机械性肠梗阻，可酌情给予新斯的明 0.5mg/ 次，肌内注射，每 4 小时 1 次，直至肛门排气。

4. 尿潴留 多因肛门周围手术刺激或麻醉后排尿反射受抑制，也可因患者不习惯床上排尿造成。先安定患者情绪，取得合作，增加排尿信心，如无禁忌，可协助患者坐床沿或立起排尿，或于下腹适当加压按摩，或用卡巴胆碱 0.25mg，肌内注射，促使患者自行排尿。如仍无效，可在严格无菌操作下进行导尿术，尿液超过 500ml 者留置导尿管 1～2 天，以利于膀胱收缩力的恢复。门诊手术（肛门周围手术）患者估计有尿潴留可能时，应待患者排尿一次后方可离开医院。

三、并发症处理

1. 术后出血 切口处渗血、敷料渗透时，可更换敷料，适当加压包扎；胸、腹腔内出血可出现休克症状，应进一步查明原因，及时输血，必要时紧急手术探查止血。切口或术区局部出血形成少量血肿，应严密观察，应用抗生素预防感染；血肿较大时，应清除血肿或安放引流。

2. 切口感染 一般发生于术后 3～4 天，表现为切口疼痛加重，或减轻后又重新加重，伴有体温升高。如发现切口红肿热痛等早期感染现象，应及时间断或部分拆线引流，或局部酌情应用乙醇、碘伏湿敷，并应用大剂量敏感抗生素治疗；已形成脓肿者，需部分或全部拆线敞开引流，加强伤口换药，直至伤口愈合。

3. 切口边缘坏死 是导致切口边缘部分坏死的原因，多由于术中反复摩擦切口缘或切口缝合过密、结扎过紧造成缺血所致。酌情及早拆线或间断拆线，清理坏死组织，清洁换药。

4. 切口裂开 切口裂开多见于腹部手术后，常发生于术后 1 周左右，患者术前往往有营养不良的情况，表现为患者用力时突然听到线结崩裂声，随后肠管或大网膜组织自切口内脱出。有时患者无任何感觉，却发现切口处有大量淡红色液体流出，检查见切口已裂开，应进行全层减张缝合术，术后给予适当加压包扎。

5. 其他感染 术后 48 小时体温增高、呼吸加快、咳嗽咳痰者可能系呼吸系统感染；腹部术后肠蠕动恢复慢、腹胀、腹痛加重提示腹腔感染或脓肿的可能；原因不明高热者应注意是否来自泌尿道感染。一旦发现感染并发症及感染部位，应针对不同情况酌情进行相应处理。

6. 专科并发症 某些专科手术可出现专科并发症，如尿道再造术后并发尿道瘘、食管癌术后并发吻合口瘘、隆乳术后并发包膜挛缩等，术后密切观察，一旦出现及时酌情处理。

四、消灭并发症于萌芽状态

手术并发症不可避免，但是只要加强术后管理，注意术后观察，及早发现并发症前兆或在初期消灭并发症于萌芽状态，将起到事半功倍的效果。

1. 术后早期出血

（1）术后切口早期出血：表现为局部胀痛，越来越严重，可有伤口局部皮下瘀血青紫或敷料少量渗血。

【处理】安抚患者，保持安静，妥善止痛，调整体位使伤口处于无张力状态，切口处酌情沙袋加压，敷料渗血时更换敷料，适当加压包扎。

（2）胸腹腔内出血早期：可出现心悸、头晕、脉搏快、口渴、血压减低等症状。

【处理】安抚患者，平稳情绪，保持安静，辅助检查或穿刺查明原因，必要时手术探查止血。

2. 切口早期感染 术后早期切口感染，表现为术后 2~3 天疼痛不减，切口处红肿、压痛，体温超过 38℃，也可不超过 38℃。

【处理】50% 乙醇纱布半干湿敷包扎，每天应用 2~4 次，既可局部清洁消毒、加速皮肤散热，又可减轻炎症水肿、促进炎症消退，为一种较好的方法。必要时间断或部分拆线减压，同时全身应用大剂量敏感抗生素。

3. 腹腔早期感染 腹部术后若出现肠蠕动恢复缓慢、肠鸣音不恢复、腹胀、腹痛加重，体温逐步升高，提示腹腔感染的可能。

【处理】体位调整为半卧位，以便向盆腔引流，全身应用大剂量有效抗生素。

4. 泌尿道早期感染 可表现为原因不明的发热，或尿急、尿痛、尿频。

【处理】进一步检查，证实诊断，按泌尿系感染处理，应用敏感抗生素。

5. 感冒初期 表现为术后即出现发热，通常超过38.5℃，伴咽痛、头痛、四肢酸痛等。

【处理】对症处理，预防下呼吸道感染。

6. 肺炎早期 表现为术后48小时体温增高、呼吸加快、胸闷、咳嗽、咳痰等。

【处理】进一步行胸部检查，证实诊断，全身应用大剂量有效抗生素，对症处理。

第十三节　手术人员配合

完成手术是手术小组人员的一项集体劳动。手术小组由术者、助手、器械护士、麻醉医师、巡回护士等集体组成的一个工作班子，称为手术人员，手术人员必须互相配合才能顺利完成每一台手术。现将手术小组各人员的站立位置、职责、互相配合及对初学者的要求分述如下。

一、位置职责

1. 术者 由胜任该手术的资历较高、经验较丰富的医师担任，通常站在操作最为方便的位置。一般说来，腹部手术术者站在患者右侧，盆腔手术术者站在患者左侧，其他人员位置也较为固定（图 1-29）。头颈部、胸部、会阴部、四肢手术则依患者手术体位而定。

　　术者的职责是负责本台手术的全面工作，保证手术质量，包括术前手术方案制定、术中方案变更、书写手术记录、审核术后医嘱等。若术中遇紧急情况应与麻醉师共同商定处理方案，遇疑难及时报告上级医师或请上级医师上台处理。在不影响手术进行的情况下可对下级医师扼要说明、讲解手术情况，指导下级医师完成一些操作步骤。清点纱布、器械无误后，方可决定切口缝合。

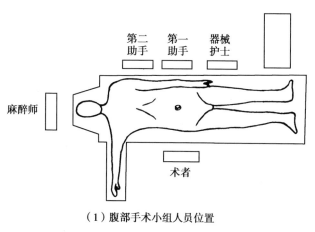

（1）腹部手术小组人员位置

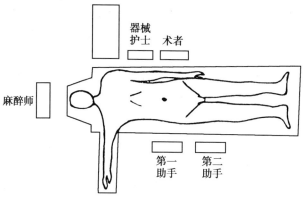

（2）盆腔手术小组人员位置

图 1-29　腹部及盆腔手术小组人员的位置

2. **第一助手**　一般由资历与术者相当或较低的医师担任，术中位置站在术者对面或术者左右侧，以便于配合手术操作为原则。

第一助手的职责是术前参与手术方案制定，完成各项术前准备，携带术中所需物品，较术者提前30分钟到达手术室，术中主动、积极、灵活地为术者创造条件完成每一操作步骤。负责检查或参与摆放手术体位、检查器械是否齐全、负责术区皮肤消毒、铺盖无菌巾单。术中向术者提出意见或提醒术者疏漏事项，术毕检查患者情况、开具医嘱、填写病理检查单等，回病房后及时书写首次术后记录。

3. **第二助手**　由年资较低的医师或进修实习医师担任较大手术的第二助手，通常站在术者与麻醉师之间，根据需要也可站在第一助手与麻醉医师之间。

第二助手的职责是帮助暴露术野（拉钩）、维持患者体位、肢体位置、吸引、剪线等。术后协助麻醉师护送患者回病房，向当班护士交代病情和注意事项。复杂手术可设第三助手，其任务、职责酌情而定。

4. **实习医师**　实习医师术中一般担任第二助手，重大手术中担任第三助手。具体职责与上述第二助手职责相同。

5. **器械护士**　站在器械台旁负责器械台准备和术中供应、整理、传递手术所需器械、敷料、针线及引流等一切用品。关闭胸、腹腔之前逐一清点纱布、器械、缝针等物品数目，以防遗留在体腔内。术毕刷洗器械，归还指定地点。

6. **巡回护士**　担负台下一切机动工作，协助手术人员穿手术衣、戴手套、消毒、铺无菌巾单等；负责台上台下器械、敷料、药品、血液等的供应。手术结束前协助器械护士核对器械、敷料、缝针等，手术完成后负责手术间的清理工作。

7. **麻醉医师**　根据手术情况及麻醉方式选定所处位置。其任务为负责麻醉及监测整个术中患者的情况，保证患者术中无痛及其生命安全，并使肌肉松弛便于手术操作。如患者出现不良情况，应及时与术者及其他人员联系，并积极组织抢救；必要时要求术者暂停或终止手术。负责术中输液、输血和用药指导。术毕护送患者返回病房,并与病房医护人员交接后方可离开。

二、人员纪律

1. **术者主导** 术者带领全组人员以饱满的工作热情完成手术,发挥、调动每一位人员的积极性,打破沉默、压抑气氛,互相尊重,愉快合作。术者对他人失误给予谅解,对他人建议给予考虑,创造愉快气氛,避免训斥、埋怨。出现意外情况时,沉着果断决定处理意见,指挥正确,言简意明,有条不紊。

2. **听从指挥** 以术者为中心,一切听指挥,每位人员应对术者有声和无声的指挥迅速作出反应,并为下一步操作创造有利条件。不管是谁,不能因自己的提议遭术者否定而消极怠工,更不允许有意违抗术者指挥。术中出现危急情况时容不得术者从定向思维中退出来充分思考他人建议,或将自己意图充分解释后再进行下一步处理,一切服从术者决定,否则将陷入更加危险的境地。

3. **各司其职** 每位手术人员各司其职、各尽其责,完成自己份内工作。出现危险情况时全力以赴,共渡难关。严禁乱发议论、乱夹乱捏,不许出现术者、助手不分,职能越位的情况。

4. **集中精力** 术中人员集中精力、严肃认真,不得无精打采、心不在焉,更不得打闹、闲聊;为不使术者精力受到分散或影响,避免高声讲话。常用器械传递应用手势暗语表示(见本章第十四节)。

三、术者与麻醉师配合

1. **麻醉选择** 麻醉师与术者联系,了解病情、手术方案、切口部位、手术难度、时间长短等,必要时术者向麻醉师介绍术前情况、原有其他疾病等,综合分析研究后决定麻醉方法。

2. **排除异常** 术中难免出现异常情况,当异常先兆出现时抓紧找出原因,及时排除。术中一旦出现异常情况,麻醉师应及时与术者沟通。因手术干扰所致异常情况应暂停或改变操作

外科

方式，进入危险状态时应立即停止操作，协助麻醉医师进行抢救，危险情况排除后再继续手术，必要时可简化或放弃手术。

一个成熟的外科大夫要有明智的策略上台，也要有更明智的策略下台。

3. 沟通联系 手术关键步骤时提示麻醉师务必保持患者平稳，防止躁动。处理对循环、呼吸有影响的组织器官时应通报麻醉师，做到心中有数，防止不良情况突然发生。

四、对初学者要求

1. 操作姿势正确 多数手术进行时术者需站立位操作，要求术者躯干直立，颈部自然适当前屈、俯视，切忌过度弯腰低头"独霸"术野，影响其他人视野有碍手术配合。

2. 正确使用器械 熟悉手术器械结构、性能、用途，并能够正确使用。善于观察、学习上级医师使用技巧，继承规范动作。开始练习正确使用器械时可能感到不适、别扭，但天长日久便可得心应手，只有正确使用各种手术器械，才能做到操作规范化，提高工作效率。

3. 虚心好学 初学者应尊敬上级医师，学习他们的操作技巧以充实自己，当病情危急时切忌分散术者精力。手术台上应明确自己的职责，千万不要夸夸其谈或操作时越俎代庖。

4. 取信上级医师 每位手术人员动作要稳妥、准确、快捷，避免拖泥带水，丢三落四，避免医源性损伤。台下苦练基本功，台上才能取得上级医师的信任。

五、手术室工作氛围

1. 轻松安静 手术室是至尊神圣的地方，室内氛围应庄严肃穆，轻松安静。有些手术如患者需要，可以轻音乐为背景，减轻患者紧张心理，并可缓解手术人员疲劳，调节情绪。手术室一切以患者为中心，术中任何与手术无关的话题显然是不当的。

2. 配合默契 手术人员需尽量无声地默契配合，切忌神态慌乱、动作无序、缺乏保护性语言等。术中取拿用品应轻拿轻放，不许掉落到地板。为清醒患者手术时，参加手术的人员之间不应讨论病情，勿争执问题。

六、物品清点

根据查对制度，手术即将结束时，手术医师、麻醉师、护士等手术人员应对使用物品进行最后清点，尤其在深部手术或特殊间隙放了临时使用的物品，应适时取出。清点物品是手术室最重要的制度之一，一次不对二次清点，二次不对三次清点，数目少了不行，多了也不行，直到准确无误。异物遗留是绝对不应该发生的事情，也是无法容忍、原谅的事件。

第十四节 术中器物传递索要手势

每台手术均需要借助器械完成，如何准确及时地传递器械方便术者顺利完成手术操作是器械护士时刻考虑的问题。为了集中术者精力、减少语言、提高工作效率，以便目不转睛、一言不发地专注操作，术者与器械护士往往通过手势表示信息。通常使用的手势暗语有以下几种。

1. 基本传递 一般说来，器械护士右手将普通有柄器械柄端递至术者右手，有时也可递至左手（图 1-30）；传递手术刀时刀口朝上或朝下，将刀柄递至术者右手（图 1-31）。

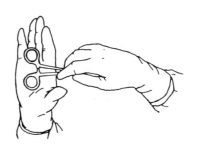

图 1-30 有柄器械传递

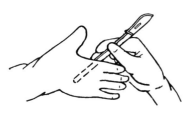

图 1-31 手术刀传递

2. 血管钳传递　术者索要血管钳时掌心向上，拇指外展，其余四指并拢展出（图 1-32），器械护士将血管钳柄管递至术者手中（图 1-33）。

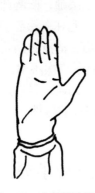 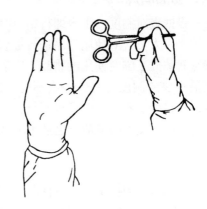

图 1-32　血管钳索要　　　　　　图 1-33　血管钳传递

3. 手术刀、镊的传递　术者索要手术刀时掌心向下，拇指与示指末节对捏，余三指自然屈曲，由前向后作"切开"动作，器械护士将刀柄递至术者手中（图 1-34）。索要手术镊时拇示指伸直作夹持动作，余三指自然屈曲（图 1-35）。

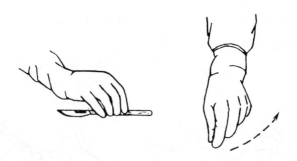

图 1-34　手术刀的传递手势

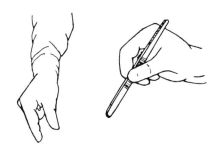

图 1-35 手术镊的传递手势

4. 持针钳传递 术者索要持针钳时各指呈握拳状，前臂及手腕作旋前动作，器械护士将钳柄递至术者手中（图 1-36）。夹持针线时应在针中、后 1/3 或后 2/5 处，最好将线置于针内侧的持针钳夹缝中（图 1-37）。

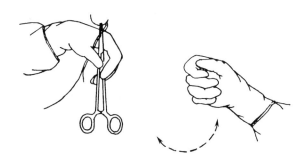

图 1-36 持针钳的传递手势

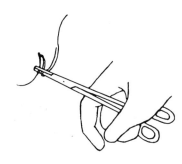

图 1-37 针线的夹持

5. 手术剪、线传递 术者索要手术剪时示中指伸直，并作内收外展的"剪开"动作，其余手指屈曲对握，器械护士将剪刀柄端递至术者手中（图 1-38）。索要结扎线时掌心向下，拇指外展，余四指并拢微屈，并做掌屈动作，器械护士将线递至术者手中（图 1-39）。

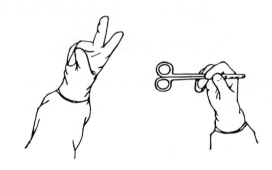

图 1-38　手术剪传递

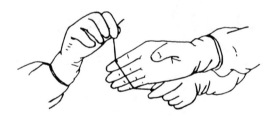

图 1-39　结扎线传递

6. 纱布传递 术者索要纱布时五指作对掌动作，手腕屈曲作上、下"蘸血"动作，器械护士将纱布递至术者手中（图 1-40）。

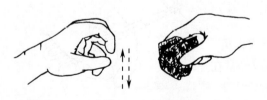

图 1-40　纱布传递

第十五节 手术操作基本原则及要求

任何手术无论大小、难易都应遵守最基本的原则：例如无菌技术操作原则、无创技术操作原则、无无效腔原则等；不同专业还有相应的操作原则，例如肿瘤切除无瘤技术操作原则、美容手术相应的操作原则等。

一、无菌技术操作原则

1. **无菌区域** 手术人员穿无菌手术衣和戴无菌手套后，背部、腰部以下和肩部以上均应认为是有菌地带，不能接触；手术台边缘以下的布单不能接触；手术人员腰部应与术台相平，不可高于台面。

2. **器物传递** 不可在手术人员背后传递器械及手术用品，也不可在超过手术人员肩部以上或手术台面以下传递器物。

3. **衣物更换** 手套破损或接触到有菌地带后应另换手套，前臂或肘部触碰有菌地带应加无菌套袖。无菌巾、单如被湿透即失去阻菌作用，应加盖干的无菌单。

4. **位置交换** 术中同侧人员调换位置时应先退后一步，转过身背对背地转到另一位置。

5. **切口保护** 切口边缘应以大纱布垫或手术巾遮盖，并用巾钳或缝线固定，仅显露手术切口部位。

6. **皮肤消毒** 皮肤切开及缝合之前用 70% 乙醇或 0.1% 氯己定，再涂擦消毒一次。

7. **组织保护** 切开空腔脏器前先用纱布垫保护周围组织，防止或减少污染；切开空腔脏器的器械放在固定的盘中，有关部位操作完成后不再应用这些器械。

8. **参观人员** 参观手术人员不可太靠近手术人员或站得太高，也不可经常在室内走动，以减少污染机会。

9. **环境管理** 操作中参术者保持各自位置，避免头部互相触碰。如需给手术人员擦汗，手术人员应将头部移出手术区上方。

二、无创技术操作原则

1. **减少不必要动作**　充分认识到术中每一个动作都可使无数细胞受损，尽量避免不必要的夹持、挤压、牵拉组织，每个动作力争一步到位。

2. **科学夹持组织**　除止血外，避免止血钳钳夹任何正常组织；科学使用镊子夹持组织，镊子可作捏针或推挡组织的工具。

3. **操作手法正确**　要求术者每一个动作目的明确，一次完成，一步到位，避免重复。对所有动作都应追求正确、轻柔。对暴露的血管、神经、肌腱要用湿纱布保护。

4. **手术器械精细**　手术操作应选用大小合适的精细器械，防止器械选择不当造成组织过多捻挫、牵拉。

5. **术中彻底止血**　术中止血时准确钳夹血管，防止过多夹持周围正常组织，结扎线选用适当；尽量少用电凝止血。

6. **妥善保护组织**　手术时间较长时应防止组织长时间裸露于空气中，需用湿生理盐水纱布妥善保护。

7. **缝合方法得当**　缝合组织时缝针、缝线选择合适，避免缝针过大、缝线过粗。缝合皮肤时不要夹持皮肤组织，用镊子夹持皮下组织或浅筋膜即可，并注意结扎不要过紧，以防缝线对组织造成切割。

三、无瘤技术操作原则

1. **充分显露**　切口足够大，便于肿瘤显露、解剖和切除。

2. **避免挤压**　术中探查、扪摸肿瘤时动作轻柔，避免用力挤压、牵拉。

3. **锐性分离**　应用刀、剪锐性解剖剥离，切忌钝性解剖剥离。

4. **先结扎静脉**　处理结扎血管时先结扎静脉，再处理结扎动脉，减少血行播散。

5. **整块切除**　肿瘤手术时应将拟切除组织、器官、肿瘤、所属淋巴组织整块切除，切忌零星切割、分块摘除。

6. **防止播散**　肿瘤被切破时须用纱布垫立即包裹遮盖，手套器械被肿瘤组织污染时应及时更换，防止发生医源性种植。

7. **切除范围**　恶性肿瘤切除范围一般距肿瘤边缘 3cm 以上，特殊部位除外。

四、美容外科技术操作原则

1. **无痛原则**　患者在无痛、安静状态下手术是保证手术质量，获得良好美容效果的前提。局部麻醉时尤应注意"一针技术"，根据患者耐受程度推注麻药，必要时补充注射。

2. **无创原则**　培养爱护组织的观念，养成无创操作习惯，每一操作都有目的性，做到轻柔、准确、熟练，尽量避免不必要的动作和损伤。

3. **无张原则**　术中所有组织缝合、拼接、固定，包括皮肤切口的缝合，均应做到无张力缝合。

4. **无血原则**　术中彻底止血，保持术野清晰，利于手术操作，防止术后切口出血或血肿、血清肿形成。

5. **无无效腔原则**　各层组织尽量避免遗留无效腔，防止血肿或血清肿形成，预防感染。

6. **安全第一原则**　美容手术始终秉承安全第一，功能第二，美容第三的原则；切除正常组织宁少勿多，宁窄勿宽，宁短勿长；手术范围宁小勿大，宁简勿繁，必要时分期手术；术中操作应循规蹈矩，勿任意发挥；术后处理一丝不苟，加强并主动随访。

五、操作动作要求

1. **稳**　术者操作时应情绪稳定，不管什么情况都要保持沉着、冷静，切忌忙乱无序，每一个操作步骤做到扎扎实实，稳妥有序，由浅至深，循序渐进。

2. **准**　切开、分离、止血、结扎、缝合，每一个动作都要力争做到准确无误。特别是处理血管、神经、肌腱时尤其如此，防止反复多次重复夹持，尽量做到一步到位，一次完成。

3. **轻** 操作动作轻柔，切忌粗暴、用力过猛，纤细的重要组织更要讲究手法轻巧，用力适度。

4. **快** 为了缩短手术暴露时间及麻醉状态的危险，应尽量加快手术速度，要求术者思维敏捷，动作熟练，手术人员密切配合，明确分工，各负其责。

5. **细** 操作精细，解剖清晰，止血彻底，避免误伤正常组织，操作仔细与否直接影响手术质量。

没有稳、准，就没有轻、快、细；没有轻、快、细，就不能保证手术质量。要想保证手术的高质量，稳、准、轻、快、细缺一不可。

第十六节　手术室一般工作制度

手术室必须有一定的工作制度，每一个进入手术室的工作人员务必执行。

1. 凡进入手术室的人员，必须先换手术室所备衣裤、口罩、帽鞋。

2. 与手术无关人员不准进入手术室，参观人员须按规定经批准方可进入。

3. 上呼吸道感染者不能进入手术室，如必须进入须带双层口罩。

4. 手术室内保持严肃安静，避免不必要的走动、谈笑，避免谈论与手术无关的话题，禁止吸烟，不要大声咳嗽或发出特殊声音。

5. 手术安全核查：每次手术确保电源、电凝、吸引器、麻醉机、仪器、急救药械、用氧处于良好状态。

6. 手术者应保持精力充沛、自信，避免情绪沮丧。

7. 一个手术间同一日做数台手术时，先作无菌手术，后做污染手术。前、后两台手术期间需进行必要的手术间清洁、整理、消毒等。

8. 任何人进入手术间不得带入纱布，以免与手术台上使用的纱布混淆，不利于术毕用品清点。

9. 除体表手术外，术前、术后认真清点器械、敷料、用品，加以核对登记，腔内手术清点无误后方可关闭。

10. 手术间所用物品须保持清洁整齐，无影灯、门窗、墙壁、橱柜、输液架等，每天手术前后需用清水擦拭，污染手术室的用物用 2% 甲酚皂（来苏液）擦拭。手术结束时擦净地面上的污液，保持地面清洁。污染手术间手术后需用 2% 甲酚皂（来苏液）拖擦，然后用清水拖擦。

11. 每次手术前后均应进行空气消毒，通常采用紫外线照射消毒法，根据手术间大小，安装适当数目的紫外线灯管，灯管高度不超过 3m。

第二章
手术器械及其使用

　　手术器械是进行手术的必备工具，正确使用手术器械是做好手术、提高工作效率的基本保证。很难相信，不懂得如何正确使用手术器械的人能够做出漂亮的手术。下面介绍最常用的手术器械及使用方法。

一、手术刀及其使用

　　1. 手术刀　由刀片、刀柄两部分组成（图2-1），分为圆刃、尖刃、弯刃，其中圆刃刀片又分大、中、小号。安装时用持针钳夹住刀片前端与刀柄沟槽相互对合即可嵌入，取下时再夹住刀片尾端背侧，稍提起刀片，同时前推取下（图2-2），不宜用手直接安装或取下，以免操作者受损。

　　2. 使用方法　手术刀主要用于切割和解剖组织，有时也可将刀柄尾端作为钝性分离组织的工具。切割时正确执刀方法有以下4种（图2-3）。

　　（1）执弓法：为最常用的一种，动作幅度大而灵活，多用于较大切口的皮肤切开，特别适合用于胸腹部及四肢手术切口。

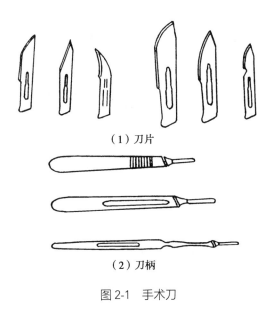

（1）刀片

（2）刀柄

图2-1　手术刀

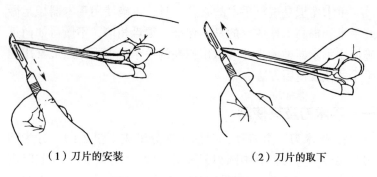

（1）刀片的安装 （2）刀片的取下

图 2-2 手术刀片的安装和取下

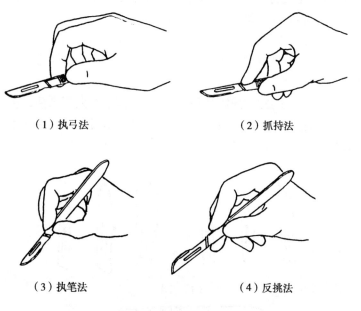

（1）执弓法 （2）抓持法

（3）执笔法 （4）反挑法

图 2-3 手术刀的执法

（2）抓持法：用力较大，切割范围较广，多用于大块组织的切割，如截肢手术等。

（3）执笔法：动作轻巧精细，适用于短小切口的皮肤切开，如面部皮肤切开；还常用于解剖血管、神经等重要组织。切开面部皮肤时须注意方向准确、力度适中，防止"滑刀"，有时可用小指支于拟切开处附近，增加动作的准确性。

（4）反挑法：用于切开管道器官，如胆总管、肠管等，也可用于浅表脓肿的切开引流，有利于避免深部组织损伤。执刀方法与执笔法相似，不同之处在于刀刃向上，切割时刀尖端先插入组织，然后向上反挑。

3. 使用技巧　①选择刀片时应注意刀刃必须锋利，可预先试切少许无菌纱布或无菌绷带卷。②刀法准确，切口整齐，并可随切口部位、走向不同随时变换执刀方法；皮肤切开争取一气呵成。③执弓法及抓持法用刀时，手、腕、前臂应固定于一定姿势，靠肩关节、上臂运动带动前臂、腕及手部；执笔法及反挑法用刀时，肩、肘关节固定于一定姿势，靠手指、腕关节运动。

二、手术剪及其使用

1. 手术剪　有组织剪、线剪两大类（图 2-4）。组织剪主要用于剪开、分离组织，刃口锐利，有直、弯两型，大小长短不一，可依手术部位、剪割组织不同而酌情选用。线剪又分剪线剪、拆线剪，前者用于剪断缝线、引流物、敷料等，后者专门用于拆线（也可用其他尖端精细的剪刀拆线）。有的人使用刀片代替剪刀拆线，并不被认为是理想的拆线方法。

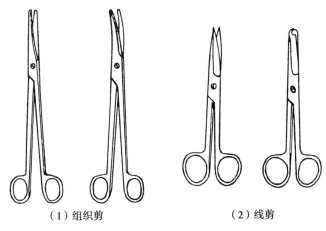

（1）组织剪　　　　　　　　（2）线剪

图 2-4　手术剪

2. 使用方法 手术剪的执法正确与否直接影响动作的准确性，有的初学者执剪方法错误是动作不准确的直接原因。因此，初学者应尽快掌握正确的执剪方法（图2-5）。正确的执剪方法具有三角形的稳定作用，错误的执剪方法不具有良好的三角形稳定作用，容易左右或上下摇摆（图2-6）。使用时应珍惜锋利的刀刃，不用组织剪剪线及敷料等，以延长剪刀的使用寿命。

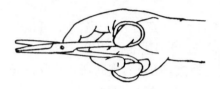

图 2-5　正确的执剪方法

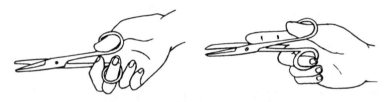

图 2-6　错误的执剪方法

3. 使用技巧 ①剪割组织时一般采用正剪法，有时也可根据需要采用反剪法，特殊情况下可用左右手特殊方法执剪操作（图2-7）。②有时为了增加稳定性，还可采用扶剪法（图2-8）。为了操作方便，可携剪同时进行其他操作（图2-9）。剪线时微张开剪刀尖端，顺线尾向下滑动至线结的上缘，再将剪刀向上倾斜45°，然后将线剪断（图2-10）。

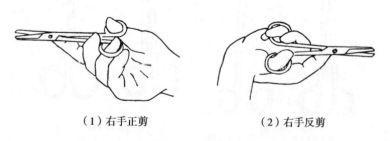

（1）右手正剪　　　　（2）右手反剪

图 2-7　各种剪割方法

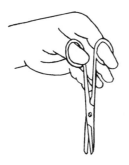 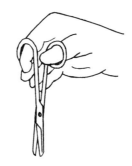

（3）左手垂剪　　　（4）右手垂剪

图2-7（续）

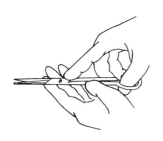

图2-8　扶剪方法

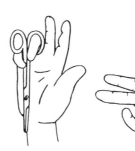

图2-9　携剪操作

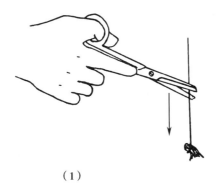 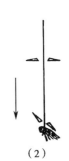

（1）　　　　　　　　　　　　　　　（2）

图2-10　剪线方法

三、手术镊及其使用

1. 手术镊 用于夹持缝针、敷料、组织等。手术镊分有齿、无齿等不同类型，根据大小又可有长短、粗细之分（图 2-11）。

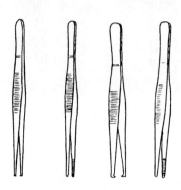

图 2-11　手术镊

2. 使用方法 拇指、示指和中指适当用力握住即可，正确执镊操作灵活、力度大小便于掌握（图 2-12）；反之则影响灵活性，不易控制夹持力度大小（图 2-13）。有齿镊用于夹持较坚韧的组织，如皮肤、皮下组织、筋膜等；无齿镊用于夹持较脆弱的组织，如肠管、黏膜。长镊用于深部操作，短镊用于浅部操作。镊的尖端有尖头、钝头之分，精细尖头无齿镊用于解剖神经、血管；钝头无齿镊用于整形美容手术。换药操作时其尖端应始终朝下（图 2-14）。

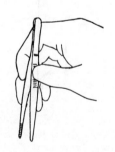

图 2-12　正确的执镊方法

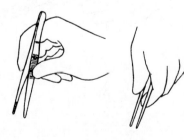

图 2-13　错误的执镊方法

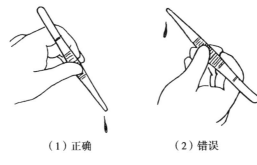

（1）正确　　　　　　（2）错误

图 2-14　换药操作时镊尖端朝下

3. 使用技巧　使用手术镊看似简单，但也有技巧。巧用镊子可使组织损伤减少到最小程度。分离皮下层或缝合皮肤时，不能用镊子直接夹持或提拉皮肤，以避免皮肤捻挫、挤压（图2-15），而仅用尖端夹持皮下组织层或筋膜层，善用其推挡作用可明显减少组织的损伤（图2-16）。

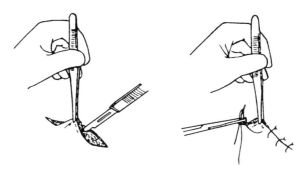

图 2-15　使用方法不正确

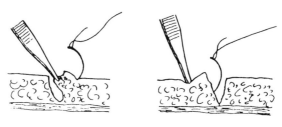

图 2-16　使用方法正确

四、血管钳及其使用

1. **血管钳** 又称止血钳，钳齿为单一水平方向，有直、弯两类，每一类有大、中、小号之分，使用时根据手术部位、术野深浅、被夹持组织不同，酌情选择不同形状、不同规格的血管钳（图 2-17）。直止血钳用于浅部止血和组织分离，弯止血钳用于深部组织止血。小的血管钳又称为蚊式血管钳，整体较细小，用于小血管止血，不宜夹持大块或较硬的组织。

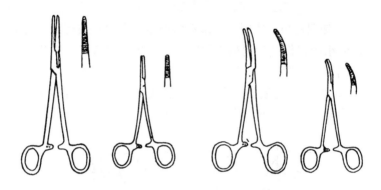

图 2-17　各种规格的血管钳

2. **使用方法** 主要用于钳夹血管或出血点，注意执钳的正确方法，其方法与执剪方法基本相同，有的还可采用掌握法（图 2-18），避免执钳错误（图 2-19）。血管钳主要用于钳夹止血，止血时仅夹血管断端及其周围少许组织；也可用于组织的钝性分离，还常用于协助术者拔针。

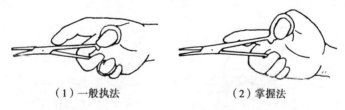

（1）一般执法　　　　（2）掌握法

图 2-18　执钳方法正确

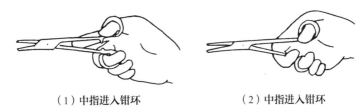

（1）中指进入钳环　　　　　（2）中指进入钳环

图 2-19　执钳方法错误

3. 使用技巧　主要包括以下几点：①弯血管钳用于一般止血时尖端可朝下，如用于缝扎或结扎止血时，应注意使尖端朝上，便于松钳结扎或缝扎（图 2-20）。②松钳法，用右手松钳时将拇指及环指插入柄环内，相对捏紧挤压，继以旋开；用左手松钳时拇指及示指持一柄环，中指、环指顶住另一柄环，并向前推动柄环，即可松开（图 2-21）。③为了节约传递器械的时间，可携带血管钳进行其他操作（图 2-22）。

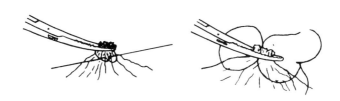

图 2-20　止血时尖端朝上

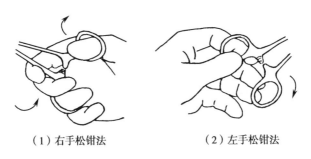

（1）右手松钳法　　　　　（2）左手松钳法

图 2-21　松钳方法

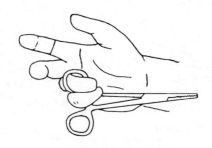

图 2-22　携钳操作

五、持针钳及其使用

1. **持针钳**　又称持针器，用于夹持缝合针或打结，其基本结构与血管钳相似，但前端较短粗，钳齿为纵横方向，分为大、中、小号，根据手术部位深浅酌情选择。持针时夹住缝针中、后 1/3 或针体后 2/5 处为宜，缝线置于缝针内侧钳缝里（图 2-23）。

2. **使用方法**　临床上通常有两种执法：①指环法，即与执剪、执血管钳方法相同，使用时省时，松钳方便。②掌握法，俗称"满把抓"，即示指抵于钳的前半部，拇指置于柄环上方，余三指压柄环于掌中，使用时容易改变缝针方向，省力、操作方便（图 2-24）。注意避免错误执钳（图 2-25）。

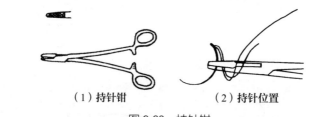

（1）持针钳　　　　　　（2）持针位置

图 2-23　持针钳

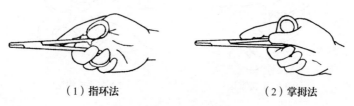

（1）指环法　　　　　　（2）掌拇法

图 2-24　持针钳正确执法

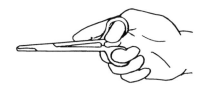

图 2-25　持针钳错误执法

六、组织钳及其使用

　　1. 组织钳　又称鼠齿钳（Allis），前端有数个细齿，弹性较好，有大、小之分，酌情选用（图 2-26）。主要用于夹持组织，如筋膜或即将被切除的组织器官；也可用于钳夹纱布垫与切口皮下组织的固定。

　　2. 使用方法　组织钳的执法、关闭、开放方法同血管钳。

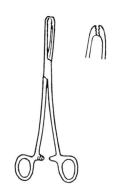

图 2-26　组织钳

七、布巾钳及其使用

　　1. 布巾钳　简称巾钳，构造与血管钳相似，但其头端为弯曲的相互重叠的两个细齿（图 2-27）。用于夹持、固定手术巾单。注意使用时勿夹损正常皮肤组织。

　　2. 使用方法　布巾钳的执法、关闭、开放与血管钳相同。

八、缝合针及其使用

　　1. 缝合针　根据缝合针前端的形状分为圆形、三角形，并有直形和弯形之分。每一类缝合针根据粗细、大小不同，又有许多不同规格，目前通常使用的为弯形针（图 2-28）。另针尾连线的无损伤针，主要用于血管的吻合。还有针尾连线的美容针线，其尖端为三角形，用于美容手术的皮肤缝合。

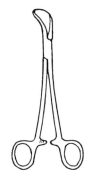

图 2-27　布巾钳

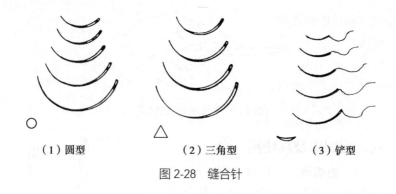

（1）圆型　　　　　（2）三角型　　　　（3）铲型

图 2-28　缝合针

2. 使用方法　圆针组织损伤较小，用于缝合质地较软的组织，如黏膜、筋膜等。三角针组织损伤较大，用于缝合质地较韧的组织，如皮肤、软骨等。无损伤缝合针用于血管、神经外膜等纤细组织的缝合。缝合时注意：①根据不同组织选择缝合针，并根据缝合针大小选择适当的持针器；②进出针方法正确，力度适当，弯针进出组织的走行方向为弧形，力量的传递应顺其走行方向，否则易弯或折断。一般采用正向进针，必要时也可反向进针（图 2-29）。

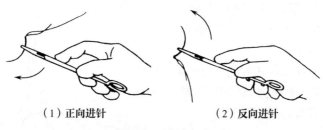

（1）正向进针　　　　　　　（2）反向进针

图 2-29　进针方法

九、缝合线及其使用

1. 缝合线　属于缝合材料，分为吸收和不吸收两大类。①可吸收类缝合线：主要是羊肠线（采用绵羊小肠黏膜下组织制作，为铬制肠线以避免过度软化）和合成纤维线。羊肠线质硬、易折断，操作不便，为异种蛋白，吸收过程中组织反应较重。普通肠线 7 天开始吸收，铬制肠线 14 天开始吸收。各种组织对肠线吸收速度不同，腹膜吸收最快，肌肉次之，皮下组织最慢。合成纤维线为高分子化合物，应用越来越多，组织反应较轻，拉力好，不易断，易打结，操作手感好，60～90天可完全吸收。②不吸收类缝合线：主要有丝线、尼龙线、不锈钢丝等。其中丝线最常用，质软、不滑、易打结，拉力好，组织反应小，但不能吸收成为永久异物，一旦感染容易引起长期排异反应；习惯将 3-0～0 号丝线称为细丝线，1～4 号称为中丝线，7～9 号称为粗丝线。尼龙线较常用，组织反应小，拉力大，可制成很细的无损伤针线，用于缝合血管、神经及美容外科缝合皮肤切口。不锈钢丝刺激性小，组织反应轻，拉力大，但不易打结，一般需将其拧紧，拆除时有一定困难。

2. 使用方法　①羊肠线，常用于缝合膀胱、输尿管、胆道等黏膜层，使用前用生理盐水浸泡，待变软后再用，但不可用热水浸泡或浸泡时间太长，以免膨胀影响质量，多采用连续缝合法，结扎时打三重结。胰腺手术时不用肠线结扎或缝合，因肠线可被胰液消化吸收，继发出血或吻合口破裂。剪线时线头留得要稍长以免松脱。②丝线，常用于缝合皮肤、筋膜，也用于结扎血管；泌尿道、胆道黏膜层一般不用丝线，以免形成结石。③尼龙线、无损伤针线用于血管、神经的吻合，还被广泛用于美容外科。④不锈钢丝，用于缝合筋膜、肌腱或固定骨骼。

十、探子及其使用

1. 探子　又称为探针或探条，根据用途不同有多种形状，大体分为普通探子、特殊探子和有槽探针三类，普通型又有直形、弯形、平头和圆头之分（图 2-30）。

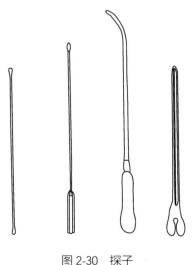

图 2-30　探子

2. **使用方法** 根据不同部位和用途选择，注意探子的正确执法。插入组织器官时应试探性进入，勿用力过猛、过大，以免造成假道或组织损伤。普通探子和特殊探子用于探查组织异物、管腔、瘘或窦道深浅、走向；有槽探针用于引导切开瘘管表层组织。

十一、刮匙及其使用

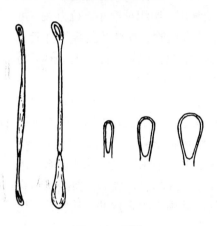

图 2-31　刮匙

1. **刮匙** 根据形状不同，可分为直、弯两种，每一种又有大小、锐性和钝性之分（图 2-31）。

2. **使用方法** 用于刮除伤口内血凝块、坏死组织、窦道内肉芽组织，也用于刮除死骨。根据不同组织和用途选择形状和大小适当的刮匙。一般多用锐匙，易被损伤的组织或器官则用钝匙，刮除组织时用力适当，勿用力过猛、过大，防止损伤组织、器官。被刮除部位有出血时，可用干纱布暂时填塞止血。

十二、拉钩及其使用

1. **拉钩** 又称牵开器，用于手术野的显露，分为人力拉钩和自动拉钩两大类。各类又根据牵拉的组织部位不同而有不同形状和不同规格，包括普通拉钩如甲状腺拉钩、腹腔拉钩、皮肤拉钩、S 形拉钩和自动拉钩等（图 2-32）。

2. **使用方法** 根据被牵拉部位不同选择合适的拉钩，使用 S 形拉钩时注意正确执法（图 2-33），使用之前衬垫湿纱布减少对组织的挫伤；使用自动拉钩时同样需用湿纱布垫保护切口，旋紧螺丝或扎紧固定装置，防止松脱。

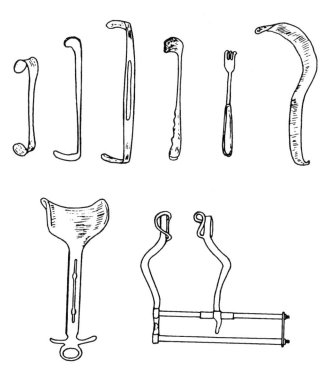

图 2-32　拉钩

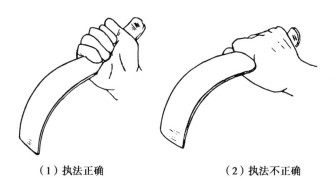

（1）执法正确　　　　　　　（2）执法不正确

图 2-33　S形拉钩执法

十三、卵圆钳及其使用

1. 卵圆钳　长约25cm，弹性较好，关节位于中间部位，其尖端为卵圆形，故名为卵圆钳，用于夹持肠管、阑尾、网膜等组织，夹持组织时一般不必将钳扣关闭。有时用作夹持敷料、手术用品或换药用品，通常放于盛有消毒液的筒内，注意应将关节轴浸在消毒液平面以下（图2-34）。

2. 使用方法　其执法与血管钳相同，夹取无菌物品时应待消毒液滴尽后再去夹取，不可夹取油质敷料。夹持消毒液纱布或棉球时注意尖端弯度朝向（图2-35）。注意，目前通常使用干性无菌持物钳夹取无菌敷料、用品，应特别注意无菌操作，使用时间不应超过4小时。

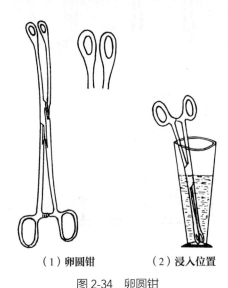

（1）卵圆钳　　　（2）浸入位置

图2-34　卵圆钳

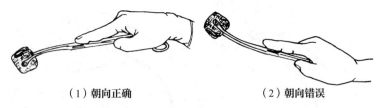

（1）朝向正确　　　　　　　　（2）朝向错误

图2-35　夹持物品时朝向

十四、其他器械及用途

1. 压肠板　一般为长形的金属平板或特殊样式金属板，主要用于压挡肠管、暴露术野，便于腹膜缝合（图2-36）。

2. 吸引器头 为金属或塑料制品，有单孔、多孔之分（图
2-37）。单孔用于吸除血液、尿液、脓液，多孔用于吸除体腔
内各种液体，可防止过多吸引大网膜、肠管等内脏组织。

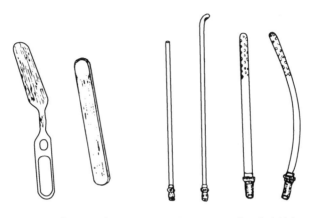

图 2-36　金属压肠板　　　　图 2-37　吸引器头（管）

3. 无菌容器 有盆、碗、缸、盒子、弯盘等。徒手端拿时
应托底，不可触及容器上缘，打开无菌容器时，手不可触及内
面（图 2-38），用后即盖严，应避免无菌面在空气中暴露过久。

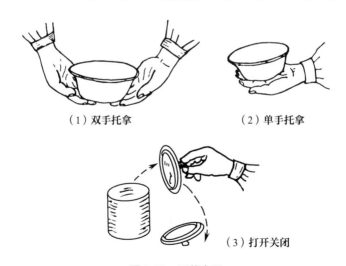

（1）双手托拿　　　　　　（2）单手托拿

（3）打开关闭

图 2-38　无菌容器

4. **胃钳** 分小胃钳和大胃钳，用于钳夹胃体，外形有一定弯曲，轴为多关节，力量大，压榨力强，齿槽为直纹且较深，组织不易滑脱（图2-39）。

5. **肠钳** 又称肠吻合钳，用于夹持肠管，齿槽薄，弹性好，对组织损伤小，使用时可外套乳胶管以减少对肠壁的损伤（图2-40）。

6. **肺钳** 头端呈三角形空心，专门用于夹持肺叶组织，不会造成肺组织损伤（图2-41）。

7. **肾蒂钳** 头端酷似匙状，专门用于夹持肾蒂部位（图2-42）。

8. **无损伤血管钳** 又称肠U形钳，用于暂时阻断大血流（图2-43）。

9. **咬骨钳** 分为圆头和方头，用于骨质的咬除，力量大，咬切力强（图2-44、图2-45）。

10. **骨剪** 头端有刃的长柄骨剪，多用于剪断肋骨（图2-46）。

11. **钢丝剪** 用于剪断钢丝（图2-47）。

12. **胸腔拉钩** 用于胸腔暴露（图2-48）。

13. **肩胛拉钩** 用于肩胛骨的牵拉暴露（图2-49）。

14. **开睑器** 用于撑开眼睑（图2-50）。

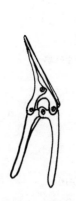

图2-39 胃钳

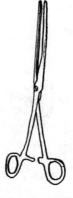

图2-40 肠钳

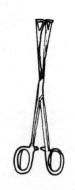

图2-41 肺钳

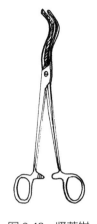

图 2-42　肾蒂钳

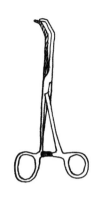

图 2-43　无损伤血管钳

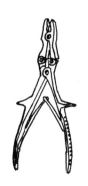

图 2-44　圆头咬骨钳

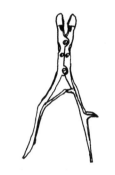

图 2-45　方头咬骨钳

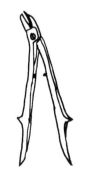

图 2-46　骨剪

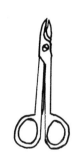

图 2-47　钢丝剪

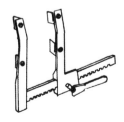

图 2-48　胸腔拉钩

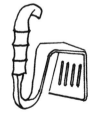

图 2-49　肩胛拉钩

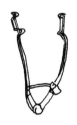

图 2-50　开睑器

15. 吸引器　用于吸除手术中出血、渗出脓液、腔隙内液体等液体，基本原理为利用负压完成。根据用途不同，又可分为普通吸引器、流产吸引器、洗胃吸引器、脂肪抽吸机等。

16. 电刀、电凝器　利用电子管或火花塞作为高频振荡在高频波段工作的装置，用于组织切割和止血。特别注意：术前甘露醇导泻胃肠道内可形成易燃气体，使用电刀有发生爆炸的危险；在气道附近使用时应暂时移开氧气；体内有金属植入物时应避开；装有心脏起搏器或金属瓣膜者避免使用单极电刀；有助听器者术前需取下；乙醇未挥发前不能使用电刀，以免电火花引燃；无论什么患者使用电刀时电流回路都要避免穿越心脏，身体不应接触金属物，与金属床之间的绝缘层应大于4cm。

17. 超声刀　即超声切割止血刀（ultrasounic-harmonic scalpel，UHS），是一种安全可靠的新型切割止血设备。超声频率机械振荡使组织内水分子汽化、蛋白质氢键断裂、细胞崩解、组织被切开或凝固血管闭合，可安全凝闭直径5mm以下的血管和淋巴管。组织凝固时间短、损伤范围小，使用时无电流通过受术者，可安全用于装有心脏起搏器者。使用过程中仅产生少量汽化水雾，无烟，几乎无焦痂，视野清晰，可缩短手术时间，减少并发症。注意使用过程中不可暴力，动作应轻柔，避免重压或掉落使刀具变形，刀头闭合夹持时间不得超过10秒，使用10分钟左右应把刀头浸在生理盐水中按压工作键，轻轻抖动清洗刀头。

18. 大型设备　较高规格手术室还配有C形臂X线透视机等大型设备，以便术中及时诊断或观察治疗效果。

第三章

基本手术操作技术

手术不论大小或复杂程度如何，均需通过基本手术操作技术完成，常用的基本手术操作技术包括切开、止血、解剖、结扎、缝合、引流、固定等。熟练掌握这些基本操作技术是每个外科医师必须掌握的，否则就不能做好手术。只有熟练掌握基本外科操作技术，才能为做好手术奠定良好的基础，这也是始终贯穿每个外科医师医学生涯的一个主要组成部分。

第一节　切开

切开，是进行外科手术的必须步骤，也是解剖人体内部组织的常用方法，包括皮肤及其他组织的切开。有些非典型手术为了适应手术需要，须进行全面分析，方能决定皮肤切口的位置、方向及大小，整形外科手术尤其如此，以便手术操作和术后功能、外形得到较好的恢复。

一、切口选择

选择皮肤切口时一般从以下几方面考虑，以此决定切口位置、方向及大小。

1. **距离病变最近**　切开后能从最短距离和最佳视野显露患处，有利于术中手术操作。

2. **组织损伤最小**　任何切口对组织都有一定损伤，在不影响手术操作的情况下切口尽量要小，注意避开重要血管、神经、肌腱等组织。

3. **便于切口延长**　术中有时需延长切口，选择切口时应考虑必要时便于切口延长。

4. **方便显露操作**　切口须有足够长度方有利于病变显露和手术操作，切口过小往往不便于操作，不能保证手术质量，反而会延长手术时间。

5. **利于术后恢复**　关节部位切口勿垂直通过，以免愈合瘢痕影响关节活动，可采取 Z 形或弧形切口绕过关节正中部位。

　　基于以上原则，多年来许多常见手术有了定型的皮肤切口，可酌情参考（图3-1）。

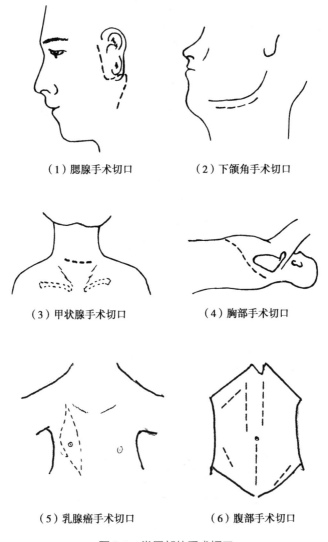

（1）腮腺手术切口　　　　　　　（2）下颌角手术切口

（3）甲状腺手术切口　　　　　　　（4）胸部手术切口

（5）乳腺癌手术切口　　　　　　　（6）腹部手术切口

图3-1　常用部位手术切口

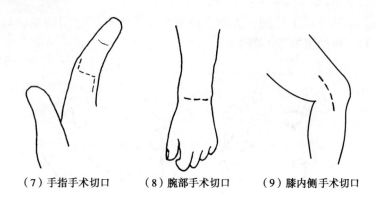

（7）手指手术切口　　（8）腕部手术切口　　（9）膝内侧手术切口

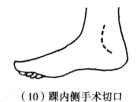

（10）踝内侧手术切口

图 3-1（续）

　　术后遗留瘢痕大小与切口方向有一定关系，交错皮纹切开切口裂开明显，术后瘢痕也较明显；顺皮纹切开切口裂开不明显，术后瘢痕也相对不明显。面颈部手术切口时应沿皮纹线、皱纹线或轮廓线进行（图 3-2）。

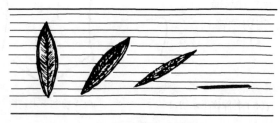

（1）切口与皮纹的关系

图 3-2　面颈部手术切口

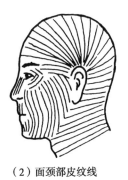

（2）面颈部皮纹线

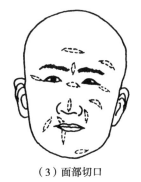

（3）面部切口

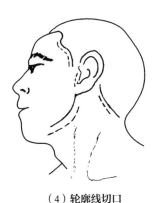

（4）轮廓线切口

图 3-2（续）

二、切开要领

1. **手术刀选择**　不同部位组织切开应选择相应适当型号的手术刀，刀刃须锋利。

2. **执刀正确**　根据切开部位、切口长短、手术刀大小，选择正确执刀方法。

3. **运刀得当**　一般切入皮肤时垂直下刀、水平走行、垂直出刀，中途用力均匀，不可偏斜，皮肤和皮下组织一次性切开，不宜多次切割和斜切（图 3-3）。切开毛发部位时应顺毛根方向切入，以减少术后秃发（图 3-4）。

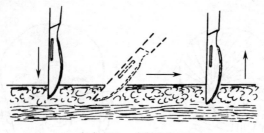

（1）切入、走行和出刀

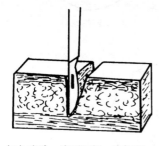

（2）皮肤、皮下组织一次切开

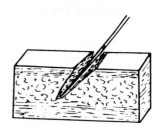

（3）避免斜切

图 3-3　皮肤的切开

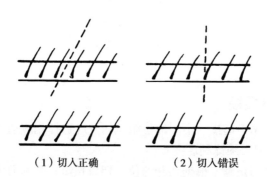

（1）切入正确　　　　　　（2）切入错误

图 3-4　毛发部位皮肤切开

4. 切口保护　切开时用左示指、拇指固定切口部位，或由助手协助固定切口皮肤，腹部或其他较大切口时为了减少切口污染，可用两块无菌巾或纱布垫组织钳，或巾钳固定于皮下组织层（图 3-5），手术时间较长时也可将无菌巾或纱布垫缝于皮下组织层（图3-6）。为了保护切口不被污染切开前也可粘贴护皮膜。

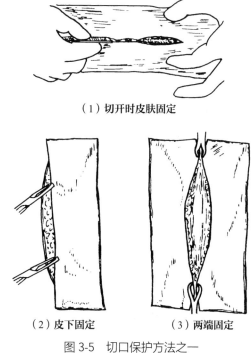

（1）切开时皮肤固定

（2）皮下固定　　　　　（3）两端固定

图3-5　切口保护方法之一

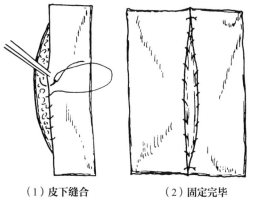

（1）皮下缝合　　　　　（2）固定完毕

图3-6　切口保护方法之二

5. 防止损伤 体形较瘦患者避免切入时用力过大，以防切入过深损伤深部组织或器官，重要部位更应仔细切割，防止"滑刀"和"偏刀"。切开腹膜时采取妥善保护措施以防损伤内脏和大网膜（图 3-7）。颈部血管、神经分布密集，解剖复杂，手术切开时尤应注意。

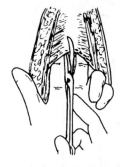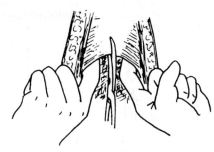

（1）术者单手保护　　　　　　　（2）助手协助保护

图 3-7　腹膜的切开

6. 面部切开技巧 面部切开时一定要选用大小适当的刀片，刃口锋利，一般可选用 15 号小圆头刀片或 11 号尖刀片，或两种刀片交替使用。切开速度宜慢，严防"滑刀"和"偏刀"。

第二节　解剖

解剖，也称为剥离、分离或游离，是显露和切除组织的重要步骤。任何手术解剖都要讲究层次清晰，只有解剖层次清晰才能保证手术安全进行，并使手术损伤降低到最小程度。深部手术做到解剖层次清晰的前提是理想的暴露。我国著名妇科专家郎景和院士说过"暴露本身就是解剖，就是止血"，"暴露不清楚不要做"是手术操作箴言。

一、解剖层面

解剖层面，即手术时的剥离平面。一般说来，理想的解剖分离应按正常的组织自然间隙进行，既可减少出血，又可防止过多损伤。这就要求术者必须熟悉局部组织解剖层次。通常情况下，皮下组织与浅筋膜之间、筋膜与肌肉之间、肌肉群与肌肉群之间、器官与周围组织之间，均有一层疏松的结缔组织间隙，沿此组织间隙分离，是最理想的解剖层面。

二、分离方法

解剖分离时有两种方法可供选择，需根据具体情况酌情选择。

1. 锐性分离法 用刀或剪刀直接将组织切开或剪开（图3-8），对组织损伤较小，但必须在直视下进行，以防损伤重要器官、血管及神经。

2. 钝性分离法 多用于疏松结缔组织的解剖，可用血管钳、手指或钳夹小纱布团沿组织间隙进行，有时也可用刀柄进行分离（图3-9）。解剖分离较大血管时应注意方法正确，先将血管鞘被膜提起，剪刀剪开少许被膜，再用血管钳进行分离（图3-10）。

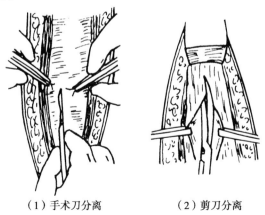

（1）手术刀分离 （2）剪刀分离

图 3-8 锐性分离

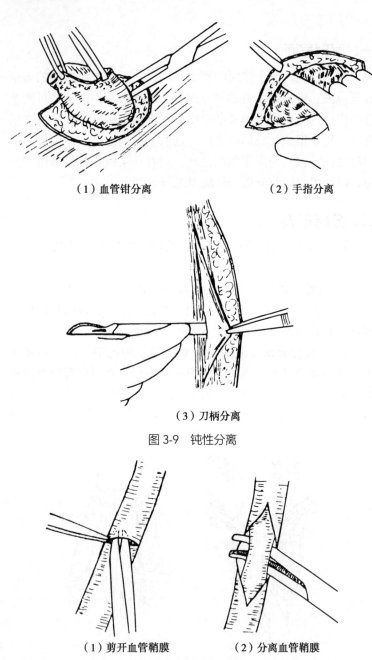

（1）血管钳分离　　　　　　（2）手指分离

（3）刀柄分离

图 3-9　钝性分离

（1）剪开血管鞘膜　　　　　（2）分离血管鞘膜

图 3-10　血管的分离

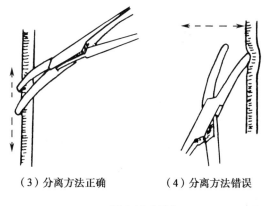

（3）分离方法正确　　　　（4）分离方法错误

图 3-10（续）

三、操作技巧

1. 分离时应注意防止重要组织器官损伤，要求：每进行一步操作都要考虑被分离组织的下面及其周围有何重要的组织和器官。

2. 重要组织器官解剖分离应在直视下进行。

3. 面部剥离时要特别注意防止损伤面神经，剥离平面应位于面神经浅面真皮下脂肪层；头皮剥离时应在帽状腱膜下进行；躯干、四肢剥离时应在深筋膜浅面进行。

4. 分离时注意无创操作技术，正确使用手术器械，合理选择分离方法，通常锐性、钝性两种分离方法需交替使用。

5. 分离时遵循由简到繁，由易到难，由近及远，由浅入深，由周围到中央的原则。先寻找容易分离的部位为突破口，由此再向周围逐渐扩大分离。

6. 分离时如遇到困难和险情，全组手术人员应积极配合，尽快排除险情，渡过难关，必要时中止手术，千万不可以患者生命为代价换取手术的成功。明智的医师应该既有胆大心细的工作精神，也有急流勇退的谋略。

第三节　止血

　　术中组织的切开、解剖，以及组织器官的切除都会有不同程度的出血，因此止血是一项重要的基本操作，外科医师技术水平的高低很大程度反映在控制出血的能力上。妥善止血可防止严重失血，保证手术安全进行，有利于显露术野，减少术后感染，促进伤口愈合。常用止血方法如下。

一、压迫止血

　　常用于创面渗血，一般采用干纱布直接压迫创面数分钟，可使血管破口缩小、闭合，血小板、纤维蛋白和红细胞迅速形成血栓而止血。有时渗血较多可将纱布垫浸于 $50 \sim 60℃$ 无菌热生理盐水中，拧干填塞压迫于出血创面 $3 \sim 5$ 分钟，可较快控制渗血。一般来说，只要压迫止血等待一定时间基本都能奏效，但术者需具有一定的耐心。长时间压迫止血不能奏效者，估计可能为较大血管出血，则考虑钳夹止血。注意在下颌颈侧（压力感受器）、眼眶（眼心反射）及胆囊（胆心反射）处应压迫适当，防止出现反射性心率减慢。

二、钳夹止血

　　常用于明显的活跃性血管出血，血管钳尽可能准确钳夹出血点，一般小血管出血钳夹数分钟后即可止血。钳夹时注意应使血管钳尖端朝下，不要夹住周围过多组织。钳夹止血省时省力，尤其适于皮下组织内小血管的活跃性出血（图 3-11）。钳夹止血为手术过程中应用最多的止血方法。

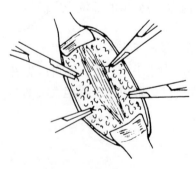

图 3-11　钳夹止血

三、结扎止血

钳夹止血效果不可靠或较大血管出血时，可在钳夹基础上进行结扎止血。

1. 结扎止血 适于一般小血管的出血，先用血管钳钳夹出血点，注意此时应将血管钳的尖端朝上以便于结扎，将缚线绕过血管钳下的血管和周围少许组织，然后轻柔结扎（图3-12）。结扎时注意勿提紧缚线，以防撕裂钳夹的组织。

2. 缝扎止血 适于较大血管或重要部位血管的出血，先用血管钳钳夹血管及其周围少许组织，然后用缝针穿过血管钳下的组织并结扎，可行单纯缝扎，也可行8字缝扎（图3-13）。对于较大的动脉血管，通常采用双重缝扎止血。

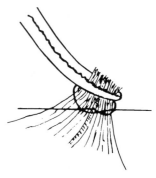

图 3-12 结扎止血

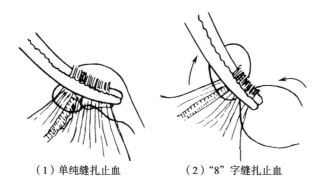

（1）单纯缝扎止血　　　　（2）"8"字缝扎止血

图 3-13 缝扎止血

四、电凝止血

利用高频电流凝固小血管止血，实际上是利用电热作用使血管凝结、炭化，多用于小血管出血，可先用血管钳将出血点钳夹，然后通电电凝止血（图 3-14）。另有双极电凝止血镊，可直接夹住出血点止血。

某些精细小手术，尤其是一些面部美容手术，可以使用一次性电凝止血器止血，方便快捷。

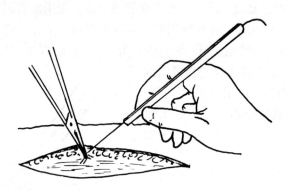

图 3-14　电凝止血

五、止血带止血

止血带止血多用于手、前臂或足部、小腿手术时，可使术野清晰、无出血。常用方法有两种。

1. **驱血止血带止血**　为肢体适当裹上纱布，橡皮驱血止血带自肢体远端向近心端螺旋状缠绕，边驱血边缠绕至适当位置，将剩余橡皮带直接重叠缠绕于前臂上部、肘上或小腿上部、膝上，并用纱布扎紧。然后再由指（趾）端开始松解至橡皮带重叠纱布扎紧处（图 3-15）。注意：橡皮驱血止血带止血需用于相对健康的肢体。

2. **充气止血带止血**　充气止血带使用前于适当部位垫数层纱布，然后缠绕袖带；最好先用驱血止血带驱血后再将充气止血带打气至压力 200～250mmHg，下肢使用时可打气至压力 250～300mmHg，然后持续维持一定压力（图 3-16），解除驱血带开始手术。注意记录止血时间，以每次止血不超过 60 分钟为宜，如继续使用可排气数分钟，待循环恢复后重新按上述步骤操作。

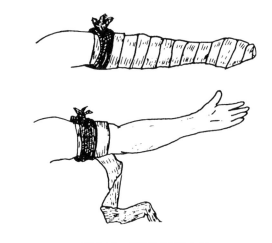

图 3-15 橡皮驱血带止血

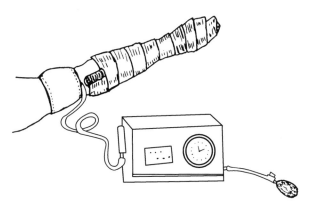

图 3-16 充气止血带止血

六、出血原因及处理

有时术中可突然出血，如不及时采取有力措施控制出血则会很快进入被动局面，使手术陷入困境，甚至危及患者生命。因此一旦发生大出血，全组手术人员应积极配合，排除一切困难控制出血，迅速调动吸引器、特殊器械、调整照明、及时输血等。

特别重要的是，此时术者一定要沉着、冷静，快速思考，沉着稳妥地应对，切忌在血泊中盲目钳夹止血，以免造成出血越发猛烈。常见大出血原因及处理如下。

1. 伤及较大血管的出血 术中伤及较大血管或较大血管结扎线滑脱，术野突然涌出大量鲜血，迅速灌满术野，患者血压很快下降或测不到。遇此情况，当务之急采用压迫止血法：① 立即用大纱布垫填塞于出血处，紧紧压迫以控制出血；②术者安定情绪，考虑出血原因和部位，决定下一步处理措施，并准备进一步止血用的特殊器械，快速输血；③必要时适当延长切口，改善暴露；④如出血暂时得以控制，待一切物品、特殊器械准备就绪后缓慢移去纱布垫，解除压迫，寻及出血处，迅速钳夹；⑤酌情进行结扎、缝扎或血管修补等措施。

2. 弥漫性渗血 局部血液循环丰富或组织粘连严重时，解剖分离也可造成弥漫性渗出性出血。可酌情缝扎出血处或电凝，也可放入明胶海绵或其他组织（如放入大网膜）后再行结扎。实在无法控制时则填塞大量纱布垫压迫止血，一般即可使渗血得以控制。

3. 组织残端渗血 病变组织切除不全时残端部分也易引起大量渗血，如甲状腺功能亢进行甲状腺大部切除出血，应迅速将病变组织彻底切除，否则出血不易控制。出血暂时控制后再寻求彻底的止血方法，酌情结扎或缝扎。

七、大血管出血具体止血方法

一旦发现血液自切口深部突然猛烈涌出或术野被血液很快"灌满"，马上判断为大血管出血，应立即以极大的信心，动员全体手术人员全力以赴，控制出血。根据笔者体会，可总结为：一压、二思、三夹、四缝、五补。

1. 纱垫压迫 立即用大纱布垫填塞于出血处压迫控制出血。

2. 思考分析 根据解剖知识冷静考虑分析出血原因、出血血管，准备进一步止血用的特殊器械，必要时适当延长切口。

3. 钳夹裂口 适当压迫，准备好一切用品后，右手持止血钳，左手缓慢解除压迫用的纱布垫，将出血处稳妥夹闭；也可用大小适当的 U 形无损伤血管钳快速夹住血管裂口。

4. 缝扎断端 清理干净术野，选用适当缝合针线，将裂口处适当缝扎止血。

5. 修补血管 如破裂血管不能结扎即可进行血管修补，安放好无损伤血管钳，充分显露血管裂口，用 7-0 无损伤缝合针线，连续或间断缝合裂口。缝合完毕后，边缓慢松开无损伤血管钳，边观察吻合处吻合是否严密，如欠严密有漏血再适当进行补充缝合。少量渗血或溢血较常见，纱布敷于渗血或溢血处，适当压迫一定时间，往往即可停止。

如有可能，也可先用手指直接捏住出血血管，控制出血，吸引器吸除血液，然后再采用其他切实有效的最佳止血措施。此时切忌在血泊中盲目钳夹，以免造成更大的损伤出血。

6. 大血管出血预防 再好的止血措施都不如及早预防，大血管出血往往见于胸腹腔手术、盆腔手术及四肢近端手术等；常见引起出血的原因为炎症粘连解剖不清、肿瘤压迫浸润、深部电烧伤累及血管等；以大静脉撕裂多见，动脉损伤次之。预防的关键在于：每进行一步解剖剥离之前，要考虑到其下方或周围有何重要血管、有何重要神经。有大血管出血可能时，平时熟记出血处理步骤，一旦出现危急情况不至于手忙脚乱。

第四节　结扎

结扎，是手术中最常用的基本技术操作之一，止血、组织缝合都需要进行结扎，结扎不正确可使结扎线松脱，引起出血或缝合组织裂开；结扎操作不熟练将大大延长手术时间。因此，每位年轻外科医师必须刻苦练习正确的结扎方法，熟练掌握结扎技巧，提高结扎速度，这对初学者尤其重要。

一、结扎种类

结扎有单结、方结、外科结和三重结（图3-17）。单结不可靠，偶在皮下组织层临时止血用。方结、外科结应注意与假结和滑结区别开来。图中可以看出方结由两个方向相反的单结组成，最为牢靠，故最常用。三重结由三个结组成，适用于较大血管结扎或肠线、尼龙线打结时使用，故也较常使用。

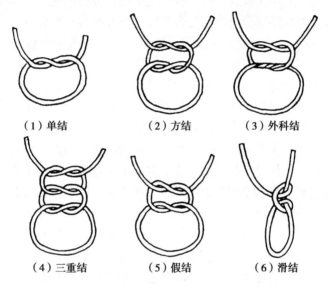

（1）单结　　　　（2）方结　　　　（3）外科结

（4）三重结　　　　（5）假结　　　　（6）滑结

图 3-17　结扎种类

二、结扎方法

打方结可有单纯手打结法和持钳打结法两种。

1. **单纯手打结法**　适用于大多数结扎，左手捏住缝合线一端（或上端），右手捏住另一端，双手互相配合打结（图3-18）。

2. **持钳打结法**　适用于浅部结扎和某些精细结扎，左手捏住缝合线一端，右手用持针钳打结（图3-19）。

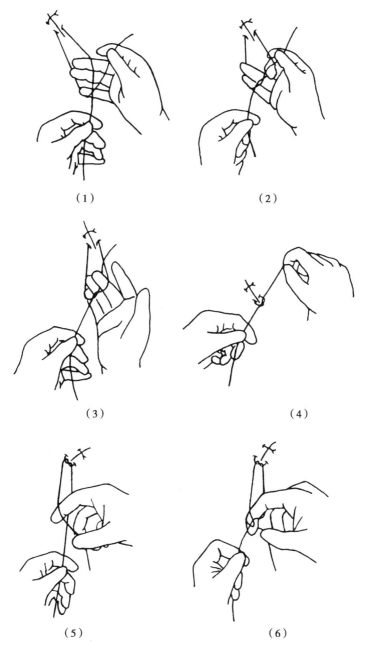

（1）　　　　　　　　　　（2）

（3）　　　　　　　　　　（4）

（5）　　　　　　　　　　（6）

图 3-18　单手打结法

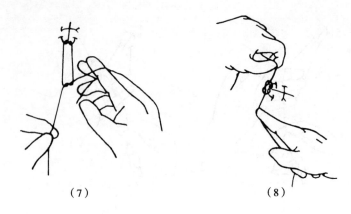

（7） （8）

图 3-18（续）

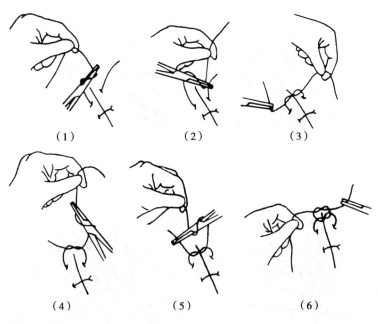

（1） （2） （3）

（4） （5） （6）

图 3-19 持钳打结法

三、结扎技巧

打结时有许多技巧，如正确运用可明显提高打结速度，避免出现错误。

1. 打每一个结时必须顺着结扎的方向拉线，否则线易折断；打第二个结时第一个结不要提起，以防已结扎的第一个结松弛，必要时助手用止血钳压在第一个结处，待第二个结收紧时移去止血钳。

2. 拉紧缝线时，两手用力点与结扎点三点连成一直线，初学者往往不注意这一点，从而造成结扎过程中结扎线脱落（图3-20）。

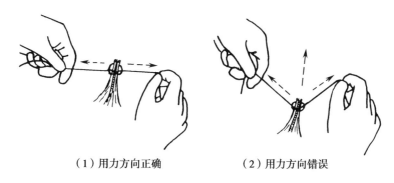

（1）用力方向正确　　　　　　（2）用力方向错误

图 3-20　结扎用力方向

3. 结扎之前，需将束线在生理盐水内浸湿，然后再进行结扎，以便增加线的重量，便于操作，增加摩擦力，使结扎牢固。

4. 用力均匀，交换方向正确，防止打成假结和滑结。假结是由两个方向相同的单结构成，易于滑脱，不应采用。滑结是打结时两手用力不均匀，拉紧缝合线一端只用另一端缠绕打结或是没有正确交叉方向所致，应绝对避免。

5. 深部打结时，双手不能同时进入深部操作，须用左手牵引缝线一端，右手主动深入术区深部操作，示指尖滑下按住线结处，缓慢用力，并徐徐拉紧（图3-21）。

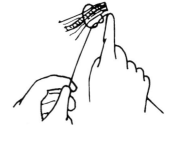

图 3-21　深部打结法

6. 剪线时在不引起线结松脱的原则下剪得越短越好，以减少组织异物反应，一般结扎体内组织时丝线保留 1 ~ 2mm；尼龙线、肠线保留 3 ~ 4mm；不锈钢丝保留 5 ~ 6mm，并将线头扭转、埋在组织中。

正确的剪线方法：将结扎的双线尾提起略偏向术者左侧〔图 3-22（1）〕，助手将剪刀微张开，顺线尾向下滑动至结上缘〔图 3-22（2）〕，剪刀向上倾斜 45°左右，将线剪断〔图 3-22（3）〕。

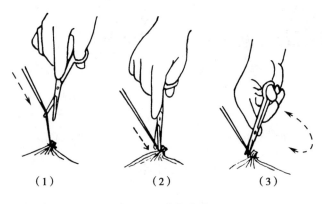

（1）　　　　　（2）　　　　　（3）

图 3-22　剪线方法

第五节　缝合

缝合，是将切开或断裂的组织对合靠拢，再用缝线贯穿结扎，为重要的手术操作之一。不同组织、不同部位、不同器官均有不同的缝合方法。正确的缝合方法和良好的缝合技术可使组织顺利愈合，否则常致组织愈合不良甚至手术失败。

一、缝合方法分类

缝合方法分类多种多样，且各类方法互相交叉。按缝线连续与否分为间断缝合与连续缝合；按缝线走向与组织间的位置关系分为水平褥式与垂直褥式缝合；按缝合时的形态分为毯边缝合、8字缝合、荷包缝合、半荷包缝合；根据切口形状还有某些相应的特殊缝合方法，如三角形创缘缝合法等（图3-23）。美容外科尤其强调伤口的缝合技术，以达到美容效果。

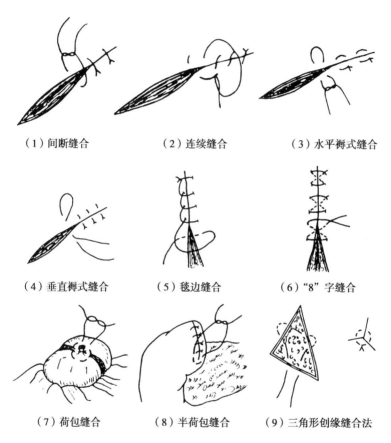

（1）间断缝合　　　　　（2）连续缝合　　　　　（3）水平褥式缝合

（4）垂直褥式缝合　　　　（5）毯边缝合　　　　　（6）"8"字缝合

（7）荷包缝合　　　　　（8）半荷包缝合　　　　（9）三角形创缘缝合法

图 3-23　几种常用的缝合方法

二、缝合程序

不管进行哪一种缝合都有几个必不可少的程序，其中包括进针、出针、结扎。现以间断缝合为例阐述缝合程序。

1. 进针　操作者用左手执镊，提起组织边缘，右手执已夹住针线的持针钳，缝合时用腕部及前臂的外旋力量转动持针钳，使缝针进入，注意进针时针体前部与被缝合组织呈垂直方向（图3-24），沿针体弧度继续推进，使针穿出组织少许。

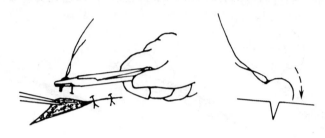

图 3-24　缝针进入

2. 出针　针体前半部穿过被缝合组织后，即可用手术镊夹住针体向外沿针体弧度方向拔针，同时持针钳夹住针体后半部协助拔针。也可于针体前半部穿透组织后，由助手用血管钳协助将缝针拔出；还可由操作者将已穿透组织的针体后半部松开，然后用持针钳夹住已穿透组织的前半部，将缝针拔出（图3-25）。

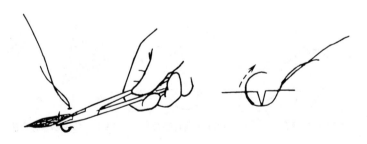

图 3-25　缝针拔出

3. 结扎　将针线拔出后，使组织创缘对合，然后进行结扎。结扎时可酌情采用单纯手结法或持钳打结法，注意两线段前后交叉，避免滑结、假结。

三、操作要求

无论对什么组织和器官进行缝合，必须按一定要求进行操作才能达到理想的缝合目的，最终使组织愈合。

1. 组织分层对合 良好的组织分层对合是达到最佳愈合的前提，尤其皮肤缝合前要建立理想的"皮下平台"，愈合后皮肤表面才能最平整，粘连最轻，瘢痕最少。瘢痕是皮肤愈合的必然产物，即便平整的瘢痕，其表面缺少正常皮肤的皮嵴及皮纹，通过光线反射呈现光亮的瘢痕视觉，因此，设法减少瘢痕面积是减轻瘢痕的最佳手段，建立理想的"皮下平台"，使皮肤在无张力下缝合是至关重要的。

2. 方法选择适当 不同的组织、不同的器官，均有不同的缝合方法，选择正确的缝合方法是做好缝合的基本条件。

3. 操作正确 注意进针、出针、缝线走行、缝合深度、缝合的外翻或内翻等操作技巧，根据不同的组织和器官符合相应的要求。

4. 针距边距适当 不同组织、不同伤口，缝合针距、边距大小也不相同，必须根据具体情况决定边距和针距的大小，并做到基本均匀一致（图 3-26），缝合过密、过稀均不利于组织愈合，在保证伤口良好闭拢的前提下，缝线愈少愈好，以减少组织异物反应。

5. 缝线选择正确 不同组织的缝合应选择不同的缝合材料，才能达到缝合严密、牢固，术后恢复满意。

6. 结扎张力适中 缝合线结扎张力过大时，即缝合绑扎过紧易

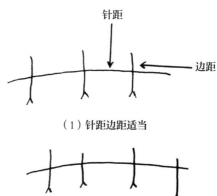

（1）针距边距适当

（2）针距边距欠均匀

图 3-26 针距边距适当

将缝合组织切割，或使绑扎组织缺血坏死，造成感染或脓肿。皮肤缝合如结扎过紧，愈合后遗留多个十字缝线瘢痕，影响美观。必须明白：组织的愈合不是靠缝线的用力绑扎，而是借助缝线暂时拉拢，使组织间产生纤维性粘连而愈合；而结扎过松，组织间隙不能闭拢，遗留死腔，又会形成血肿或血清肿，招致感染，影响愈合。

7. 美容外科缝合要点　①切口内务必彻底止血。②皮下组织分层对位缝合，建立良好的"皮下平台"，可以有效减轻切口张力，预防切口感染和术后瘢痕。③各层组织严密对合，避免死腔，但又不能有过大张力。④皮下缝合后皮肤表面切口应处于无张力对合状态。面部选用 5-0 ~ 7-0 美容针尼龙线，一般边距 2mm 左右，针距 3 ~ 4mm，尼龙线打 3 ~ 4 个结，以防滑脱。⑤注意切勿边距过近，缝针过密，以免影响血运。为了利于循环，相邻缝线边距间隔交错较好。

第六节　引流

　　引流，是将人体内积聚的脓液、血液或其他液体导流于体外或脏器内的技术。其目的主要为预防和治疗感染或分流减压。

一、引流分类

　　1. 外引流　顾名思义，是将液体引流至体外，如术后皮下引流、脓肿切开引流等，一般需借助引流完成。正确的外引流可以防止感染的发生和扩散，促进伤口愈合。但引流物又是一种异物，刺激组织使渗出液增多，延迟伤口愈合时间，无菌切口放置过久还可引起感染、粘连、瘢痕组织增生等，因此，一旦渗出停止即需要及时去除。

　　2. 内引流　是通过手术方法改道，使液体流向另外的空腔脏器以达到引流、减压的目的，如胆管囊肿内引流、脑室内引流等。内引流一般不需用引流物，而是脏器的相互敞开，然后口 - 口吻合。

二、引流物及其使用

引流物形式多样，用途各异，根据具体情况可酌情选用。一般临床较常用的有以下几种。

1. 橡皮引流条 一般用无菌橡皮手套剪制而成（图 3-27），常于术后切口内使用，通常于术后 24 ~ 48 小时拔除，拔除后适当挤压以便切口内残余液体流尽，然后放置敷料加压包扎。

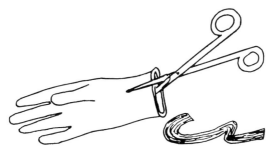

图 3-27 橡皮引流条

2. 引流管 目前最常用的引流管包括以下几种（图 3-28）：①普通引流管：用于乳腺、甲状腺、鼻部、胸腔、腹腔及盆腔术后，放入时标记深浅度，并作妥善固定，必要时接负压瓶或注射器负压源。②双套管引流管：为一个套管包含较粗吸出管及较细滴入管的复合套管，多用于腹腔手术后。吸出管可使渗出物流出，并接负压吸引装置；滴入管可进入气体，避免周围组织对引流管的贴附、堵塞，并可滴入液体或抗生素液。③ T 形引流管：多用于胆管和输尿管术后引流，根据患者情况选择大小适当的型号，将其两臂均剪至长 2cm，管口剪成斜面或将两臂剪成半环形。④蕈状引流管：用于膀胱、腹腔引流，不易被软组织和脓块堵塞。⑤水囊引流管：由排尿管和水囊管组成，用于引流膀胱内尿液。

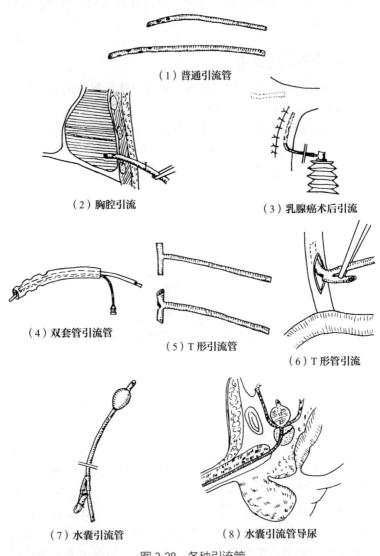

（1）普通引流管

（2）胸腔引流

（3）乳腺癌术后引流

（4）双套管引流管

（5）T形引流管

（6）T形管引流

（7）水囊引流管

（8）水囊引流管导尿

图 3-28　各种引流管

　　3. 烟卷式引流　以纱布卷外包薄乳胶橡皮制成，类似烟卷，表面光滑，可有大小不同规格（图 3-29），多用于腹腔感染术后引流，有时被分泌物堵塞，应酌情旋转或逐渐拔出。目前许多医疗单位常用橡胶引流管代替烟卷引流，但有时二者并不能互相替代。

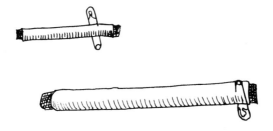

图 3-29 烟卷式引流

4. 纱布引流条 包括干纱布引流条、盐水纱布引流条、抗生素液纱布引流条、凡士林纱布引流条，其中凡士林纱布引流条最为常用。

不同的纱布引流条具有不同的用途：①干纱布引流条用于分泌物较多、感染较重的伤口，具有吸附作用。②盐水纱布引流条常用于切开的感染脓腔；若加入适量抗生素成为抗生素液纱布引流条，则用于各种严重感染性伤口。③凡士林纱布引流条多用于较新鲜、分泌物较少的肉芽创面。

关于纱布引流效果，有作者做过试验，将干纱布、盐水纱布、凡士林纱布进行引流对比，发现盐水纱布引流作用最强，干纱布次之，凡士林纱布作用最差。

5. 负压引流装置 负压封闭引流（vacuum sealing drainage，VSD）是利用专门的负压引流装置，起到闭合死腔、引流液体、改善局部循环作用的治疗方法。这种装置由 VSD 材料、半透膜、三通管及负压吸引器组成。通常用于渗出较多的表浅创面、感染创面、压疮等。需注意病灶周围皮肤应健康完整，以便贴膜固定，应用过程中注意观察引流后病灶处变化，负压不宜过大，否则将影响局部血液循环。

三、注意事项

引流用途广泛，效果良好，但如运用不当，不但起不到应有的作用，反而有可能带来感染危害，因而应注意以下事项。

1. 保持通畅 所有引流必须以通畅为原则，否则将失去引流的意义。如发现不通畅时，应设法通过挤压、旋转、冲洗、吸引或调整引流物角度，使其通畅。

2. 引流彻底 对于较深的脓腔或腹腔，应设法使引流彻底，防止渗液积聚，或形成慢性窦道。

3. 防止压迫损伤 注意引流物的术后管理，适当调整，防止引流物将周围组织、器官压迫损伤或导致坏死。

4. 位置适当 引流物应放在距引流区最近、最直的通路上，并注意不要扭曲，腹腔手术后一般不从原切口引出，而是另作切口引出体外。

5. 脓肿引流 应注意引流物填塞松紧要适度，换药间隔时间要适当。

6. 保持局部清洁 及时清除引流物周围渗出物，渗液对周围皮肤有浸渍时，可用氧化锌软膏保护皮肤。

7. 防止引流物遗留 特别注意防止引流物遗留，放置引流者应做好记录，及时调整、更换或取出。

8. 防止缝扎引流物 深部切口引流时，注意防止误将引流物与深部组织缝扎，以免取出困难。

第七节　包扎固定

---

1. 纱布胶布固定 一般小的手术或门诊手术，酌情用纱布覆盖伤口，粘贴胶布即可。

2. 敷贴 是一种特制的敷料，根据大小、厚薄不同分为不同的规格，具体根据伤口酌情选用。优点是使用方便、易粘贴、体感好、固定稳妥。

3. 棉垫加压包扎 伤口较大者，可用多层重叠的棉垫加压包扎，外用普通绷带缠绕。

4. 弹力绷带加压包扎 为了减少局部张力，防止切口裂开，或防止瘢痕增生，可酌情使用弹力绷带加压包扎；或采用弹力裤、胸带、腹带、加压弹力套。

5. 塑形 某些整形美容术后为了塑造理想外形，有时需要进行一定时间的塑形，如隆鼻术后需要将鼻孔进行支撑 2～3 个月，以便防止瘢痕增生或鼻孔不对称的发生；隆乳术后佩戴胸罩将乳房托起以便保持良好的乳房外形。

第八节　预防切口感染

预防切口感染一直是各个临床手术专业的重要命题，包括妇产科、眼科、口腔科、耳鼻咽喉科等。特别是整形美容外科，尤应重视预防切口感染，一旦切口感染，手术效果将大打折扣或者直接导致手术失败。无论手术大小，对于患者来说，都是在原疾病基础上又经受一次新的创伤，使感染的机会增加。以下措施综合应用对于预防切口感染具有极大益处。

一、充分术前准备

1. 全身准备 适当纠正或治疗慢性疾病，如贫血、营养不良、低蛋白血症、维生素缺乏症、凝血功能障碍、肝功能异常、肾功能异常、糖尿病等。

2. 局部准备 术前认真进行皮肤准备，用肥皂水清洗术区皮肤，去除污物，必要时剃除一定范围的毛发，尽量清洁局部皮肤，减少细菌数量。切口局部皮肤存在水肿、炎症、过敏者，需进行一定处理后方可手术。

3. 术前预防应用抗生素 术前应用抗生素可使抗生素提前进入全身血液循环，这样术后切口内的少量渗液内也会含有抗生素成分，能够及时发挥预防切口感染的作用。

二、微创操作

1. 锐性解剖 对组织或器官进行锐性切开、解剖、分离，可减少细胞挫伤，有利于组织愈合，所使用刀、剪要求保持锋利，以减少组织损伤。

2. 钝性分离 沿组织的自然疏松间隙进行钝性分离，损伤组织轻微，出血较少，有利于组织愈合，且可加速分离速度。

3. 科学夹持组织 术中夹持组织尽量轻巧，勿用力压榨，防止过度挤压；缝合皮肤切口使用镊子时勿夹持皮肤，仅用其发挥推挡作用。

三、妥善结扎止血

1. 严密止血 术中严密止血可避免血肿形成，因为血肿是切口感染化脓的最常见原因之一，有"血肿即是脓肿"之说。

2. 减少异物反应 止血过程中尽量避免大范围结扎，以免过多组织坏死；结扎线勿存留过多，尽量减少异物反应；电凝止血时避免组织过多炭化。

四、适当切口冲洗

1. 生理盐水冲洗 用于一般切口或轻度污染切口，可减少或去除凝血块、组织碎屑、异物存留及细菌数量。

2. 消毒液冲洗 污染较重的切口可用 0.1% 氯己定或 0.1% 新洁尔灭适当冲洗。

3. 过氧化氢冲洗 考虑有厌氧菌或腐败菌感染可能者，可用 0.1% 过氧化氢溶液冲洗伤口，再用生理盐水将过氧化氢溶液冲洗干净。

五、无张力缝合

1. 勿勉强拉拢缝合 切口两侧勉强拉拢缝合，张力过大往往造成局部血液循环瘀滞或中断，易引发切口感染。切口张力较大时应进行减张缝合，或与切口平行进行辅助切口；必要时酌情应用邻位皮瓣转移、皮片移植技术进行伤口闭合。

2. **勿缝线结扎过紧** 缝线结扎过紧可造成结扎线圈内切口边缘组织局部血液循环中断，引起组织水肿、切割、感染。

六、避免遗留死腔

1. **切口缝合严密** 切口各层组织分层缝合，且要缝合严密，疏密得当，不留死腔，以免术后形成血肿或血清肿。据观察，血肿是引起切口感染的主要原因之一。如上文所述，业内有"血肿即是脓肿"之说。

2. **适当加压包扎** 组织疏松部位需适当加压包扎，可利用厚层敷料局部堆积，或纱布垫衬托、普通绷带缠绕，也可适当应用弹力绷带，但最初几个小时需注意防止压力过大引起组织水肿。

七、正确应用引流

1. **橡皮条引流** 某些手术后估计切口内有渗血可能，切口较浅者可选用橡皮条引流，术后 24 ~ 48 小时去除。

2. **负压引流** 切口较深者可选择负压引流，注意适时去除引流装置。

八、加强术后管理

1. **休息体位** 术后适当休息，减少局部活动，可为切口愈合提供有利条件，并应适当抬高患肢，防止局部受压。

2. **包扎固定** 良好的包扎固定，有利于切口愈合。

九、及早发现及早处理

1. **乙醇湿敷** 术后发现切口红肿，可用 50% 乙醇纱布酌情湿敷。

2. **间隔拆线** 线孔红肿或缝线切割时，酌情部分拆除缝线。

第九节 预防切口瘢痕

瘢痕，是切口愈合的必然产物。换言之，没有瘢痕就没有愈合。一般来说，术后半年至 1 年局部遗留软的线状或条状瘢痕，伴色素脱失或色素沉着均属于正常现象，称为稳定性瘢痕。如果切口瘢痕长时间明显增生、突起或凹陷、面积扩大，或伴有痛痒感，则有碍美观或影响患者心理。

预防切口明显瘢痕是各个手术专业面临的重要问题之一，包括外科、妇产科、眼科、口腔科、耳鼻咽喉科等。特别是整形美容外科，尤应重视预防切口明显瘢痕。以下措施综合应用对于预防明显瘢痕具有重要意义。

一、预防感染

1. 一次性皮肤切开 一次性皮肤切开可减少组织创伤，减少细胞挫伤，有利于切口愈合。

2. 严密止血 术中严密止血，防止血肿形成，可避免血肿感染化脓。

3. 减少异物反应 手术过程中避免大范围结扎组织，防止过多组织坏死；尽量减少结扎线存留异物反应，电凝止血时避免组织过多灼伤炭化。

4. 适当切口冲洗 切口缝合时酌情选择生理盐水、消毒液或过氧化氢冲洗，可减少细菌数量、组织碎屑存留。

5. 避免遗留死腔 切口各层组织分层缝合，缝合严密，疏密得当，不留死腔，以免术后形成血肿或血清肿。组织疏松部位需适当加压包扎，一般可用厚层敷料局部堆积，或纱布垫衬托，然后用普通绷带缠绕，也可应用弹力绷带适当缠绕。但最初几个小时需注意防止压力过大引起组织水肿。

6. 正确应用引流 某些手术后估计切口内有渗血可能，切口较浅者可选用橡皮条引流，术后 24～48 小时去除；切口较深者可选择负压引流，但要注意适时去除引流装置。

7. **加强术后管理** 术后适当休息，避免局部活动，减少伤口张力，可为切口愈合提供有利条件。必要时适当抬高患肢，防止局部受压，保持良好的包扎固定，有利于切口愈合。

8. **处理感染迹象** 及时发现感染迹象，及时处理。术后发现切口红肿，可用乙醇纱布适当湿敷。出现线孔红肿或缝线切割时，酌情部分拆除缝线。

二、无张力缝合

1. **勿勉强拉拢缝合** 勿勉强拉拢缝合切口皮肤及皮下组织，避免张力过大造成局部血液循环瘀滞或中断。切口张力较大时应进行减张缝合，或与切口平行做一辅助切口，必要时酌情应用邻位皮瓣转移、皮片移植技术进行伤口闭合。

2. **勿缝线结扎过紧** 缝线结扎过紧可造成结扎组织局部血液循环中断，引起局部水肿、皮肤组织切割与感染。

三、适当加压用药

1. **尽早加压** 切口愈合后尽早局部加压，可减少局部充血。酌情选用弹力绷带、运动护膝等，加压时间 3~6 个月，或者 1 年。注意加压过程应持续进行，不能间断。终止的标准是瘢痕变软或颜色变白，进入稳定阶段。

2. **尽早使用硅胶膜片** 硅胶膜片具有防止瘢痕增生的作用，作用机制为"水合作用"，即硅胶膜片使水分蒸发减少，皮肤内水分转移至角质层，使间质内水溶性蛋白向表面扩散，流体力学压力下降，进而促进瘢痕软化。

四、生活饮食

1. **忌食刺激性食品** 术后半年内尽量不吃辛辣食物，如辣椒、生葱、生蒜等，应忌饮酒。

2. **多吃海带** 瘢痕体质患者，多吃海带有改善作用。

3. **减少局部刺激** 避免局部摩擦、揉搓，减少充血机会。

第四章
各种组织、器官的缝合

不同的组织和器官具有不同的柔韧性和软硬度，进行缝合修复时需酌情选用不同的缝合材料和缝合方法，分别介绍如下。

第一节　皮肤缝合

皮肤覆盖全身体表，绝大多数手术都需要进行皮肤缝合，皮肤缝合决定术后切口愈合效果，直接影响局部外形或功能。

【缝针选择】

一般选用三角弯针，简称角针，特点为锐利、穿透性好、省时省力。小儿皮肤较薄也可采用圆弯针。胸腹部手术皮肤缝合一般选用大弯角针，穿透力强，但损伤较大；四肢手术皮肤缝合选用中小角针，穿透力适中，损伤一般；面、颈部手术皮肤缝合选用纤细的小角针，损伤小。面部美容手术通常采用针线连为一体的针线，针体为三角形弯针或铲形弯针，连带的线为涤纶或尼龙线，规格从 1-0 至 9-0 粗细不等。

【缝线选择】

普通手术缝合皮肤多选用不可吸收的天然纤维合成的丝线，易于结扎。有人习惯应用生物材料制成的可吸收缝线，但组织反应较大，因为皮肤是机体排异能力最强的器官。一般说来，涤纶、尼龙缝线缝合组织反应最轻，天然纤维丝线反应次之，生物材料可吸收缝线反应最大。

【缝合方法】

皮肤缝合有多种方法（图 4-1），一般部位可用间断缝合法；松弛皱褶部位可用间断垂直褥式缝合法或间断水平褥式缝合法；面颈部可先做好皮下浅筋膜缝合，建立良好的"皮下平台"再进行连续皮内缝合；V 形创缘可用 V 形创缘缝合法；Y 形创缘可用 Y 形创缘缝合法；T 形创缘可用 T 形创缘缝合法；十字形创缘采用十字形创缘缝合法；较大面积皮肤移植时为了节约时间和减少创缘出血可用连续毯边缝合法；腹部或四肢手术有较大张力时可配合应用减张缝合法。

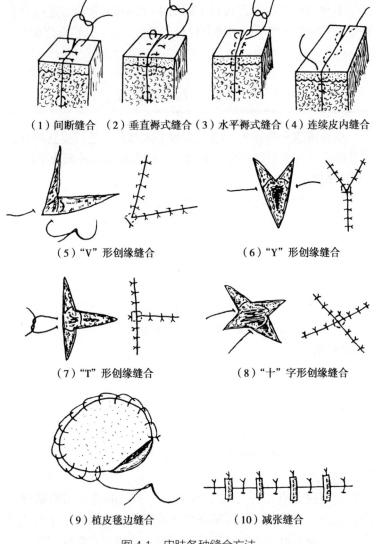

（1）间断缝合　（2）垂直褥式缝合（3）水平褥式缝合（4）连续皮内缝合

（5）"V"形创缘缝合　　　　　（6）"Y"形创缘缝合

（7）"T"形创缘缝合　　　　（8）"十"字形创缘缝合

（9）植皮毯边缝合　　　　（10）减张缝合

图 4-1　皮肤各种缝合方法

【技术要求】

1. 皮缘对合良好，并轻度外翻，略呈半圆柱状凸出丰满，避免皮缘内翻（图 4-2）。建立理想的"皮下平台"是保证皮肤无张力的关键。必要时可用手术刀于皮下深层或皮下浅层进行适当潜行水平剥离。

2. 正确掌握进针和出针方向，间断缝合断面，观缝线走行呈梯形，不应成 V 形（图 4-3）。

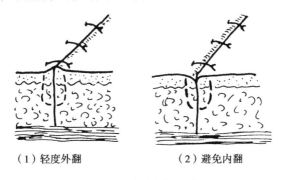

（1）轻度外翻　　　　　　　　（2）避免内翻

图 4-2　皮肤创缘对合

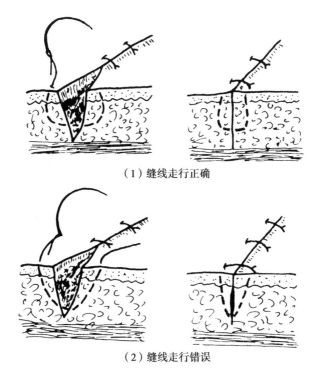

（1）缝线走行正确

（2）缝线走行错误

图 4-3　缝线走行

3. 两创缘对称，缝合深度应左右相当，防止厚薄不一（图4-4）。同时注意针距、边距适当，针距过远，对合不严密；针距过近，费时费力影响血运；边距过远，易切割遗留"十"字瘢痕；边距过近，易影响皮缘血运。

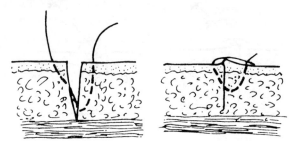

图 4-4　防止缝合组织厚薄不一

4. 结扎松紧应适度。结扎过松易遗留间隙形成积液，结扎过紧易发生缺血、切割、感染或坏死。应做到结扎后线环内被捆扎的组织尚有血液流通（图4-5）。

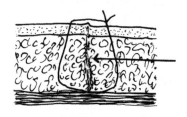
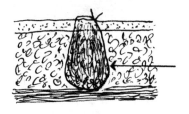

（1）结扎适当血运正常　　　　　（2）结扎过紧血运障碍

图 4-5　被捆扎组织血运

5. 皮肤缝合时一般要连带适量皮下或深筋膜组织（图4-6），如此才能感到缝挂"厚钝"，防止缝合后遗留死腔，形成血肿或血清肿（图4-7）。

6. 双侧皮缘等长时可从一端开始缝合，不等长时应分段缝合，即先将不等长创缘分若干段缝合，然后再于每段中间加针缝合，将多余皮肤均匀分布（图4-8）。

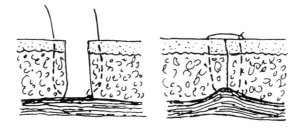

图 4-6　皮肤、皮下组织或深筋膜一次缝合

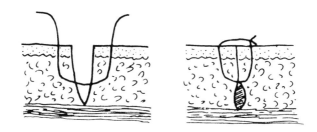

图 4-7　防止缝合后遗留死腔

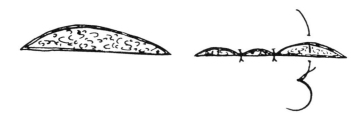

图 4-8　分段缝合

7. 一侧皮缘过多时，可先予以适当切除后再缝合（图 4-9）。

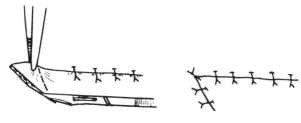

图 4-9　一侧皮缘过多的处理

8. 应保持切口无张力。切口张力较大时，为了减少感染或皮缘坏死，应适当进行减张切口（图4-10）。

9. 较厚皮肤、皮下组织缝合完毕后，纱布卷滚动，适当按压切口以排出积血（图4-11）。

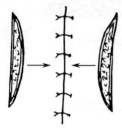
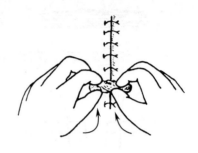

图 4-10　切口两侧减张切开　　　图 4-11　纱布卷滚动排除积血

注意，缝合深部组织时应注意夹针稳妥，防止缝针不慎掉入深部术区。任何部位皮肤缝合前皮下各层组织必须进行彻底止血，防止皮下血肿或血清肿；必要时切口皮下放置橡皮引流条，术后12～24小时去除；靠近口腔、眼部、肛门等易污染部位的皮肤切口，为了避免液体浸渍，预防感染，可完全暴露，保持局部皮肤清洁干燥，每天用70%乙醇或0.1%新洁尔灭搽洗消毒2次即可。有术者缝合完毕后习惯涂抹大量抗生素油膏以期防止切口感染，殊不知这是徒劳的，因为切口感染原因很多，局部抗生素软膏涂抹不但不能预防感染，有时还容易诱发感染，因为油膏会沿着缝线慢慢进入针孔，反而有可能引起伤口局部红肿，影响其愈合。

第二节　浅筋膜缝合

浅筋膜，又称皮下筋膜，位于真皮下作为完整的被盖覆盖全身，内含大量脂肪，因此又称皮下脂肪或皮下疏松组织。浅筋膜对深部肌肉、血管、神经有保护作用，手掌、足底部的皮下筋膜还有缓冲内、外压力的作用。人体不同部位皮下筋膜厚度各不相同，一般来说，腹部、臀部、股部皮下脂肪较厚，头面部、手足部较薄。缝合皮下浅筋膜是建立理想"皮下平台"的关键，可使皮肤切口无张力缝合，减轻术后瘢痕。

【缝针选择】

根据浅筋膜的脂肪厚度不同，选择大小适当的圆弯针。

【缝线选择】

一般选择不可吸收的、异物反应较小的细丝线或中号丝线，也可选择不可吸收的尼龙线或涤纶线，此类缝线不可吸收，基本无组织异物反应。美容外科埋线法重睑术即是使用此类缝线，临床多年实践证明，此类缝线异物反应极少。

【缝合方法】

一般采用间断缝合法，常规进针，拉拢两侧创缘，使两侧创缘密切接触，缝合前游离的或如蒂状的脂肪团块要予以剪除，以防脂肪液化。一般部位进行简单间断缝合即可。脂肪较厚又无张力的腹部切口，可采用皮肤、皮下脂肪一次性双环结缝合，结扎时先收紧缝线内环，使皮下脂肪拉拢，然后再收紧外环，最后结扎（图 4-12），术后可将该缝线全部拆除，以减少组织异物反应，但拆线时间需较普通缝合方法延迟 2～3 天。

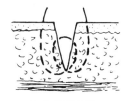 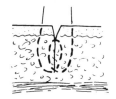 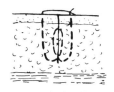

（1）缝线走行　　（2）先收紧内环结　　（3）收紧外环结扎

图 4-12　皮肤、皮下脂肪一次性双环结缝合

【技术要求】

1. 缝合皮下浅筋膜脂肪时，缝挂组织量不应太少，结扎时有明显的"厚钝"感。

2. 两侧创缘缝挂位置、深浅及组织量要力求左右对称。

3. 结扎时不宜太紧，以防组织切割、缺血、坏死、液化，尤其皮下浅筋膜内脂肪组织丰富者。

4. 缝合浅筋膜脂肪之前，宜用生理盐水冲洗伤口，清除存留的组织碎屑、纱布纤毛等。

5. 皮下筋膜脂肪较薄时，可将脂肪层及皮肤一次性缝合。

6. 面、颈部皮肤缝合时，为了使缝合后外形恢复到最佳状态，更要做好浅筋膜的缝合，才能使皮肤缝合时无任何张力。

第三节　深筋膜缝合

深筋膜，一般位于浅筋膜的深面，由致密结缔组织构成，遍布全身，形成筋膜鞘包裹肌肉；有些深筋膜深入肌群间，附着于骨，形成肌间隔。因此深筋膜位置有的位于人体深部，有的位于人体浅部。深筋膜能耐受较大张力，不易撕裂，也不易发生营养障碍，是关闭伤口时常需进行缝合的组织。

【缝针选择】

一般选用弯圆针，有时也可使用三角针进行缝合。

【缝线选择】

通常使用细丝线或中号丝线作为缝合材料，切口存在潜在感染可能者，可采用异物反应小的尼龙线或涤纶线缝合。

【缝合方法】

深筋膜通常采用单纯间断缝合，也可采用8字缝合（图4-13），一般不用连续缝合法。

【技术要求】

1. 缝合深筋膜

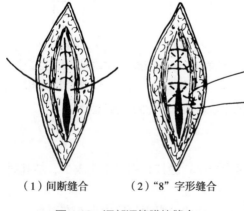

（1）间断缝合　　（2）"8"字形缝合

图4-13　深部深筋膜的缝合

时，注意缝挂组织不宜太少，结扎时应有"厚钝"感。

2. 深筋膜缝合应力求严密，防止形成肌疝或腹壁疝。

3. 缝合深部深筋膜时，注意防止缝针折断。为了预防缝针折断，较韧硬组织缝合宜选用短粗圆针。

4. 有的神经干分支走行于深筋膜表面或深筋膜下，缝合时应予以保护，防止缝挂、结扎。

第四节　肌肉缝合

解剖分离肌肉组织时，多数顺纤维方向分开，一般不需缝合，较大范围的肌肉分离时方需进行适当的简单缝合。

【缝针选择】

根据需要缝合的肌肉大小，酌情选用中号或大号弯圆针缝合。

【缝线选择】

通常选用不可吸收的细丝线缝合，有潜在感染可能时，也可选用较细的肠线或尼龙线、涤纶线缝合。

【缝合方法】

缝合时应连同筋膜一次性缝合；大块横断肌肉缝合时，可先于肌肉断端 1～2cm 处作横行缝扎或环形结扎，再纵行拉拢缝合肌肉两断端（图 4-14）。

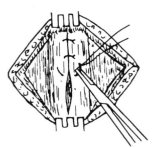
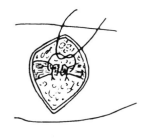

（1）肌肉、筋膜一次性缝合　　　（2）横断肌肉的缝合

图 4-14　肌肉的缝合

【技术要求】

1. 结扎缝线时不宜太紧，否则可使被缝合的肌肉组织撕裂。

2. 肌肉间血管断裂出血者，应妥善结扎止血，以免形成肌肉间血肿。

3. 大块肌肉横断缝合后，应将肢体置于肌肉松弛位，必要时作适当的石膏固定。

4. 有的神经干分支走行于深筋膜下或肌肉表面，缝合时应予以保护，防止缝挂、结扎。

第五节　肌腱缝合

肌腱完全断裂时，一般应进行仔细缝合，否则将影响或丧失该肌功能。肌腱断裂最常见于外伤，如伤口新鲜均应作早期缝合，晚期缝合常会发生肌腱挛缩，断端间有一定距离，使手术更加困难。肌腱缝合技术要求较高，缝挂组织部位适当、缝挂组织适量、结扎力度适中是保证肌腱良好愈合的关键。

【缝针选择】

通常选用两枚规格适当的直针，没有直针时可将一般弯圆针扳直后代替。

【缝线选择】

一般可使用细丝线做缝合材料，较粗的肌腱采用中号丝线缝合。

【缝合方法】

由于肌腱纤维易被纵向分离，故缝合时有其独特的方法，常用以下三种缝合方法，酌情选择。

1. **双十字缝合法**　操作简单，组织损伤轻微，适用于大多数肌腱断裂的缝合，肌腱内穿针的走行方向如图 4-15。

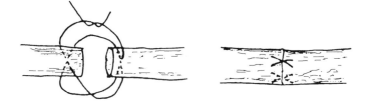

图 4-15　肌腱双"十"字缝合

2. 双 8 字缝合法　适用于较粗肌腱断裂的缝合，缝挂组织较多，牢固性较强，肌腱内穿针的走行方向如图 4-16。

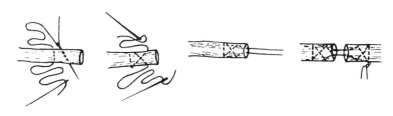

图 4-16　肌腱双"8"字缝合

3. 侧壁单纯缝合法　细小、扁平肌腱断裂时，可作侧壁单纯间断缝合，缝合时先寻找拉出肌腱两断端，用血管钳或两枚针头设法将肌腱两断端固定，再用锋利刀片切除肌腱断端少许，按图 4-17 进针，收紧缝线，然后结扎。

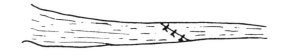

图 4-17　肌腱侧壁缝合

【技术要求】

1. 缝合肌腱时，应使肌肉处于松弛状态。

2. 收紧两断端缝线后，断端应紧密相连，不应夹有任何组织。

3. 有腱鞘或腱膜存在时应将其复位，并用细丝线适当缝合，注意腱鞘与肌腱不应缝合在一起；无腱鞘或腱膜时应用适当脂肪组织覆盖缝合处，防止粘连。

4. 缝合时动作应准确、轻柔、细致，严格无菌及无创技术操作，避免组织进一步挫伤。

5. 术后用石膏将患肢固定于肌腱松弛位置，3 周左右开始功能锻炼，锻炼力度应由小到大，由弱到强。

第六节　黏膜缝合

黏膜损伤多见于口腔和阴道，0.5cm 以下的裂口不必缝合。腹腔脏器黏膜破损时，需进行仔细缝合。

【缝针选择】

一般选用小号弯圆针，便于口腔内或阴道内操作。

【缝线选择】

通常选用细的可吸收肠线，术后不需要拆线。也可采用细丝线、尼龙线或涤纶线缝合。

【缝合方法】

口腔、颊部、上下唇裂伤时，应将皮肤、皮下组织、肌肉层、黏膜层分层缝合。一般采用间断缝合法，结扎时注意使黏膜略向外翻（翻向口腔侧或阴道内），结扎时力度适当，防止切割黏膜。有时也可采取连续缝合法，对黏膜和黏膜下层小血管断裂有止血作用。面颊部组织大块全层缺损时，可先将伤口边缘黏膜与创缘皮肤对应缝合，使创面暂时封闭（图 4-18），待伤口愈合后再作二期修复。腹腔脏器浆膜破损，可进行严密的荷包包埋或间断包埋缝合。

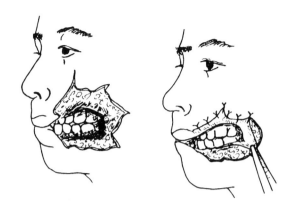

图 4-18　创缘皮肤、黏膜对应缝合

【技术要求】

1. 口腔外伤时，注意妥善消毒口腔内。术后加服灭滴灵，并用漱口水治疗。

2. 口腔内缝线可不必拆除，任其自然脱落。

3. 阴道内黏膜缝合后，应注意保持阴道内清洁，定时清洁消毒处理。术后1个月内避免性生活。

第七节　腹膜缝合

腹膜的缝合，主要指腹腔腹膜壁层的缝合，具体来说主要为腹腔前壁的腹膜，为各种开腹手术闭合腹腔时必须进行的操作步骤。

【缝针选择】

成人可选用大号或中号弯圆针，小儿选用中号或小号弯圆针。

【缝线选择】

成人一般可用中号或较粗丝线，小儿选用细丝线或中号丝线；存在潜在感染可能时，可选用0~1号铬制肠线（肠线铬制可避免过度软化）。

【缝合方法】

通常采用间断外翻缝合法，缝合后较为牢固，也有利于防止肠黏连发生；也可采用连续缝合法（图 4-19）。

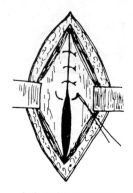 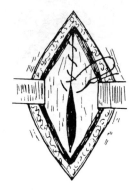

（1）腹膜间断缝合法　　　　　　（2）腹膜连续缝合法

图 4-19　腹膜缝合

【技术要求】

1. 缝合腹膜时要在良好的麻醉下进行，以便肌肉松弛，否则易将腹膜撕裂，必要时可于腹膜组织上适当增加注射 0.5% 利多卡因局部浸润麻醉。

2. 腹膜局部张力较大时可于切口上、下端分别先做几针间断缝合，然后再缝合剩余的中间部分。

3. 缝合腹膜时要严防缝住肠管或大网膜组织。

第八节　肠管缝合

肠管缝合操作技术，多用于肠管切除后再进行肠管吻合，也常用于肠穿孔、外伤性肠破裂的修复。现介绍肠管部分破裂的修补缝合术。

【缝针选择】

一般选用较细的小号或中号弯圆针。

【缝线选择】

第一层为肠壁全层缝合，可选用中号丝线；第二层为浆膜层和肌层的包埋缝合，可采用细丝线缝合。

【缝合方法】

将裂口周围边缘适当修剪或切除使其成为新鲜创面，妥善结扎止血。成人用连续全层缝合，小儿用全层间断缝合，缝合方向应与肠纵轴交叉；然后细丝线间断浆肌层包埋缝合，修补完毕用手指测试肠管口径应该通畅（图 4-20）。

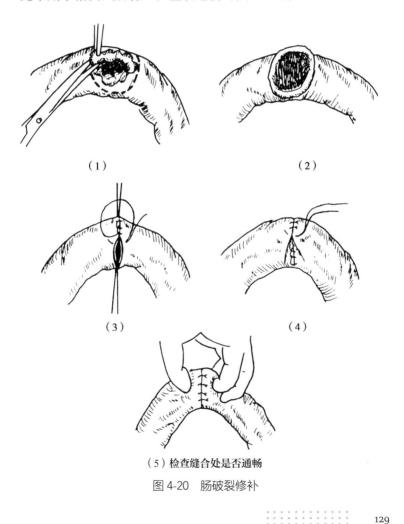

（1）　　　　　　　　　　　　　　　（2）

（3）　　　　　　　　　　　　　　　（4）

（5）检查缝合处是否通畅

图 4-20　肠破裂修补

【技术要求】

1. 缝合修补前，首先注意检查黏膜下层有无出血，如有血管破裂出血，应给予妥善止血。

2. 吻合时缝合处的边缘应有充足的组织可供缝合，注意针距、边距适当，吻合应严密，防止肠液外漏。

3. 结扎力度应适当，防止结扎过松愈合不良或结扎过紧造成组织切割、坏死。

4. 注意观察吻合口边缘血运良好，防止边缘血运不良、坏死。

第九节　膀胱缝合

膀胱的缝合，主要用于手术切开膀胱、手术误伤膀胱、外伤致膀胱破裂及自发性膀胱破裂等的修复。

【缝针选择】

一般可酌情选用中号或小号弯圆针。

【缝线选择】

膀胱内层缝合用 2-0 至 3-0 铬制肠线，临用时需将肠线用生理盐水适当浸湿；外层缝合可用细丝线间断内翻浆膜肌层包埋缝合。

【缝合方法】

短小的膀胱裂口可用铬制肠线间断缝合膀胱全层；外层再用细丝线间断内翻包埋缝合，注意仅缝挂膀胱浆膜肌层或纤维膜肌层，勿穿透膀胱黏膜（图 4-21）。较长裂口可用肠线连续毯边全层缝合以防黏膜下出血，外层再用细丝线间断内翻包埋缝合，同样注意外层缝合时仅缝挂膀胱肌层，勿穿透膀胱黏膜（图 4-22）。

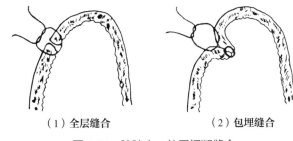

（1）全层缝合   （2）包埋缝合

图 4-21 膀胱内、外层间断缝合

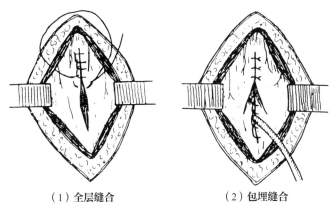

（1）全层缝合   （2）包埋缝合

图 4-22 膀胱内层连续外层间断缝合

【技术要求】

 1. 外层用细丝线间断包埋缝合，仅缝挂浆膜肌层或纤维膜肌层即可，不得穿透黏膜，以防形成结石。

 2. 缝合时注意针距、边距适当，吻合口处应严密，防止尿液膀胱外溢。

 3. 术后可于耻骨上膀胱内放置蘑菇头尿管，暂时引流尿液，由腹膜外引出。

第十节　实质脏器缝合

腹部外伤时常可遇到腹腔内实质脏器如肝、脾、肾等的损伤，如为单纯性实质脏器裂伤，可进行裂口修补缝合术。

【缝针选择】

一般选择较长、较细的弯圆针。

【缝线选择】

为了避免组织割裂，一般应选择 1 号肠线缝合。

【缝合方法】

现以肝破裂缝合为例，肝裂口较浅时清除脱落的肝组织，结扎创面出血点，1 号肠线距创缘约 1.5～2.0cm，连同肝被膜间断缝合，结扎用力不能过大，以免肝组织割裂（图 4-23），必要时于结扎线下垫，明胶海绵或大网膜后再行结扎（图 4-24）。肝裂伤较深者距创缘 1.5cm 处作平行褥式缝合，然后于褥式缝合外侧再间断缝合（图 4-25），于肝上、下间隙放置引流物。肝脏严重挫裂伤不宜直接缝合者，切除部分肝组织，再作上述缝合。

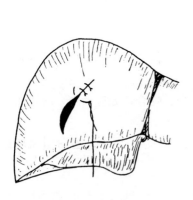

图 4-23　裂口缝合

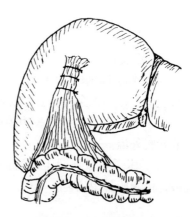

图 4-24　裂口填塞

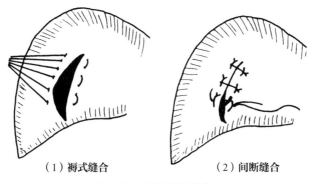

（1）褥式缝合　　　　　　　（2）间断缝合

图 4-25　较深裂口缝合

【技术要求】

1. 肝裂伤缝合之前，需仔细结扎肝断面较大出血点，以防术后继发性出血。

2. 防止感染，应彻底清除脱落的肝组织碎块。

3. 为防止术后胆瘘，术中可见的胆管要用 1 号丝线逐一结扎或缝扎。

4. 结扎时用力适当，防止结扎过紧将肝组织割裂。

第十一节　神经缝合

较粗大或较重要的周围神经损伤，特别是四肢较粗大的神经损伤时应进行神经吻合，如不缝合修复往往对肢体感觉和运动产生严重不良影响。

【针线器械选择】

一般可用 5-0 至 9-0 无损伤针线，同时选用相应的精细器械，最好在手术显微镜下或在手术放大眼镜下操作。粗大神经损伤可在肉眼直视下操作，但缝合质量不够精细。

【缝合方法】

仔细解剖剥离出神经两断端，然后进行两断端缝合。常用缝合方法为神经外膜缝合法，即仅缝合神经外膜，手术操作简单，不损伤神经。两断面不整齐者先用锐利刀片切除1～2mm，然后靠拢两断端，摆正方向，无损伤针线于相对应的两侧，先缝合2针做为标记、牵引，注意此时不可扭转移位，距断面1mm处进针，出针后对侧进针，相应处出针，再于两牵引线之间两侧各加缝2～3针，使神经束埋于神经外膜内，然后适当翻转神经，完成后侧缝合（图4-26），注意缝合要严密，保证神经索不从缝合间隙突出，最后使缝合完毕的神经位于健康组织内。

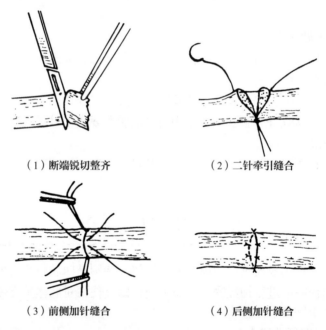

（1）断端锐切整齐　　　　　　　　（2）二针牵引缝合

（3）前侧加针缝合　　　　　　　　（4）后侧加针缝合

图4-26　神经缝合

【技术要求】

1. 神经损伤后应立即进行缝合，术后功能往往恢复较好。

2. 缝合神经时两断端应无张力。如有张力，可改变关节位置使神经无张力后再修复。

3. 手术操作时应仔细、轻柔，避免损伤神经组织。

4. 缝合不可过密，结扎不可过紧，防止狭窄影响神经再生。

5. 术后应用石膏将肢体固定于神经松弛位置。

第十二节　血管缝合

血管损伤较多见，尤其多见于四肢，也可见于手术造成的损伤，中、小血管损伤结扎后一般不致造成肢体坏死，大血管损伤如股动脉、股静脉、腘动脉、腘静脉、肱动脉和肱静脉损伤，则有可能影响肢体循环，应进行血管修补或吻合术。

【针线器械选择】

根据血管粗细酌情选择 5-0 至 9-0 无损伤针线，使用精细血管吻合器械进行操作。较大血管吻合时也可在肉眼直视下进行操作。

【缝合方法】

较粗血管破裂未离断者需进行血管裂口修补术，先压迫血管裂口进行止血，于裂口上、下方分离出血管，穿过细橡皮带并提起，阻断血流，或用血管夹夹住裂口两端，将裂口修剪整齐，剥除其附近外膜，先于裂口中间缝合 1 针，使伤口边缘靠拢，再缝合其他裂口，结扎时注意使边缘外翻（图4-27）。血管完全断裂时，应进行血管吻合术，首先剪除血管断面外膜，安装血管夹阻断血流，7-0 至 9-0 无损伤针线二定点外翻缝合，再间断外翻缝合二定点间血管壁，此为吻合口前壁；然后翻转血管夹 180°，缝合吻合口后壁（图 4-28）。

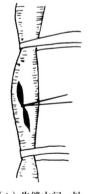 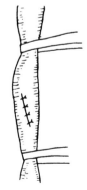

（1）先缝中间一针　　（2）加针缝合

图 4-27　血管修补

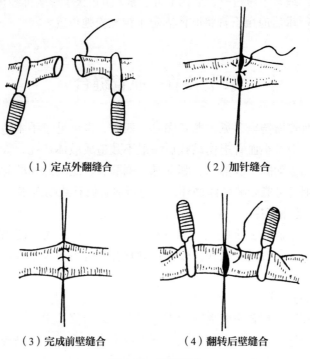

（1）定点外翻缝合　　　　　（2）加针缝合

（3）完成前壁缝合　　　　　（4）翻转后壁缝合

图 4-28　血管吻合

【技术要求】

1. 血管缝合过程中，应不断用生理盐水或肝素液冲洗血管腔，以保持管腔清晰，视野清楚，缝合准确，还可防止血栓形成。

2. 缝合血管时，应在无张力下进行操作。

3. 始终应保持吻合口边缘外翻，防止术后吻合处栓塞。

4. 必要时在术后用石膏固定肢体于一定的位置，防止吻合血管牵拉撕脱。

第十三节　整形美容手术的某些特殊要求

整形美容手术切口设计、器械针线选择、缝合技术、切口拆线等不同于其他外科专业，某些方面有一定专业特点。整形美容专业的患者绝大多数以改善外形就诊，特别看重术后外形是否美观；而其他外科专业的患者则着重把术后功能康复放在首位。

【切口设计要求】

1. **美学理念原则**　切口隐蔽，顺皮纹、皱纹，避免直线切口。

2. **安全第一原则**　尽量远离重要血管、神经，避免引起功能障碍。

3. **留有余地原则**　多余组织偏于保守切除，防止切除过多。

【器械针线选择要求】

1. **器械选择**　一般选用精细器械操作，例如精细剪刀较为锋利，组织剪切准确；精细镊夹持组织少，损伤较小；精细血管钳止血更有针对性，血管周围组织辗搓轻微。

2. **针线选择**　根据组织大小、厚薄选择适当规格的缝针、缝线。一般来说，缝合普通皮肤切口可选用 1-0 至 3-0 连体美容针线，缝合颌面部皮肤切口可用 5-0 至 6-0 连体美容针线，缝合眼睑皮肤切口可用 7-0 至 8-0 连体美容针线。

【缝合技术要求】

1. 皮肤切口不能长时间暴露在空气中，应保持一定湿度，必要时切口边缘覆盖生理盐水纱布保湿。

2. 缝合皮肤切口前需建立良好的"皮下平台"，使皮肤缝合后毫无张力，但应尽量减少皮下组织缝线遗留。

3. 保持术区清晰，妥善止血，充分利用点状电凝，禁止片状电凝，预防血肿形成。

4. 确实做到切口皮肤无张力、皮下无死腔、创面无残留、对合无不良、结扎无过紧。

5. 垂直进针，分层对齐，缝合后切口边缘微外翻、轻度凸起，防止切口皮缘内陷。

【包扎固定塑形要求】

1. 术毕进行包扎固定，对减轻局部水肿、预防感染、保证术后外形均有重要作用。

2. 某些手术尽管切口愈合良好，为了保证手术效果、防止瘢痕增生、局部变形等，仍需进行 2～3 个月的加压包扎、穿弹力服、支具支撑等塑形。

【切口拆线要求】

1. **正常拆线时间** 一般颌面部 4～6 天，躯干 7～8 天，四肢 7～9 天。

2. **提前拆线** 术后切口出现红、肿、热、痛，有感染迹象或已感染者，宜提前拆线，并作其他相应处理。

3. **延迟拆线** 贫血、消瘦、水肿较重、易活动部位、咳嗽频繁、老年人等，宜延迟 1～3 天拆线。

第五章

骨折固定

第一节　小夹板骨折固定

小夹板固定在骨折固定中占有重要地位，由于操作简单、取材方便等优点，这一历史悠久的传统技术目前仍被广泛使用，特别是在基层医疗单位仍发挥着重要作用。小夹板固定主要用于四肢骨折，使骨折得到可靠固定，未被固定的关节可及早活动促进骨折部位血液循环，这种动、静结合使骨折愈合快、后遗症少，患者较舒服，费用低，因而深受医患欢迎。

一、夹板类型

小夹板可用木板、竹片制作，木板中以柳木最好，椴木次之，榆木尚可，杨木最差。厚度约为 3mm，四边刨光，棱角修圆，肢体面衬以毡垫，外包纱套。酌情选用规格不同的夹板：①肱骨骨折用小夹板，一号夹板在外侧，二号夹板在前侧，三号夹板在后侧，四号夹板在内侧；②尺桡骨骨折用小夹板，一号夹板在背侧，二号夹板在掌侧，三号夹板在尺侧，四号夹板在桡侧；③桡骨远端骨折用小夹板，一号夹板在背侧，二号夹板在掌侧，三号夹板在桡侧，四号夹板在尺侧；④股骨骨折用小夹板，一号夹板在外侧，二号夹板在内侧，三号夹板在后侧，四号夹板在前侧；⑤胫腓骨骨折用小夹板，一号夹板在后侧，二号夹板在外侧，三号夹板在内侧，四、五号夹板在前侧（胫骨的两侧）；⑥踝部骨折用小夹板，骨折分为内翻和外翻两种：内翻骨折，一号夹板在内侧，二号夹板在外侧；外翻骨折，一号夹板在外侧，二号夹板在内侧。压力垫是用多层软纸或棉纸叠成不同形状的垫子，用于纠正骨折移位或维持已复位骨折的对位。

二、适应证

1. 四肢软组织较少的闭合性骨折，如上肢、小腿等处骨折，包括肱骨骨折、尺桡骨骨折、股骨骨折、胫腓骨骨折和踝部骨折等。

2. 也可用于骨折切开复位内固定术后的辅助外固定。

三、术前准备

1. 适当清洁局部皮肤。

2. 备好形状、型号、大小适当的夹板，确定所需固定的范围，一般应包括一个关节。同时需备好必要的棉垫、外用绷带、胶布、加压垫、分骨垫（图5-1）等物品。不同的加压垫、分骨垫等可用吸附性好的毛头纸折叠而成。

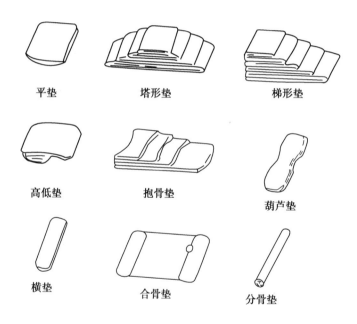

平垫   塔形垫   梯形垫

高低垫   抱骨垫

葫芦垫

横垫   合骨垫   分骨垫

图 5-1　各种加压垫、分骨垫

四、操作步骤

1. **骨折复位**　以前臂骨折为例，如为裂纹或青枝骨折，直接进行夹板固定即可。如为完全骨折伴有骨折移位，应在适当的局部麻醉下，根据不同骨折部位、类型，使用不同的手法，使骨折两断端复位（图5-2～图5-5）。

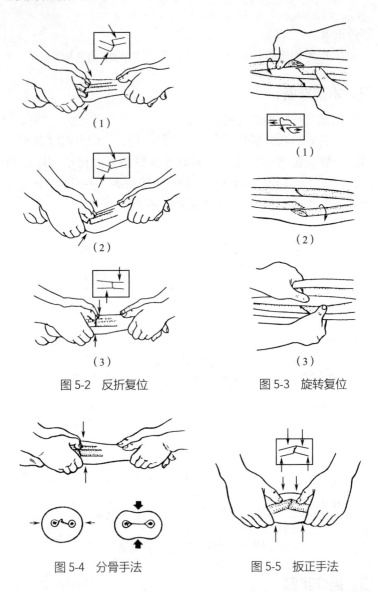

图 5-2　反折复位　　　　　　图 5-3　旋转复位

图 5-4　分骨手法　　　　　　图 5-5　扳正手法

　　2. **夹板固定**　先在需要固定的部位包一层薄棉垫，外用绷带适当缠绕，将选择好的加压垫准确地放置在肢体的适当部位，并根据需要安放分骨垫，胶布固定在肢体上，然后依次妥当地安放好4块夹板，由助手双手托扶固定，用4条布带捆绑，先捆中间两道，再捆近端一道和远端一道，检查布带的松紧度，以布带可横向移动 1cm 为标准，最后再将固定的肢体悬吊于胸前（图 5-6）。

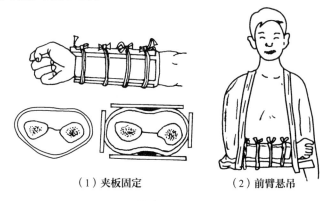

（1）夹板固定　　　　　　　（2）前臂悬吊

图 5-6　前臂骨折小夹板固定

由于骨折位置不同，选择夹板大小及安放夹板的位置也不相同，例如小腿上 1/3、中 1/3、下 1/3 骨折固定范围均有所不同（图 5-7）。

夹板固定后可进行 X 线透视或摄片检查；若对位不理想，应重新进行骨折复位、固定。

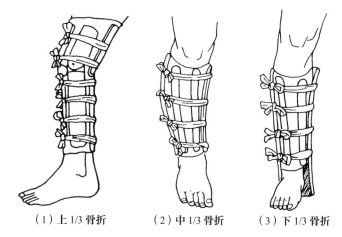

（1）上 1/3 骨折　　　（2）中 1/3 骨折　　　（3）下 1/3 骨折

图 5-7　小腿不同位置骨折小夹板固定

五、注意事项

1. 小夹板骨折固定前需进行理想的骨折手法复位，固定后第1~2周内每周进行透视或摄片检查1~2次，如发现骨折移位，应及时进行纠正，3周后如骨折对位良好，即可减少复查次数。

2. 复位固定后应抬高患肢，密切观察患肢血运情况，如肢体颜色发紫、变凉、肿胀严重、剧烈疼痛，说明绑扎固定过紧，应及时调整绑扎夹板的松紧度，如调整绑扎松紧度后仍未缓解，应注意有无骨筋膜室综合征发生。

3. 复位固定后的开始3~4天，肢体可能会继续肿胀，需每天放松布带1次，保持1cm的活动度。此后肢体肿胀逐渐消退，每天亦应将布带扎紧1次，直到2周后肿胀消退为止。

4. 早期练习手指、足趾活动，肢体肿胀消退后可练习邻近关节活动。一般4~5周后解除夹板固定，随之逐渐进行整个肢体的功能锻炼。

第二节　石膏骨折固定

一、适应证

1. 四肢闭合性骨折，尤其适用于各种无明显移位的骨折。

2. 也可作为骨折切开复位内固定术后的辅助外固定。

3. 其他疾病，如骨关节急慢性炎症的固定、骨关节肌腱等矫形术后固定、肢体巨大创伤等。

二、禁忌证

1. 全身情况差，尤其是心肺功能不全的老年患者。

2. 伤口疑有厌氧菌感染的患者。

3. 孕妇。

4. 进行性腹水做胸腹部包扎的患者。

5. 新生儿、婴幼儿不宜长期石膏固定。

三、术前准备

1. 备好规格适当的石膏绷带、薄棉垫、普通绷带等物品。

2. 将患侧肢体皮肤清洗干净，有伤口者应妥善包扎，不要用绷带环形缠绕，以免肢体肿胀引起循环障碍。

四、操作步骤

1. **制作石膏条**　用于石膏夹板或石膏托固定，根据需固定的肢体，把石膏绷带折叠成一定长度，上肢重叠 10～12 层，下肢重叠 12～16 层，宽度以包围肢体周径 2/3 为宜，制成石膏条（图 5-8）。

2. **石膏浸泡**　将已制作好的石膏条或石膏绷带从两头叠向中间，然后平放于盛有 40～45℃温水的盆或桶内浸泡，吸水后放出气泡，2～3 分钟后不再冒泡时，说明石膏已完全被水浸透（图 5-8）。双手握石膏绷带卷两端缓缓与水面平行取出，两手向石膏绷带卷中央轻轻对挤，挤出多余水分，不可用双手拧石膏卷，以免石膏浆流失过多，影响固定效果。

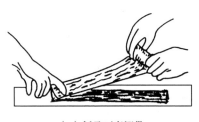
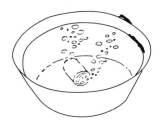

（1）折叠石膏绷带　　　　　　（2）温水浸泡

图 5-8　制作石膏条

3. **石膏固定**　先进行骨折复位，然后石膏固定。根据需要采用石膏管型固定，也可采用石膏夹板或石膏托固定。石膏固定前被固定的肢体上先缠裹上适当的薄棉垫，以保护肢体皮肤。

（1）石膏管型固定：取出石膏绷带，挤出多余水分（图

5-9），由肢体近端向远端环形或螺旋形缠绕，后一层盖住前一层 1/3 ~ 2/3，由于肢体粗细不等，缠绕时应将松弛部分向肢体后方折叠，随时以手掌抹平，注意绷带不可翻转（图 5-10）。石膏层的厚度以不使石膏断裂为原则，一般为 10 ~ 16 层，关节及石膏上下边缘处可适当加厚。最后石膏表面用石膏糊或湿纱布反复涂抹，使其平坦美观。

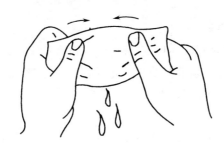

图 5-9　挤出多余水分

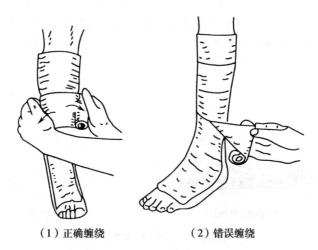

（1）正确缠绕　　　　（2）错误缠绕

图 5-10　石膏绷带缠绕

　　临床上通常需要根据患者骨折部位的不同，制作各种长短不同的石膏管型，有的需要制作跨越关节的石膏管型，有的则需要制成类似 U 形的石膏管型（图 5-11）。

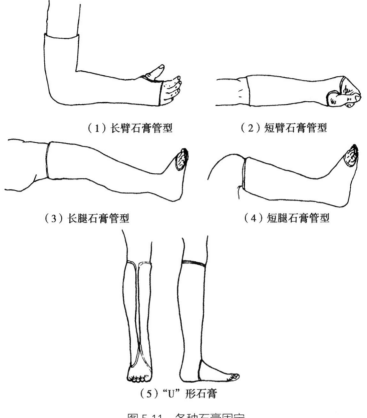

（1）长臂石膏管型　　　　　（2）短臂石膏管型

（3）长腿石膏管型　　　　　（4）短腿石膏管型

（5）"U"形石膏

图 5-11　各种石膏固定

（2）石膏托或夹板固定：把浸泡后的石膏条挤干水分、涂抹平整，置于所要固定的肢体上，使其完全符合肢体外形，然后用普通绷带包扎即可。

五、注意事项

1. 石膏固定后等待 15 ~ 30 分钟硬化，硬化后才能搬动肢体或修整石膏毛糙部分。石膏硬化后应对石膏边缘予以适当修整，使其整齐光滑。

2. 用笔在硬化的石膏上标明固定日期及骨折部位和类型。

3. 适当抬高患肢，保持石膏干燥，避免挤压、触碰。

4. 注意肢体远端有无肿胀、青紫、麻木、疼痛等。因石膏太紧所致者，需把石膏管型前正中全长剪开，包括衬垫也应彻底剪开，直到看见皮肤为止，必要时重新石膏固定。石膏管型固定 2 ~ 3 周后肢体消肿，可能相对松动，应及时更换石膏。石膏夹板或石膏托固定者，可适当调整结扎带。

5. 骨突起部位如有疼痛，可局部开窗，先用铅笔画出范围，然后用石膏刀、石膏剪或石膏锯沿铅笔线切入，边切边将切开的石膏向上提拉，以便于切削。石膏开窗后，可能会影响其固定强度。石膏窗口可用棉垫或其他衬垫填塞，外面可把开窗之石膏盖回原处，外用绷带缠绕，以防局部软组织肿胀。

6. 修剪或拆除石膏时，有专用工具可供选用（图 5-12）。

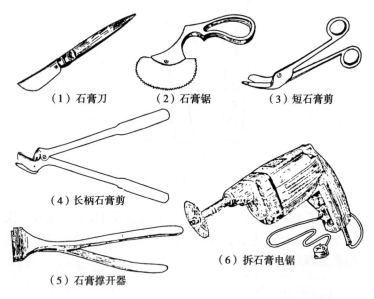

（1）石膏刀　　　　（2）石膏锯　　　　（3）短石膏剪

（4）长柄石膏剪

（6）拆石膏电锯

（5）石膏撑开器

图 5-12　石膏修剪、拆除工具

六、并发症

1. **骨筋膜室综合征**　石膏固定后，石膏与肢体间腔隙容量有限且无弛张余地，因此包扎过紧或肢体进行性肿胀，可造成骨筋膜室内压力增高，导致肌肉缺血、坏死，或缺血性肌挛缩。

2. 压疮 石膏绷带包扎压力不均匀，石膏凹凸不平或关节塑形不好、石膏内衬物不平整等，都可使石膏内壁对肢体某部位造成固定的压迫，进而形成压疮。

3. 失用性骨质疏松、关节僵硬、肌肉萎缩 大型石膏固定范围较大，固定时间较长，即使进行适当的功能锻炼，也难以避免发生失用性骨质疏松。大量钙盐从骨骼中逸出并进入血液，并从肾排出，不仅不利于骨的修复和骨折愈合，且容易造成泌尿系结石。肢体经长期固定，关节内外组织发生纤维粘连，同时关节囊和关节周围肌肉挛缩，可造成关节活动不同程度的障碍。

4. 化脓性皮炎 因固定部位皮肤不洁，有擦伤或软组织挫伤，或因局部压迫出现水疱破溃后形成化脓性皮炎。因此石膏固定前应先清洗皮肤，有伤口的肢体先换药后再用石膏固定，然后开窗。

5. 过敏性皮炎 极少患者对石膏会出现过敏性皮炎，瘙痒、水疱或更严重的过敏反应，此时应去除石膏。

第三节　骨折内固定术

骨折内固定术，指切开骨折处软组织显露骨折断端，直视下使骨折复位，然后使用对人体无不良反应的金属内固定器材，将骨折断端予以固定，是目前最常用的骨折固定方法之一。良好的内固定既可保证骨折愈合，又可早期进行肢体功能锻炼、减少肌肉萎缩、关节强直、骨质疏松等并发症的发生。但手术需切开局部，加重软组织损伤，增添感染机会，并需二次手术取出固定器材，增加医疗费用为其不足。

一、适应证

1. 骨折断端间有软组织嵌入。

2. 手法复位固定失败或手法难以复位的骨折。

3. 关节内移位骨折、并发血管损伤及一骨多段骨折等。

4. 老年人股骨颈骨折，外固定效果差，并发症多，内固定可促进骨折愈合，提高愈合率，减少病死率。

5. 按计划切骨矫正畸形后，需行内固定，以保持矫正后的良好位置。

6. 污染轻的 8～12 小时以内的开放性骨折，彻底清创和复位后可行内固定术，但以简单的内固定物为宜（如螺钉、钢针、钢丝、小型钢板等）。

二、禁忌证

1. 粉碎性骨折内固定不能有效地保持复位，且手术可能损害骨折块血运，一般不做切开复位、内固定。

2. 开放性骨折超过 12 小时，或虽在 12 小时以内，但污染较严重者。

3. 骨折区有急性感染者。

三、术前准备

备好规格适当的骨折内固定器材，如不锈钢丝、克氏针、斯氏针、螺丝钉、钢板、髓内针等。

四、方法简介

1. **钢丝固定**　一般用于斜行骨折和螺旋形骨折，且骨折线至少应是骨干直径的 2 倍。钢丝固定因其稳定作用较差，现已较少单独用。应用时注意单纯用钢丝环绕固定至少应有两道钢丝，两者相距不应少于 1cm；拧紧钢丝时两股钢丝相互缠绕并拉紧，勿使一股绕于另一股上；环绕钢丝处的骨干上最好做一小槽，以防钢丝滑脱（图 5-13）。

2. **克氏针、斯氏针固定**　通常可借助于微型电动钻将克氏针或斯氏针拧入。克氏针、斯氏针多用于短小的管状骨折的固定。细克氏针常用于手部骨折固定，如指骨骨折和掌骨骨折的固定（图 5-14）；三根斯氏针可用于股骨颈骨折的固定（图 5-15）。另外，克氏针、斯氏针也可用于某些骨折的髓内固定，如尺骨骨折、桡骨骨折、锁骨骨折等，但固定后稳定性较差。

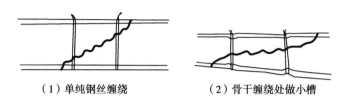

（1）单纯钢丝缠绕　　　　（2）骨干缠绕处做小槽

图 5-13　骨折钢丝缠绕固定

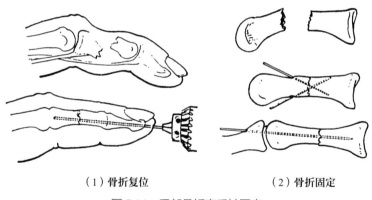

（1）骨折复位　　　　　　　　　（2）骨折固定

图 5-14　手部骨折克氏针固定

3. 螺丝钉固定　螺丝钉可单独用于固定骨折，也可配合钢板一起使用。目前临床较多使用 AO 螺丝钉，它有三种类型：松质骨螺丝钉、皮质骨螺丝钉和踝螺丝钉。

（1）松质骨螺丝钉：用于骨的干骺端骨折，螺纹宽大，可抓持较多的松质骨，分为全螺纹和部分螺纹两种（图 5-16）。前者用于在干骺端固定钢板，后者用于干骺端的加压固定，其螺纹长度有 16mm 和 32mm 两种。骨折复位后先用克氏针暂时固定，然后在导钻保护下用 3.2mm 钻头钻孔，测量骨孔长度，选择适当长度的螺丝钉后拧入（图 5-17）。骨质较软处也可直接拧入。

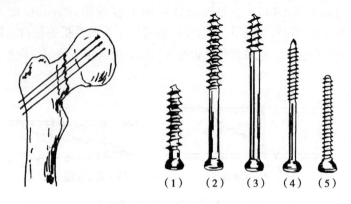

图 5-15　股骨颈骨折斯氏针固定　　　图 5-16　各种 AO 螺丝钉

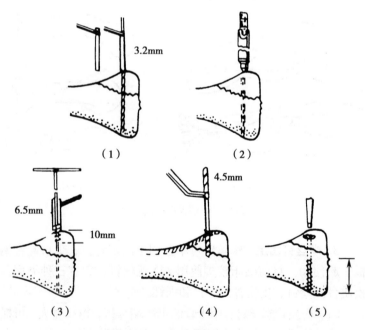

图 5-17　松质骨螺丝钉固定

（2）皮质骨螺丝钉：为全长螺纹，可单独作为拉力螺丝钉使用，也可用于固定钢板。股骨、肱骨、胫骨常用 4.5mm 直径的螺丝钉，尺骨、桡骨、腓骨常用 3.5mm 直径的螺丝钉。现以

4.5mm 拉力螺丝钉为例：先在近侧骨皮质用 4.5mm 钻头钻孔，称为滑动孔；骨折复位后用持骨器固定，用内径 3.2mm 导钻插入滑动孔，再用 3.2mm 钻头在对侧骨皮质钻孔，退出导钻和钻头，测量所需螺丝钉长度，用 4.5mm 直径丝锥在对侧攻丝，此孔称为螺纹孔，最后拧入适当长度的螺丝钉，由于滑动孔可以滑动，所以拧紧时可以加压（图 5-18）。

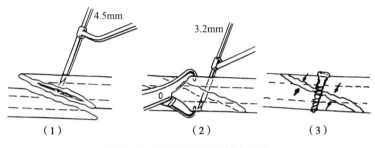

图 5-18　皮质骨螺丝钉拉力固定

（3）踝螺丝钉：为部分螺纹，其尖端为三角棱形，可自行在松质骨中开道，用于内踝骨折固定（图 5-19）。

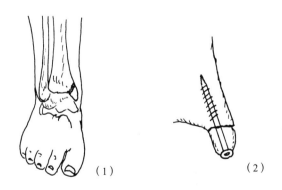

图 5-19　踝螺丝固定内踝骨折

4. 钢板固定　有大小、形状不同的钢板（图 5-20），根据需要酌情选用。先进行钻孔，再进行钢板、螺丝钉固定（图 5-21）。

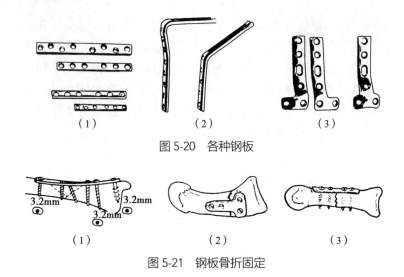

（1）　　　　　（2）　　　　　（3）

图 5-20　各种钢板

（1）　　　　　（2）　　　　　（3）

图 5-21　钢板骨折固定

5. 髓内针固定　髓内针固定是治疗四肢长骨骨折的常用方法。固定较为牢固，固定后可以不再用外固定，较少发生移位，术后可早期开始功能锻炼。常用的髓内针有梅花形针、V形针，近些年来较多使用的是锁定髓内针（图 5-22）。

通常使用的手术方法为闭式插针法，不用大范围切开皮肤软组织，只是在 X 线透视下闭式整复骨折，骨干一端远离骨折处小切口插入髓内针，此方法对骨折端软组织损伤小，有利于骨折愈合。也可用切开插针法，即逆行切开显露骨折处，直视下将髓内针逆行插入一端骨髓腔，从另一端穿出皮肤，骨折复位后再从皮肤外露端逆行打回髓内针，将骨折两端固定。在锁骨和尺桡骨骨折时也可选用克氏针或斯氏针进行髓内固定，因固定后稳定性不够应再给予适当外固定保护。

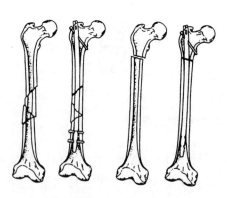

图 5-22　锁定髓内针固定股骨干骨折

第六章

常用局部麻醉技术

第一节　局部麻醉概述

一、概念

　　麻醉作用只限于躯体某一局部的麻醉方法，称为局部麻醉，简称局麻。外科临床工作中最常用的局部麻醉方法包括：0.5% 利多卡因局部浸润麻醉、区域阻滞麻醉和神经阻滞麻醉三种。

二、意义

　　局部麻醉简便易行，安全性大，并发症少，对患者生理功能影响也较小，除过敏体质、年龄因素外很少有禁忌证，特别适用于浅表手术和门诊手术，也适用于年老体弱、危重、饱食后患者，或合并糖尿病、肝肾功能不全者，是临床上最常使用的麻醉方法。局部麻醉经济实用，尤其适用于各级基层医疗机构。目前我国广泛开展的美容外科手术和皮肤外科手术，绝大多数是在局部麻醉下完成的，局部麻醉后麻醉本身基本没有特殊处理。

三、操作

　　浅表手术局部麻醉通常由术者完成，作为一个外科医师，熟练掌握局部麻醉技术非常重要，只有在良好的局部麻醉的前提下，医师才能从容、高质量地完成手术。很难相信，在麻醉不充分、患者疼痛的情况下医师还可以做出漂亮的手术。而且，让患者在疼痛中接受手术也是残忍的、不人道的行为。一个外科医师的局部麻醉技术往往可以反映其医疗水平。

　　局部麻醉虽然简便易行，但真正熟练掌握这一技术，并获得良好、充分的麻醉效果并非易事，因为它不同于一般的局部注射。实践证明，每一个外科医师必须熟练掌握这一基本操作，工作中才能得心应手，初涉外科工作的医师尤其如此。

1. 麻醉方法适当 根据病变部位、性质、范围，选择适当的麻醉方法。一般部位选用 0.5% 利多卡因局部浸润麻醉；手指、手掌、足趾、足掌、耳部、阴茎选用神经阻滞麻醉；某些特殊部位如乳房、头皮、肛门则可选用区域阻滞麻醉。

2. 浓度剂量正确 局部麻醉方法不同，配制的麻药浓度也不相同，严格掌握麻药剂量，切勿超过极量，以防麻药中毒。原则上采用最低有效浓度，特别是 0.5% 利多卡因局部浸润麻醉和区域阻滞麻醉时，因其用量较大，尤应注意。必须将原液予以适当稀释后方可使用，即使总量应用较少，也不能注射原液。

3. 掌握注射要领 不同的局部麻醉方法需掌握不同的注射要领，要领如下。

（1）局部浸润麻醉要领：采用"一针技术"，即整个局部麻醉过程中除第一针感到疼痛外，以后再注射麻药不应有疼痛感。这就要求首次注药后耐心等待 2～4 分钟，出现麻醉作用后再经已产生麻醉的边缘进针，并按解剖层次逐层深入，由近及远，步步为营，环环相扣，直至整个手术区域注药完全。也可首先浸润注射表浅组织，切开皮肤、皮下组织后再注射深层组织。

（2）区域阻滞麻醉要领：也应采用"一针技术"，于病灶四周和基底部组织均匀注入麻药，形成一个麻药包围圈，使圈内组织失去知觉。

（3）神经阻滞麻醉要领：同样运用"一针技术"，将麻药准确注入神经干附近（非神经干），使该神经所属区域产生麻醉。

4. 麻醉前用药 麻药用量较大时（任何情况下不能超过极量），局部麻醉前适当口服或肌注苯巴比妥类药物，可预防和减少麻药的毒性反应。一般于术前 30 分钟成人给予苯巴比妥钠 100mg，肌内注射或口服，儿童及年老体弱者酌减。

5. 减缓麻药吸收 麻药中加入适量肾上腺素可使局部血管收缩减少出血，减缓麻药吸收速度延长麻醉作用，减少麻药中毒反应。通常加入肾上腺素浓度（即质量浓度）为 1∶20 万。配置方法：20ml 麻药，加入 0.1% 肾上腺素 0.1ml，即为 1∶20 万浓度。

当需要麻药量较少时，各医院加入肾上腺素方法不同，误差较大。通常 10ml 麻药用滴管加入 0.1% 肾上腺 1 滴即可，用注射针头需加入 2～3 滴。

注意：原有心脏病、高血压、甲状腺功能亢进症的患者，麻药中不宜加入肾上腺素，可适当加入麻黄碱（麻黄素）。

6. 注药前回抽 每次推注麻药前必须回抽针栓，证实无回血、无气体、无其他液体后方可注药。养成这一习惯可避免麻药中毒或出现其他意外。

7. 避开病灶 病变为脓肿或肿瘤时，严禁将麻药直接注入病灶处，以防止炎症扩散或肿瘤转移。脓肿切开引流或肿瘤切除手术时，最好采用神经阻滞麻醉或区域阻滞麻醉，尽量不用局部浸润麻醉。

8. 皮肤过敏试验 普鲁卡因用药前须做皮肤过敏试验。其他麻药使用前也须询问有关用药史。

9. 其他 局部麻醉前通常允许患者适当饮食，以保证能量、体液充足，预防晕厥。手术时间较长者术中可适当饮水或开放静脉适当输液；术前做好排尿准备及术中尿液处理。

四、麻药注射疼痛评分

了解患者对注射麻药的疼痛耐受能力和痛苦程度，作者将注射疼痛分为 5 分：注射时无疼痛为 1 分；轻度疼痛为 2 分；疼痛可忍为 3 分；疼痛难忍为 4 分；疼痛明显为 5 分。在注射麻药过程中，患者可根据自己的感受随时向医师告知感受分数，以便医师及时调节注射速度。

五、常用麻药

必须了解麻药的药理作用、维持时间、毒性作用，尤其须掌握好麻药浓度及其安全剂量。

一般说来，0.5% 利多卡因局部浸润麻醉和区域阻滞麻醉用药量较大，应选用毒性小、浓度低的药物；神经阻滞麻醉应选用渗透性好、浓度较高、作用时间较长的药物。

目前最常用的四种麻醉药为：普鲁卡因、利多卡因、布比卡因和罗哌卡因，其麻醉效力、维持时间、毒性作用、常用浓度各不相同。

（1）普鲁卡因：短效酯类局部麻醉药，起效时间 1~2 分钟，持续时间 30~40 分钟。加入肾上腺素可使麻醉作用延长。0.25%~0.50% 用于局部浸润麻醉，每次用量 0.5~1.0g；1%~2% 用于神经传导阻滞，每次用量不超过 1g。

不良反应：用量过大或误入血管可引起脉搏快、颜面潮红、谵妄、兴奋、惊厥、呼吸困难。

注意事项：有过敏可能，用前须做皮肤过敏试验。心血管功能不全、房室传导阻滞、休克患者慎用；高血压、甲状腺功能亢进症、心律失常患者，药液中禁止加入肾上腺素。

（2）利多卡因：中效酰胺类局部麻醉药，起效时间 2~4 分钟，持续时间 60~90 分钟。加入肾上腺素可使麻醉作用延长。0.25%~0.50% 用于局部浸润麻醉，每小时用量不超过 0.4g；1%~2% 用于神经传导阻滞，每次用量不超过 0.4g；2%~4% 用于局部表面麻醉，喷雾或贴敷，每次不超过 0.1g。

不良反应：用量大或误入血管可发生毒性反应，引起抑制和兴奋双相性，如血压降低、苍白、恶心、呕吐、呼吸困难、心搏骤停；或嗜睡、头疼、视力模糊、感觉异常、抽动、惊厥、昏迷等。

注意事项：注药速度宜缓慢，从小剂量开始，无特殊才能给予常用量或足量。肝功能不全者慎用，房室传导阻滞、癫痫大发作史、本品过敏史、休克者禁用。

（3）布比卡因：长效酰胺类局部麻醉药，起效时间 4~10 分钟，持续时间 90~180 分钟。0.125%~0.250% 用于局部浸润麻醉，安全剂量 150mg，极量每次 200mg；0.25%~0.50% 用于神经传导阻滞，安全剂量 150mg，极量为每次 200mg。

不良反应：逾量或误入血管可发生严重毒性反应，循环障碍与惊厥往往同时发生，一旦心脏停搏，恢复困难。可有精神兴奋、血压下降、抽动、心动过缓、呼吸抑制、恶心、呕吐等。

注意事项：孕妇及 12 岁以下儿童慎用；肝肾功能严重不全、低蛋白血症、麻药过敏者禁用。

（4）罗哌卡因：为长效酰胺类局部麻醉药，起效时间 10 ~ 15 分钟，持续时间 120 ~ 360 分钟。浓度 7.5mg/ml 的罗哌卡因用于局部浸润麻醉，总剂量 225mg。

不良反应：恶心、呕吐、低血压、心动过缓、心动过速、眩晕、头痛、感觉异常、尿潴留、晕厥、过敏性休克等。逾量或误入血管可发生惊厥、意识障碍、心律失常等。

注意事项：孕妇用药经验有限，12 岁以下儿童不建议使用。

第二节　表面麻醉

使用穿透力较强的麻药直接涂于皮肤、黏膜表面，产生表浅麻醉作用。常用复方利多卡因乳膏，每克含有利多卡因 25mg、丙胺卡因 25mg，多用于穿刺及普通外科、美容外科、皮肤外科的浅层手术。经黏膜部位的手术常用 1% ~ 2% 丁卡因和 2% ~ 4% 利多卡因溶液制剂，多用于眼、鼻、咽喉、气管、尿道黏膜浅表手术及内镜检查前局部黏膜麻醉。

一、常用药物

1. **复方利多卡因乳膏**　主要成分为利多卡因、丙胺卡因，制剂为白色乳膏，可用于经皮肤穿刺术前、皮肤浅表手术前、置入导管前、生殖器黏膜等简易手术麻醉。

有时可结合局部浸润注射麻醉，先于术区皮肤切口处涂抹复方利多卡因乳膏，1 ~ 5 小时后该区皮肤浅表部位发生麻醉，再于表面麻醉区皮肤酌情浸润注射其他麻药，这样既可达到注射麻药时无疼痛，麻醉效果也较充分。

2. **丁卡因、利多卡因**　制剂为 1% ~ 2% 的丁卡因和 2% ~ 4% 的利多卡因溶液，多可用于眼、鼻、咽喉、气管、尿道等的浅表黏膜部位手术及内镜检查前的麻醉。

二、使用方法

1. **复方利多卡因乳膏** 在皮肤表面涂抹厚度 2～3mm，大约 1.5g/10cm^2，覆盖上薄的塑料膜，停留至少 1 小时，最长 5 小时；用于生殖器黏膜麻醉不需要覆盖塑料膜，停留 10 分钟即可开始手术。

2. **1%～2% 丁卡因、2%～4% 利多卡因** 用于黏膜麻醉，眼部为滴入法，鼻腔为涂敷法，咽喉气管为喷雾法，尿道为灌入法。根据病变部位、范围大小酌情用药或间断多次使用。

第三节　局部浸润麻醉

局部浸润麻醉，指把麻药直接注入手术区域，使该区域神经末梢麻醉，是最常用的、效果确切的局部麻醉技术，多用于体表手术、门诊手术。尤其目前广泛流行的美容外科手术、皮肤外科手术，0.25%～0.50% 的利多卡因局部浸润麻醉为首选。

做好局部浸润麻醉的关键有三："一针技术"、匍匐注射、步步扩展。

1. **浓度与用量** 常用 0.25%～0.50% 的利多卡因，成人一次总量一般不超过 0.4g。为了延长麻醉时间，减少中毒反应和术区出血，麻药中可加入适量肾上腺素，使肾上腺素浓度与麻药比例为 1：20 万，即 100ml 麻药中加入 0.1% 肾上腺素 0.5ml，或 10ml 麻药中加入 0.1% 肾上腺素 2～3 滴。

2. **操作步骤** 一般选用 1ml 或 5ml 注射器配合细长针头，利用"一针技术"注药，根据病变大小规划麻醉范围。具体操作：第一针选用 1ml 注射器配合 32G 针头，针尖斜面朝向皮肤于皮内或皮下注射一皮丘或隆起，产生麻醉作用后，紧贴真皮下向前扩展注药一定范围，再等待麻醉作用出现后由此再向前

外科 基本操作
处置技术

进针注药，以此反复操作完成术区注射。也可直接进行皮下浸润注射逐渐扩展范围，同样可获得良好的麻醉效果，且注药省时、省力，患者痛感较轻。皮内或皮下麻药注射完毕后再分层浸润注射其下各层组织（图6-1）。为了节约时间可分别向左右或上下相反方向交替注药。注药前回抽针栓无回血后方可注入麻药。

有些患者对注射麻药过程较为恐惧，这就要求麻醉者熟练注射要领，使注射麻药疼痛降到最低点。

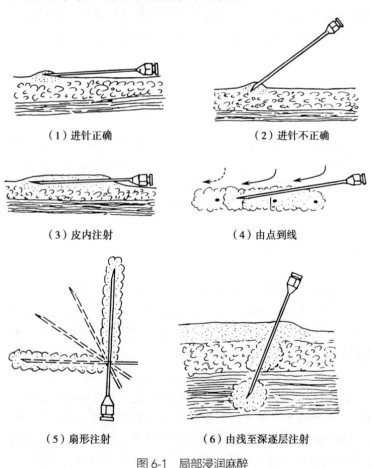

（1）进针正确　　　　　　　（2）进针不正确

（3）皮内注射　　　　　　　（4）由点到线

（5）扇形注射　　　　　　　（6）由浅至深逐层注射

图6-1　局部浸润麻醉

第四节　区域阻滞麻醉

区域阻滞麻醉，指将麻药注入病变周围及其基底组织，使病变整个周围区域产生麻醉作用，适用于浅表部位的各种手术。成人区域阻滞麻醉的麻药浓度、一次性剂量与局部浸润麻醉相同，即 0.25%～0.50% 利多卡因，成人一次总量不超过 0.4g。为了延长麻醉时间、减少中毒反应和术区出血，麻药中可加入适量肾上腺素，使肾上腺浓度与麻药液比例为 1∶20万，即 100ml 麻药中加入 0.1% 肾上腺 0.5ml，或 10ml 麻药中加入 0.1% 肾上腺素 2～3 滴。

常用区域阻滞麻醉方法如下。

1. 一般部位区域阻滞麻醉　注药于病灶四周皮肤、皮下各层组织，适用于任何宽阔部位的体表手术、门诊手术、病理检查活组织取材。先于皮内注射一皮丘，然后皮内或紧贴真皮下，利用"一针技术"注射一环形带，继而于全部周围皮下组织和基底注入麻药，围绕病灶形成一个麻药包围圈（图 6-2）。注药前回抽针杆无回血后方可注入麻药。

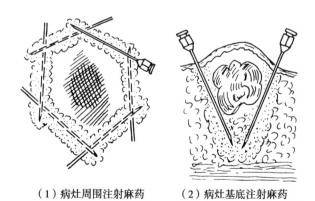

（1）病灶周围注射麻药　　　（2）病灶基底注射麻药

图 6-2　一般部位区域阻滞麻醉

2. 头皮区域阻滞麻醉　注药于病灶四周皮肤、皮下层及帽状腱膜下层，适用于头皮肿瘤切除或外伤清创缝合。取适当舒适体位，利用"一针技术"，进行部分区域阻滞麻醉。头皮病变范围广泛或手术操作广泛时，则可采取全周头皮区域阻滞麻醉（图6-3）。全周头皮区域阻滞麻醉时麻药用量较大，需注意防止麻药注射过量、中毒。注药前回抽针栓无回血后方可注入麻药。

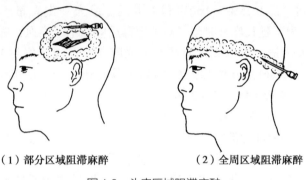

（1）部分区域阻滞麻醉　　　　　（2）全周区域阻滞麻醉

图6-3　头皮区域阻滞麻醉

3. 耳根区域阻滞麻醉　注药于耳根周围，适用于耳部手术。患者取侧卧位，术侧耳在上，利用"一针技术"，先于耳根上部向前下浸润注射耳前上方，退针到皮下，向后下方浸润注射耳根后区上部；再于耳垂后方进针向前上方浸润注射耳前下方，退针至皮下注射耳根后区下部。也可于耳前、耳后中点进针，分别向上下方注射麻药（图6-4）。注药前回抽针栓无回血后方可注入麻药。

4. 乳房区域阻止麻醉　注药于乳房周围及乳房基底，适用于乳房手术及乳房的封闭注射治疗，尤其适于乳房瘦小患者。患者取平卧位，于乳房周围利用"一针技术"皮内或真皮下注射麻药，再分别浸润注射乳房四周皮下组织，最后注射乳房基底（图6-5）。因麻药用量往往较大，应注意防止麻药注射过量、中毒。如病变范围较小，也可行部分区域阻滞麻醉。注药前回抽针栓无回血后方可注入麻药。

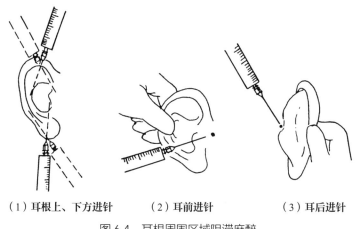

（1）耳根上、下方进针　　　（2）耳前进针　　　（3）耳后进针

图 6-4　耳根周围区域阻滞麻醉

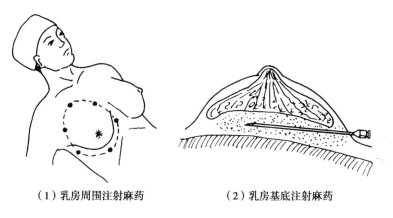

（1）乳房周围注射麻药　　　　　（2）乳房基底注射麻药

图 6-5　乳房区域阻止麻醉

5. 腹股沟区域阻滞麻醉　注药于腹股沟区，适用于腹股沟疝修补手术。患者取平卧位，利用"一针技术"，髂前上棘内侧注射第一个皮丘，接着注药至皮下组织、腹外斜肌腱膜、肌层；再将针头退到腹外斜肌腱膜下，分别向腹股沟管内、外侧注射麻药；再于耻骨结节处注射第二个皮丘，继之向深部辐射状浸润注射，然后将针头退至腹外斜肌腱膜下进入腹股沟管，沿精索叉状注射。最后在皮肤切口处作菱形皮内和皮下组织浸

润注射。为加强麻醉效果，也可先于第一皮丘处用长针头向脐部浸润注射，以阻滞髂腹股沟神经、髂腹下神经和第 10～12 胸神经皮支（图 6-6）。注药前回抽针栓无回血后方可注入麻药。

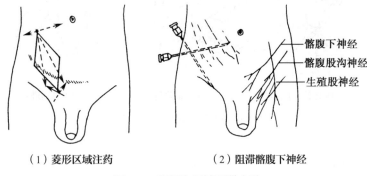

（1）菱形区域注药　　　　（2）阻滞髂腹下神经

图 6-6　腹股沟区域阻滞麻醉

6. 肛门区域阻滞麻醉　注药于肛门及直肠下端周围组织，适用于肛门、直肠下端的手术。患者取截石位，术者左示指涂润滑剂，插入直肠内，指端至内括约肌上缘，作为注射时的引导标志，用 5～7cm 长的 5～7 号注射针头（或口腔科麻醉针头），于肛门正前方距肛缘 2cm 处注射一皮丘，与肛管纵轴平行方向刺入，边进针边注药；然后将针再退至皮下，分别斜向肛管的左、右两侧旁刺入，边进针边注药。另在肛门正后方距肛缘 2cm 处注射一皮丘，与肛管纵轴平行方向刺入，边进针边注药，进针约 4～5cm，然后将针退至皮下，再分别斜向肛管的两侧，同样边进针边注药（图 6-7）。每个方向的注药量酌情而定。在注射过程中，插入直肠的示指应经常校正注射针的刺入方向，以免误入肠壁或肠腔内。

需要注意的是，每次注药前需回抽针栓无回血后方可注入麻药，因为肛门周围区域阻滞麻醉用药量较大，应严防麻药过量、中毒。

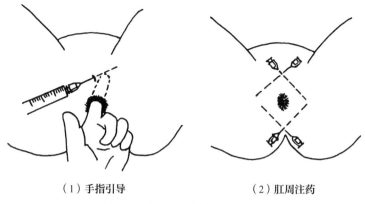

（1）手指引导　　　　　　（2）肛周注药

图 6-7　肛门周围区域阻滞麻醉

第五节　神经阻滞麻醉

　　神经阻滞麻醉，指把麻药注入神经干附近或神经丛附近，使该神经干或神经丛所支配的区域内产生局部麻醉，适于被阻滞神经远侧部位的手术。常用麻药浓度为 1% 普鲁卡因或 1% 利多卡因。为了延长麻醉时间，麻药中同样可加入肾上腺素，使肾上腺素浓度与麻药液比例为 1：20 万，通常 40ml 麻药中加入 0.1% 肾上腺素 0.2ml，或 10ml 麻药中加入 0.1% 肾上腺素 2 ~ 3 滴。神经阻滞麻醉效果不充分时，可适当补充注射局部浸润麻醉。

　　常用神经阻滞麻醉方法如下。

一、指（趾）神经阻滞麻醉

　　于患指或患趾根部两侧，局部注射皮丘后，利用"一针技术"分别向两侧改变进针方向，即向掌面和背面分别注射麻药 2 ~ 4ml；或于手背掌指关节两侧进针，分别注入麻药 2 ~ 4ml（图 6-8）。注药前回抽针栓无回血后方可注入麻药。

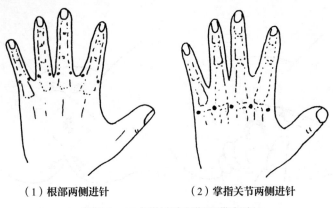

（1）根部两侧进针　　　　（2）掌指关节两侧进针

图 6-8　二点进针法手指阻滞麻醉

也可利用"一针技术"，于第一指骨背侧中点作皮下注射，沿皮下斜向手指一侧注入麻药，边进针边注药 2～4ml，然后针头退至皮下，再斜向手指另一侧，边进针边注药 2～4ml（图 6-9）。同样，注药前回抽针栓无回血后方可注入麻药。

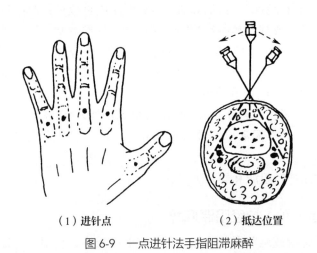

（1）进针点　　　　　　（2）抵达位置

图 6-9　一点进针法手指阻滞麻醉

注意：指（趾）神经阻滞麻醉一般都能取得理想效果，偶尔效果不充分时，可适当补充注射局部浸润麻醉。

二、阴茎根部神经阻滞麻醉

患者取平卧位，利用"一针技术"于阴茎根部背侧进针〔图 6-10（1）〕，皮下环周浸润注射麻药〔图 6-10（2）〕，再于阴茎背侧分别向左右倾斜至两侧阴茎神经附近〔图 6-10（3）〕，回抽针栓无回血后各注入麻药 2ml；最后于阴茎根部腹侧、尿道海绵体两旁分别垂直进针达尿道海绵体与阴茎海绵体间沟各注射麻药 1～2ml〔图 6-10（4）〕。

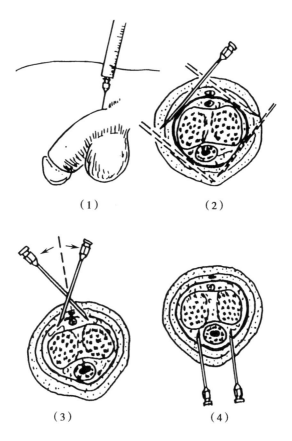

（1）　　　　　　　　（2）

（3）　　　　　　　　（4）

图 6-10　阴茎根部神经阻滞麻醉

三、颈浅神经阻滞麻醉

患者取仰卧位，头偏向对侧，胸锁乳突肌后缘中点皮下注射麻药 2～3ml，继续进针有落空感说明进入颈阔肌筋膜下，回抽针栓无回血后注入麻药 5ml，再向枕部、耳部、锁骨几个方向浸润注射适量麻药，以阻滞枕小神经、耳大神经、锁骨上神经（图 6-11）。

神经阻滞麻醉效果不充分时，可于局部适当补充浸润注射麻药。

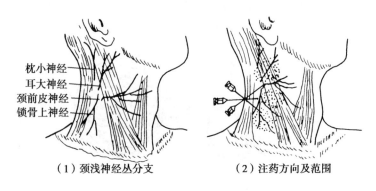

枕小神经
耳大神经
颈前皮神经
锁骨上神经

（1）颈浅神经丛分支　　　　（2）注药方向及范围

图 6-11　颈浅神经阻滞麻醉

四、眶下神经阻滞麻醉

眶下孔位于眶下缘中点下约 0.5～0.7cm 处，患者取平卧位，针尖从鼻翼外侧约 1cm 处刺入皮肤，使针体与皮肤成 45°斜向上、后、外方向眶下孔区推入 0.5cm，回抽针栓无回血后注入麻药 0.5～1.0ml；注意穿刺时应将左手示指抵于眶下缘处，防止刺伤眼球（图 6-12）。同侧下眼睑、鼻、眶下部、上唇及上前牙、双尖牙、唇颊侧黏骨膜等可被麻醉。

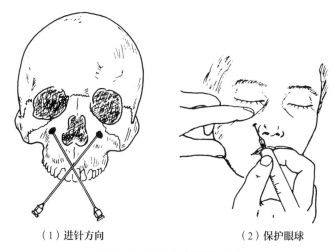

（1）进针方向　　　　　　　（2）保护眼球

图 6-12　眶下神经阻滞麻醉

五、腕部神经阻滞麻醉

手部解剖复杂，神经分布丰富，痛觉敏感，因而手术必须有完善的麻醉。腕部神经阻滞麻醉方法简单，时间维持较长，效果可靠，适于手部任何手术。当然手指手术仍以指神经阻滞麻醉为宜。较复杂的手术可于腕部将正中神经、尺神经、桡神经同时阻滞麻醉，并宜选用作用时间较长的麻药，通常可选用 0.25% 的布比卡因，总量不超过 0.2g。

1. **正中神经阻滞麻醉**　患者握拳并用力屈腕，于腕前可看到三根突出的肌腱，中间是掌长肌腱，尺侧指浅屈肌腱，桡侧是桡侧腕屈肌腱，正中神经恰好位于掌长肌腱与桡侧腕屈肌腱之间，居其后方。操作步骤：尺骨茎突平面横线定点标记（图6-13），垂直进针约 1cm 出现触电感时固定针杆，回抽针栓无回血后注入麻药 5 ~ 10ml。

2. **尺神经阻滞麻醉**　患者握拳屈腕，并向尺侧屈曲，此时腕部尺侧可看到或摸到尺侧腕屈肌腱，尺神经在此肌腱桡侧，居其后方。操作步骤：尺骨茎突平面横线上定点标记，垂直进针约 1cm 出现异常感觉，回抽针栓无回血后注入麻药 5 ~ 10ml；

如无异常感觉可于局部扇形浸润注射麻药 10ml，然后将针退至皮下向尺侧背部做半圈皮下浸润注射，至腕部正中再注入麻药约 10ml，以阻滞尺神经背支（图 6-14）。

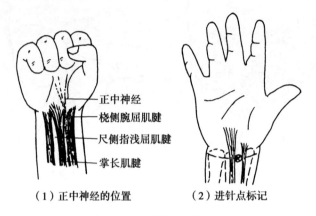

正中神经
桡侧腕屈肌腱
尺侧指浅屈肌腱
掌长肌腱

（1）正中神经的位置　　　　（2）进针点标记

图 6-13　正中神经阻滞麻醉

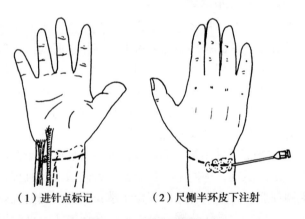

（1）进针点标记　　　　　（2）尺侧半环皮下注射

图 6-14　尺神经阻滞麻醉

3. 桡神经阻滞麻醉　桡神经浅支沿桡动脉桡侧下行至腕关节背侧分为两支，支配拇指背侧及大部分手背皮肤。操作步骤：桡骨茎突与桡动脉间定点标记，针头刺入皮下出现拇指、手背异常感觉时，回抽针栓无回血注射麻药 3ml；如拇指手背无异常感觉可于桡骨茎突下方（鼻烟窝）皮下注药 3～4ml，再于腕背部皮下向尺骨茎突方向半圈浸润注射麻药 10 ~ 15ml（图 6-15）。神经阻滞麻醉效果不充分时，可适当补充局部浸润麻醉。

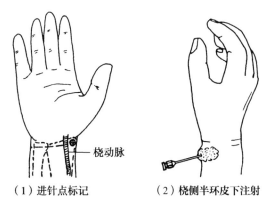

（1）进针点标记　　　　　（2）桡侧半环皮下注射

图 6-15　桡神经阻滞麻醉

六、臂丛神经阻滞麻醉

臂丛神经位于腋窝腋鞘内，与腋血管伴行。臂丛神经阻滞麻醉多用于前臂以下部位的手术。操作步骤：患者上臂外展，肘关节屈曲，此时臂丛神经被牵拉，腋动脉移至最表浅位置，沿肱骨上端紧靠胸大肌外侧缘触及腋动脉搏动（图 6-16），在其最高处先用 0.5% 的利多卡因局部浸润麻醉，再用 7 号穿刺针进针 1.0 ~ 1.5cm，阻力感消失表示进入腋鞘，上肢出现触电感，松开穿刺针，可看到针尾随腋动脉搏动而摆动，这是穿刺正确的重要标志，如搏动不明显，需重新穿刺直到出现最大摆动为止。左手固定针尾，接上盛有麻药的注射器，回抽针栓无回血后注射麻药 10 ~ 20ml。特别注意，一旦发现针尾溢血或喷血即应退出针头压迫止血，以免大量药液注入血管内引起中毒反应。

极少数患者麻醉后可产生暂时性神经功能障碍，如手部异常感觉、麻木等，麻醉前应向患者说明。

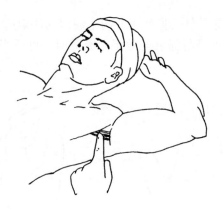

图 6-16　臂丛神经阻滞麻醉

七、坐骨神经阻滞麻醉

坐骨神经支配大腿后面、小腿外侧和足部的感觉功能（图
6-17）。坐骨神经阻滞麻醉适于大腿后面、小腿外侧、足部手
术，若配合股神经阻滞麻醉，则适用于小腿以下各种手术。

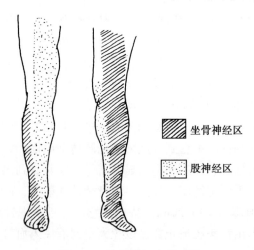

坐骨神经区

股神经区

图 6-17　坐骨神经支配区域

操作步骤：常用的阻滞麻醉方法为股后进针法，于患者臀
下皱襞的下方 3 ～ 4cm 处，略靠股部中线内侧注射皮丘，用 7

号 10cm 长穿刺针垂直进针 5 ~ 8cm 产生异常感觉，连接盛有麻药的注射器，回抽针栓无血注入麻药 20ml。也可臀部进针，健侧卧位，下肢适当屈曲，髂后上棘与大转子间连线中点垂直向下 3cm 处进针约 5 ~ 8cm，刺中坐骨神经产生异常感觉，连接盛有麻药的注射器，回抽针栓无血后注射麻药 20ml（图 6-18）。

注意：坐骨神经功能重要，麻醉时一定严格消毒皮肤，严格无菌操作，防止注射感染，一旦感染后果严重，故临床一般较少采用坐骨神经阻滞麻醉。

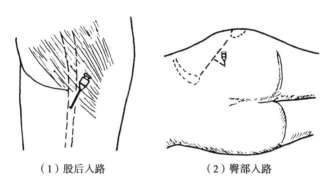

（1）股后入路 （2）臀部入路

图 6-18 坐骨神经阻滞麻醉

八、股神经阻滞麻醉

股神经位于腹股沟下方、股动脉外侧（图 6-19），支配下肢内侧皮肤感觉功能，股神经阻滞麻醉适于下肢内侧表浅手术，如大隐静脉主干剥脱、分段结扎，或者大腿内侧取皮术等。如手术区扩展到股外侧，可加用股外侧皮神经阻滞麻醉。

操作步骤：患者取仰卧位，于腹股沟韧带下股动脉搏动外侧 1cm 处进针，左手示指将股动脉压向内侧，垂直刺入（图 6-20），达深筋膜时有阻力增加感，继续进针，穿过深筋膜阻力继续进针 1.0 ~ 1.5cm 出现小腿内侧异常感觉，回抽针栓无回血后注入麻药 20ml。

注意：股神经功能重要，麻醉时同样进行严格的皮肤消毒，严格无菌操作，防止发生注射感染。

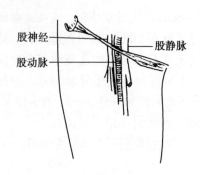

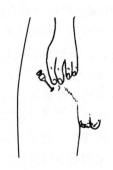

图 6-19　股神经位置　　　　图 6-20　股神经阻滞麻醉

九、足部神经阻滞麻醉

　　支配足部的神经有 5 支：胫神经、腓深神经、腓肠神经、腓浅神经、隐神经。由于足部范围较广，所以进行较复杂手术时可于踝部将以上 5 支神经全部阻滞麻醉。足趾的手术仍以趾神经阻滞麻醉为宜。

　　1. 胫神经阻滞麻醉　内踝上方一横指处划横线，踝后此线与跟腱内侧交界处垂直进针，触及骨质后退出少许，回抽针栓无回血后注入麻药 10ml，如此时出现各趾放射异常感觉则更好（图 6-21）。

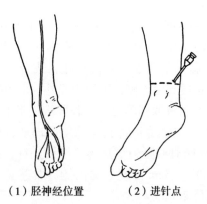

（1）胫神经位置　　　　（2）进针点

图 6-21　胫神经阻滞

2. 腓深神经阻滞麻醉　内踝上方一横指处画横线，于踝前胫骨内侧边缘、跬长伸肌腱内侧进针，触及骨质回抽针栓无回血后注入麻药 10ml（图 6-22）。

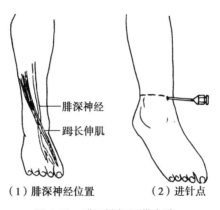

（1）腓深神经位置　　　　（2）进针点

图 6-22　腓深神经阻滞麻醉

3. 腓肠神经、腓浅神经、隐神经阻滞麻醉　内外踝上方环形皮下浸润注射（图 6-23），跟腱外侧、外踝、内踝前方皮下深层多注入些麻药，共需麻药 30～40ml，每次注药前回抽针栓无回血方可注药。

因腓肠神经、腓浅神经、隐神经阻滞麻醉时，麻药用药量较大，故可将药液适当稀释，既保证注药均匀、麻醉充分，又不致于产生麻药中毒。以上足部神经阻滞麻醉效果不完善时，可酌情予以局部浸润麻醉。

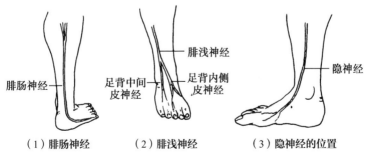

（1）腓肠神经　　　　（2）腓浅神经　　　　（3）隐神经的位置

图 6-23　腓肠神经、腓浅神经、隐神经阻滞麻醉

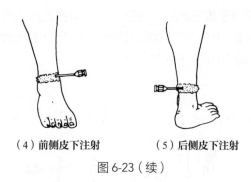

（4）前侧皮下注射　　　（5）后侧皮下注射

图 6-23（续）

十、肋间神经阻滞麻醉

肋间神经位于肋缘下，与肋间血管伴行。肋间神经阻滞麻醉可用于胸壁下部区域手术。于腋后线或肩胛下角垂线处进针，确定肋间进针点，进针至肋骨退出少许，移向肋缘下再进针少许，回抽针栓无回血、无气后注入麻药 5～10ml（图6-24）。肋间区域受上下肋间神经支配，故需麻醉上下相邻的各一肋间神经。

注药时嘱患者不要咳嗽，保持良好的静止体位，以防刺破胸膜。

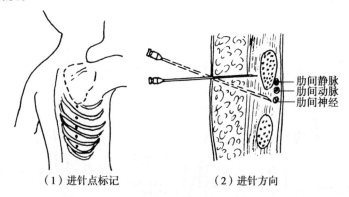

（1）进针点标记　　　　（2）进针方向

图 6-24　肋间神经阻滞麻醉

第六节　局部肿胀麻醉

　　局部肿胀麻醉技术，又称肿胀技术、超量灌注麻醉，是 1987 年被提出来的新的局部麻醉技术。将含大量利多卡因、肾上腺素溶液灌注皮下，使组织产生水肿、间隙分离、压迫微血管闭锁，达到麻醉止痛、止血、组织分离的目的。肿胀麻醉可以作为单独麻醉方式，也可在全身麻醉或区域阻滞麻醉时合并使用。近 10 年来经大量研究和完善，在世界范围内得到广泛应用，目前主要用于脂肪抽吸术。

一、麻醉液配制

　　配制方法：一般在 1 000ml 生理盐水中加入 2% 利多卡因 20 ～ 30ml、0.1% 肾上腺素 1ml、5% 碳酸氢钠 20 ～ 40ml。有人把以上溶液称为一个肿胀麻醉液单位，一般认为成人最大用量不应超过 33mg/kg。

　　配方中，利多卡因起到麻醉作用；肾上腺素起到收缩血管、减少出血、降低渗出、延缓麻药吸收的作用；碳酸氢钠起到综合 pH、减轻酸性溶液注射疼痛的作用。

二、肿胀麻醉应用

　　1. **脂肪抽吸**　用于各部位脂肪抽吸手术，例如腹部脂肪抽吸、腰部脂肪抽吸、背部脂肪抽吸、腿部脂肪抽吸、颌下脂肪抽吸、面部脂肪抽吸等。

　　2. **局部麻醉隆胸**　植入乳房假体较小者可于局部麻醉下进行隆乳，拟将硅胶囊假体置于乳房后间隙者，则将肿胀液注射于乳房后间隙；拟将硅胶囊假体置于胸大肌后间隙者，则将肿胀液注射于胸大肌后间隙。切口处皮肤采用常规浸润注射局部麻醉。

　　3. **头皮毛囊提取**　自体毛发移植进行供区毛囊提取时，多于枕部、颞部应用局部肿胀麻醉技术。

三、肿胀麻醉优点

1. **安全性高** 组织损伤小，手术出血少，一般不需要输血。

2. **麻醉效果好** 术中基本无痛，麻醉持续时间长。

3. **恢复较快** 术后感觉好，麻醉副作用少，明显不良反应少见。

4. **单独使用** 可单独作为麻醉方法使用，不需要全身麻醉或阻滞麻醉。

5. **术者完成** 术者即可完成肿胀麻醉，不需要专职麻醉医师，尤其适于在中小型医疗机构应用。

注意：应用大剂量麻醉药毕竟存在毒副作用的潜在危险，应用过程中需密切注意观察患者情况，并需在具备抢救条件下进行肿胀麻醉。另需注意，一般肿胀麻醉液应注射在脂肪层，避免注射于血管粗大或密集处，防止麻药中毒。

第七节　局部麻醉不良反应及处理

【晕厥】

晕厥，是由于神经反射性作用所致的暂时性脑缺血反应，应与麻药中毒反应、麻药过敏性休克进行鉴别。晕厥常因心理恐惧、精神紧张、饥饿、疲劳等因素诱发。临床上常见的俗称"晕针"、"晕血"，就是患者目睹注射或出血场景精神过度紧张所致暂时性脑缺血反应。局部麻醉所致的晕厥主要表现在注药过程中或注药完毕后，患者突然头晕、心悸、眼黑、乏力、面色苍白、表情冷漠、反应迟钝、全身软弱、额部冷汗、四肢冰冷、脉搏速弱、血压下降，严重者迅速神志丧失、突然摔倒、全身出汗。

处理：立即停止注射麻药，迅速就地置患者平卧位，头低足高，或下肢抬起30°～45°，解开衣领、衣扣，头偏向一侧，保持呼吸道通畅。如神志清醒，可适当饮用温热糖盐水或生理盐水，必要时静脉推注 50% 葡萄糖 40 ~ 60ml。如神志丧失迟迟不能恢复，脉搏仍速弱或不能触及，可立即开放静脉，酌情快速输液或适当应用其他药物，并给予高流量氧气吸入。同时，冬季注意保暖。

需要注意的是，一旦患者自诉头晕、心悸、眼黑、乏力，即应考虑晕厥初期，需即可采取措施，停止注药，就地置患者平卧位，头低足高，患者很快即可恢复正常。一旦出现严重晕厥，千万不要远距离移动患者，应就地平卧；也不必因急于测量血压而浪费时间，需立即采取相应措施。晕厥初期发现患者软弱即将倾倒时可抱扶患者，防止突然摔倒受伤。

【中毒反应】

中毒反应，为麻醉剂一次用量过大或针头误入血管所致，也可因注射部血管丰富、麻药吸收过快造成，患者年老、体弱、贫血、耐受性差时也易出现中毒反应。轻度中毒反应表现为注射完毕几分钟至十几分钟后，患者头晕、头痛、烦躁、多语或嗜睡；中度中毒反应为眩晕、胸闷、恶心、呕吐；重度中毒反应可见惊厥、意识丧失、呼吸浅弱、血压下降或呼吸停止、循环衰竭等严重情况。

处理：轻度中毒的处理与晕厥相同；中度中毒时可给予高流量氧气吸入、静脉输液、静注 50% 葡萄糖；重度中毒发生惊厥、抽风时可静脉缓注 2.5% 硫喷妥钠 3ml。血压下降，呼吸、循环衰竭时，尽快补充有效循环血容量，静脉滴注肾上腺素、激素类药物，同时给予呼吸、循环兴奋剂等抢救措施。

【过敏反应】

麻药过敏反应临床较少见，但后果严重，应予重视。属过敏体质者，即使用少量麻药也可出现过敏症状。给药前应详细询问病史，必要时先作皮试，以防万一。麻药过敏主要表现为皮肤荨麻疹、皮肤瘙痒、血管神经性水肿（如注药区水肿、口唇水肿、喉头水肿），严重者出现心慌、胸闷、气短、憋喘、过敏性紫癜、面色苍白、全身肌紧张、肌震颤、血压下降、昏迷等休克症状及体征。

处理：过敏反应出现后，处理方法与其他药物过敏相同。轻者给予一般抗过敏药物治疗。出现休克立即皮下注射 0.1% 肾上腺素 0.5ml，及时开放静脉，快速静脉输液，并给予地塞米松 10mg，静脉注射，高流量氧气吸入等其他相应抢救治疗措施。

【 **特异质反应** 】

特异质反应，又称高度敏感反应，简称高敏反应。即虽然麻药用量不大，但却引起较为严重的中毒反应。主要表现为头痛、头晕、心慌、胸闷、神志模糊、脉搏细弱、血压下降、肢体抽搐等严重中毒症状。

处理：患者出现特异质反应后，可按麻药中毒抢救处理。

第七章
常用封闭注射技术

外

科

基

处

置

第一节　封闭注射疗法概述

封闭注射疗法，是以不同剂量和不同浓度的局部麻醉药注入组织内，利用其局部麻醉作用，减少局部病变对中枢神经的不良刺激，并改善局部营养，从而促进疾病痊愈的一种治疗方法。主要治疗全身各部位肌肉、韧带、筋膜、腱鞘、滑膜的急慢性损伤或退行性变。

一、基本原理

将麻醉药物注射于病灶周围，阻断由病灶传向中枢神经系统的不良刺激，由于药液本身是一种温和、微弱的良性刺激，对神经系统起着一定的调节作用，从而使局部血管扩张，改善局部营养，恢复组织器官功能，这就是封闭注射疗法的基本原理。如果在麻药中加入某些药物，如醋酸泼尼松龙、醋酸氢化可的松、康宁克通、曲安奈德等激素类药物，可促使组织粘连松解、炎症吸收、抑制瘢痕增生、加速改善症状；加入某些抗生素，如青霉素、庆大霉素等，则可产生局部抗炎、控制感染的效果。

二、药物组合及适应证

1. 0.5%～1.0% 普鲁卡因或 0.5%～1.0% 利多卡因，加入醋酸泼尼松龙或醋酸氢化可的松。用于治疗肌腱、韧带、筋膜、肌肉损伤疼痛，也可用于各种原因所致的神经痛。

2. 0.5%～1.0% 利多卡因，加入康宁克通或曲胺奈德等，可用于治疗各种局限性瘢痕增生、瘢痕疙瘩等。

3. 0.25%～0.50% 普鲁卡因或 0.25%～0.50% 利多卡因，加入青霉素、庆大霉素等，可用于浅表软组织的感染性炎症（青霉素、庆大霉素须作皮肤过敏试验）。

三、术前准备

1. **清洁皮肤**　注射前必须将封闭部位的皮肤彻底清洗干净，防止感染；曾经贴敷药物、膏药者更应仔细清洗。

2. **器具准备**　根据注射范围及注药多少，选择适当规格的注射器及适当规格的注射针头。表浅部位可用普通注射针头，较深在部位可用口腔科注射针头。准备必要的无菌孔巾、纱布、棉球、镊子、清洁盘等，所用器具必须绝对无菌，目前多采用一次性注射器具。

3. **体位**　选择适当体位，嘱咐患者避免咳嗽，禁止身体摆动等。

4. **消毒铺巾**　封闭注射部位往往位于关节附近或神经干附近，一旦感染，后果严重，因此必须严格消毒局部皮肤、铺无菌巾，预防感染。一般采用传统的 0.5% 碘伏消毒法。

5. **皮试**　过敏体质使用普鲁卡因封闭注射者，术前应做普鲁卡因皮肤过敏试验。使用利多卡因注射者一般不必进行皮试。青霉素、庆大霉素等应按常规进行皮肤过敏试验。

四、注意事项

1. 醋酸泼尼松龙或醋酸氢化可的松不可注射于神经组织内，以免神经组织变性，引起神经功能障碍。

2. 注射部位要准确，否则起不到应有的作用。临床上经常遇有患者述说注射后效果不明显者，究其原因，多为术者注射部位欠准确所致。

3. 高血压病，活动性肺结核，活动期胃、十二指肠溃疡病，急性传染病，局部皮肤破损和感染者，不应进行封闭注射术。

4. 加入醋酸泼尼松龙类者一般应间隔 7～14 天再注射下一次，不应任意提前，因为此类药物吸收缓慢，作用持久。笔者曾于注射 5 天后切开注射部位，发现仍存留白色药液。

第二节　常见部位封闭注射

临床上许多急慢性疾病，尤其是位于体表的肌腱、韧带、筋膜、肌肉等急慢性损伤所致的疼痛，给予封闭注射治疗可取得良好效果。封闭注射方法也可用于各种原因所致的神经痛。下面将常见部位封闭注射及主要治疗疾病介绍如下。

1. 痛点封闭注射　痛点封闭注射，是临床最常用的封闭注射技术，适于许多急慢性软组织损伤、非化脓性炎症，如急性肌肉扭伤、慢性肌肉劳损、慢性肌筋膜炎、风湿性肌纤维炎等。仔细检查按压局部，确定痛点所在，予以标记；根据压痛范围大小，一般可取 1% 普鲁卡因 2～4ml 和醋酸泼尼松龙 12.5～50.0mg，二者混合后备用；局部用 0.5% 碘伏消毒皮肤，铺盖无菌孔巾，术者左手固定局部皮肤，根据病变范围及深度将药液准确注入病灶处（图 7-1）。注射完毕拔出针头，再次消毒局部皮肤，针孔处盖无菌干棉球，胶布粘贴固定。一般每周 1 次，3 次为一个疗程。

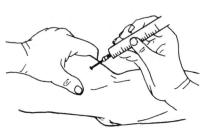

图 7-1　痛点封闭注射

2. 肱二头肌长头肌腱炎封闭注射　肱二头肌长头肌腱起源于肩胛骨盂上结节，长期劳损易导致炎症出现，腱鞘充血、水肿、增厚。主要表现为肩痛、穿脱衣服困难、肩关节活动受限、压痛明显，可发展成典型肩周炎。于肱骨大、小结节间沟寻及压痛最明显处，予以标记。一般取 1% 普鲁卡因 2ml 和醋酸泼尼松龙 25mg，二者混合后使用。局部 0.5% 碘伏消毒皮肤，铺盖无菌孔巾，标记处垂直进针，针尖触及骨质退出少许注药（图 7-2）。注射完毕拔出针头，重新消毒局部皮肤，针孔处盖上无菌干棉球，胶布粘贴固定。一般每周 1 次，3 次为一个疗程。

3. 冈上肌腱炎封闭注射 冈上肌腱炎，又称冈上肌综合征、外展综合征、冈上肌腱劳损，属于无菌性炎症。主要表现为肩痛、外展功能障碍。于肩部冈上肌腱附着处寻找压痛点，予以标记。一般取 1% 普鲁卡因 2～4ml 和醋酸泼尼松龙 12.5～25.0mg，二者混合后使用。0.5% 碘伏消毒局部皮肤，铺盖无菌孔巾，标记处垂直进针，针尖触及骨质退出少许注药（图 7-3）。注射完毕拔出针头，重新消毒局部皮肤，针孔处盖上无菌干棉球，胶布粘贴固定。一般每周 1 次，3 次为一个疗程。

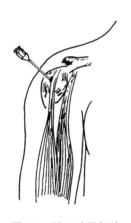
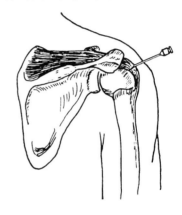

图 7-2 肱二头肌长头
腱鞘炎封闭注射

图 7-3 冈上肌腱劳损封闭
注射

4. 肱骨外上髁炎封闭注射 肱骨外上髁炎，又称网球肘，为肘关节外侧前臂伸肌起点处肌腱炎症。主要表现为肘关节外侧疼痛，用力握物、提物、拧毛巾时疼痛加重。肘关节屈曲，于前臂伸肌群起点寻找最明显压痛点，予以标记。一般取 1% 普鲁卡因 1ml 和醋酸泼尼松龙 12.5～25.0mg，二者混合后使用。0.5% 碘伏消毒局部皮肤，铺盖无菌孔巾，标记处垂直进针，深达骨质退出少许注药（图 7-4）。注射完毕拔出针头，重新消毒局部皮肤，针孔处盖无菌干棉球，胶布粘贴固定。一般每周 1 次，3 次为一个疗程。

5. 肩关节周围炎封闭注射　肩关节周围炎，简称肩周炎，俗称"五十肩"，是肩关节囊及其周围韧带、肌腱、滑囊的慢性特异性炎症。表现为肩痛、肩活动受限、肩部怕冷。肩关节稍外展，喙突外下方 1~2cm 处，定点标记。一般取 1% 普鲁卡因 4~6ml 和醋酸泼尼松龙 25~50mg，二者混合后使用。0.5% 碘伏消毒局部皮肤，铺盖无菌孔巾，标记处垂直进针，即肱骨头内侧缘垂直进针，至关节腔内，回抽针栓无回血即可注药（图 7-5），穿刺正确时注药应毫无阻力。注射完毕拔出针头，重新消毒局部皮肤，针孔处盖无菌干棉球，胶布粘贴固定。一般每周 1 次，3~4 次为一个疗程。

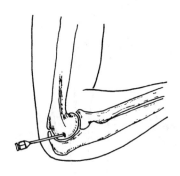

图 7-4　肱骨外上髁炎封闭注射

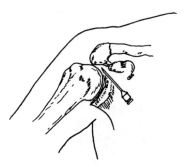

图 7-5　肩周炎封闭注射

6. 桡骨茎突狭窄性腱鞘炎封闭注射　桡骨茎突狭窄性腱鞘炎主要表现为桡骨茎突疼痛、隆起。于桡骨茎突下方 0.5cm 处，定点标记。一般取 1% 普鲁卡因 2ml 和醋酸泼尼松龙 12.5~25.0mg，二者混合后使用。0.5% 碘伏消毒局部皮肤，铺盖无菌孔巾，拇短伸肌腱与拇长展肌腱之间，针尖与皮肤呈 30° 进针，斜向两条肌腱所共同通过的腱鞘内注射（图7-6）。注射完毕后拔出针头，消毒皮肤，针孔

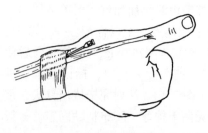

图 7-6　桡骨茎突狭窄性腱鞘炎封闭注射

处盖无菌干棉球，胶布粘贴固定。一般每周 1 次，3 ~ 4 次为一个疗程。

7. 手指狭窄性腱鞘炎封闭注射 手指狭窄性腱鞘炎，又称"扳机指"、"弹响指"，以拇指、无名指最常见，其他三指少见。主要表现为手指伸屈受限、伸屈疼痛。于掌侧压痛点最明显处定点，通常 2、3、4、5 指为掌远侧横纹，拇指为拇掌指关节横纹处，予以标记；一般取 1% 普鲁卡因 1ml 和醋酸泼尼松龙 12.5mg，二者混合后使用；0.5% 碘伏皮肤消毒，铺盖无菌孔巾，标记处垂直进针，触及骨质退出少许，即于屈指腱鞘内注药（图7-7）。注射成功时可感药液向指端扩散，指头掌面膨起。注射完毕后拔出针头，皮肤消毒后盖无菌干棉球，胶布粘贴固定。一般每周 1 次，3 次为一个疗程。

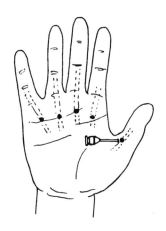

图 7-7　手指狭窄性腱鞘炎封闭注射

8. 膝关节滑膜炎封闭注射 膝关节滑膜炎，属于一种无菌性炎症，由于膝关节内损伤致滑膜功能异常，关节液无法正常生成或吸收，膝关节内产生积液。主要表现为膝关节疼痛、肿胀、行走困难，触诊髌韧带两侧膝眼饱满。在髌骨外上方按压寻找压痛点，予以标记。一般取 1% 普鲁卡因 2 ~ 4ml 和醋酸泼尼松龙 12.5mg，二者混合后使用。0.5% 碘伏消毒局部皮肤，铺盖无菌孔巾，标记处进针，针头斜向内下方，达髌骨后面回抽针杆无回血，但可有积液抽出，缓慢注药（图7-8）。注射完毕拔出针头，重新消毒局部皮肤，针孔处盖无菌干棉球，胶布粘贴固定。一般每周 1 次，3 次为一个疗程。

注意：滑膜结核、化脓性关节炎或原因不明的关节病变不应封闭注射。注射时一定严格消毒铺巾，无菌技术操作，防止感染，因一旦感染后果严重。

9. 胫骨结节炎封闭注射炎 于胫骨结节处寻找明显压痛点，予以标记；一般采用 1% 普鲁卡因 2ml 和醋酸泼尼松龙 12.5 ～ 25.0mg，二者混合后使用；0.5% 碘伏消毒皮肤，铺盖无菌孔巾，标记处垂直进针，触及骨质后退出少许注药（图 7-9）。注射完毕拔出针头，重新消毒局部皮肤，针孔处盖无菌干棉球，胶布粘贴固定。一般每周 1 次，3 次为一个疗程。

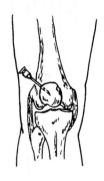
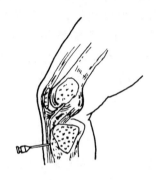

图 7-8　膝关节滑膜炎　　　图 7-9　胫骨结节炎封闭注射
　　　　　封闭注射

注意：胫骨结节炎，又称胫骨结节骨软骨炎，多见于 11 ～ 15 岁爱好运动的少年，男性多于女性，单侧或双侧发病，主要病理改变是髌韧带胫骨结节附着处发生肌腱炎、腱鞘炎或肌腱下滑囊炎。表现为胫骨结节处疼痛、肿大、压痛。需与儿童生长痛鉴别，生长痛是儿童生长发育期一种生理现象，可见于 3 ～ 12 岁发育正常的儿童，表现为间歇发作的下肢痛，为钝痛或针刺痛，常见于膝关节，其次为大腿和小腿，局部无红肿，常在夜间发作，持续数分钟至数小时，无游走性，肢体活动不受限制，疼痛发作时也无发热、皮疹等。因此生长发育痛具有下肢痛、肌肉疼、夜间痛三大特点。几乎均发生于夜间，是因儿童白天专注活动而不介意感觉，晚上身心放松就感到"疼痛""不适"。生长发育痛属于生理现象，不需特殊治疗，疼痛发作时最有效的方法是局部按摩、热敷，使孩子得到关怀和安全感。具体方法：转移注意力、局部按摩热敷、减少剧烈运动、补充营养素和维生素 C。因此生长发育痛不需进行封闭注射治疗。

10. 膝关节侧副韧带损伤封闭注射　当膝内翻或膝外翻时易引起撕裂损伤，以内侧副韧带损伤多见。主要表现为膝部疼痛、活动受限、患侧副韧带压痛。于局部寻及压痛点，予以标记；一般采用 1% 普鲁卡因 2ml 和醋酸泼尼松龙 12.5～25.0mg，二者混合后使用；0.5% 碘伏消毒皮肤，铺盖无菌孔巾，标记处垂直进针，触及骨质后退出少许注药（图 7-10）。注射完毕后拔出针头，重新消毒局部皮肤，针孔处盖无菌干棉球，胶布粘贴固定。一般每周 1 次，3 次为一个疗程。

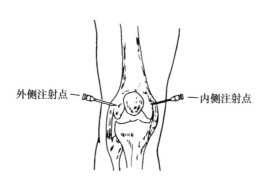

外侧注射点　　　　　　　　　　　　　　　　　　　内侧注射点

图 7-10　膝关节侧副韧带损伤封闭注射

11. 踝关节扭伤封闭注射　踝关节扭伤时，主要为踝关节外侧副韧带撕裂损伤，或外踝前下方的距腓前韧带撕裂损伤。急性期过后长期有疼痛者，可于局部寻及压痛最明显处，予以标记；一般采用 1% 普鲁卡因 2ml 和醋酸泼尼松龙 12.5～25.0mg，二者混合后使用；0.5% 碘伏消毒皮肤，铺盖无菌孔巾，标记处垂直进针，触及骨质后退出少许注药（图 7-11）。注射完毕后拔出针头，重新消毒局部皮肤，针孔处盖无菌干棉球，胶布粘贴固定。一般每周 1 次，3 次为一个疗程。

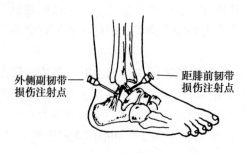

外科 基本操作
处置技术

外侧副韧带
损伤注射点

距腓前韧带
损伤注射点

图 7-11　踝关节扭伤封闭注射

12. 跟腱滑囊炎封闭注射　跟腱止于跟骨结节，长期劳损摩擦可引起滑囊炎，多见于青年女性。主要表现为足底后部疼痛，行走时加重。于局部寻及跟腱压痛最明显处，予以标记。一般取 1% 普鲁卡因 2ml 和醋酸泼尼松龙 12.5mg，二者混合后使用。0.5% 碘伏消毒局部皮肤，铺盖无菌孔巾，标记处垂直进针，触及骨质后退出少许注药（图 7-12）。注射完毕拔出针头，重新消毒局部皮肤，针孔处盖无菌干棉球，胶布粘贴固定。一般每周 1 次，3 次为一个疗程。

13. 棘上或棘间韧带损伤封闭注射　棘上或棘间韧带损伤后，相应的棘突或棘突间可有局限性压痛，前者称为棘上韧带劳损，后者称为棘间韧带劳损。寻及压痛明显处，予以标记。一般取 1% 普鲁卡因 2ml 和醋酸泼尼松龙 12.5～25.0mg，二者混合后使用。0.5% 碘伏消毒局部皮肤，铺盖无菌孔巾，棘上韧带劳损时标记处垂直进针，触及骨质后注药。棘间韧带劳损时标记点进针，略斜向上方刺入约 2cm 回抽针栓无回血、无液体后注药，注意勿刺入过深，以免进入脊髓腔内（图 7-13）。注射完毕拔出针头，重新消毒局部皮肤，针孔处盖无菌干棉球，胶布粘贴固定。一般每周 1 次，3 次为一个疗程。

14. 肋间神经封闭注射　肋间神经封闭适于解除肋骨骨折、胸膜炎、带状疱疹、手术后胸部切口痛，以及不明原因的肋间神经及其分布区域疼痛。确定注药点，予以标记。一般取 1% 普鲁卡因 3～4ml，作为局部封闭注射使用。患者取仰卧

192

位，手上举置于枕部，也可取坐位。0.5% 碘伏消毒皮肤，铺盖无菌孔巾，标记处腋后线或肩胛下角垂直进针，同时封闭注射上、下肋间神经。注射完毕拔出针头，重新消毒局部皮肤，针孔处盖无菌干棉球，胶布粘贴固定。一般每周 1 次，2 次为一个疗程。

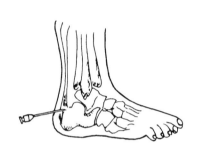 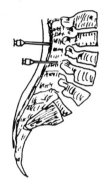

图 7-12　跟腱滑囊炎封闭注射　　图 7-13　棘上或棘间韧带损伤封闭注射

15. 坐骨神经封闭注射　用于各种原因引起的坐骨神经痛。患者取健侧卧位，双下肢髋关节屈曲 45°，膝关节屈曲 90°，扪及股骨大转子及坐骨结节，在两者之间中点稍偏内侧，予以标记；一般用 1% 普鲁卡因或 1% 利多卡因 10ml。0.5% 碘伏皮肤消毒，铺盖无菌孔巾，用 7 号 10cm 长的针头垂直进针，深约 6 ~ 8cm，出现下肢触电感时，回抽针栓无回血即可注药。注射完毕拔出针头，重新消毒局部皮肤，针孔处盖无菌干棉球，胶布粘贴固定。

注意：一般不加入泼尼松类药物，避免引起神经组织变性而导致功能障碍。

16. 感染病变周围封闭注射　急性软组织感染，可于其周围封闭注射。一般采用 0.5% ~ 1.0% 普鲁卡因，加适量抗生素药物混合后注射。方法与区域阻滞麻醉基本相似，即在病变周围皮肤红肿区以外的周围组织及基底注药，使药液形成一包围圈（图 7-14）。注射完毕拔出针头后，重新消毒局部皮肤，针孔处盖无菌干棉球，胶布粘贴固定。一般每天或隔日封闭注射 1 次。

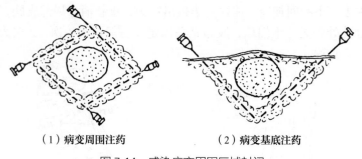

（1）病变周围注药   （2）病变基底注药

图 7-14　感染病变周围区域封闭

17. 急性乳腺炎封闭注射　急性乳腺炎早期，给予封闭注射效果较好。在炎症病灶四周正常皮肤选定两个或数个注射点，予以标记；一般备 0.25% 普鲁卡因 100～150ml，加入青霉素 240 万单位；0.5% 碘伏消毒皮肤，铺盖无菌孔巾，将药液注射于病灶四周的皮下组织、乳腺组织及其基底（图 7-15），每天 1 次或隔日 1 次。

注意：注射前须作青霉素皮肤过敏试验。封闭注射时勿将药液注入炎症区域。

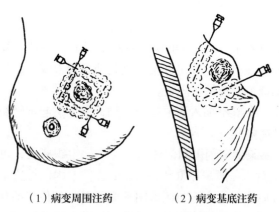

（1）病变周围注药   （2）病变基底注药

图 7-15　急性乳腺炎封闭注射

18. 精索病变封闭注射 用于急性或慢性睾丸炎、附睾炎、精索痛和不明原因的腹股沟下坠疼痛；也常用于输精管结扎术后的局部疼痛和其他不适者。一般急性炎症性疾病可备1% 普鲁卡因和适量青霉素、庆大霉素混合后注射；0.1% 氯己定消毒皮肤，铺盖无菌孔巾，于腹股沟皮下环下方，用手轻轻提起精索，用较细注射针刺入精索内，回抽针栓无回血后注药（图7-16）。注射完毕拔出针头后，重新消毒局部皮肤，针孔处敷料适当予以包扎。每隔 2～3 天注射 1 次。

输精管结扎术后局部疼痛不适者，可用 1% 普鲁卡因 2ml 加入醋酸泼尼松龙 12.5mg，二者混合后注射，每 7 日注射 1 次。

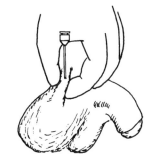

图 7-16 精索封闭注射

19. 肢体环周封闭注射 将药液注射于骨膜外周围的骨筋膜腔隙中，主要用于截肢后疼痛、肢体远端溃疡、灼性神经痛等。上肢封闭选用上臂中段，下肢封闭选用大腿中段。0.5% 碘伏消毒皮肤，铺盖无菌孔巾，上肢封闭注射时分别由前后两点垂直进针，触及骨质退出少许，回抽针栓无回血后注入麻药（图 7-17），一般每侧注入 0.25% 普鲁卡因 40～50ml；下肢封闭注射时分别由前、后、外三点垂直进针，触及骨质后退出少许，回抽针杆无回血后注入麻药（图 7-18）。成人一处注入 0.25% 普鲁卡因 50ml，三处共约 150ml。注射完毕拔出针头，重新消毒局部皮肤，针孔处盖无菌干棉球，胶布粘贴固定。每隔 2～3 日注射 1 次。

20. 瘢痕封闭注射 用于各种局限性瘢痕增生、瘢痕疙瘩。根据瘢痕增生或瘢痕疙瘩大小，取 0.5%～1.0% 利多卡因 1～5ml，加适量康宁克通或曲胺奈德，将二者混合使用。0.5% 碘伏消毒皮肤，铺盖无菌孔巾，将药液直接均匀地注射于瘢痕组织内（图 7-19），注意不能注射于瘢痕周围或瘢痕下正常组织内。注射完毕拔出针头，重新消毒局部皮肤，针孔处盖无菌干棉球，胶布粘贴固定。一般 10 ~ 14 天封闭注射 1 次，酌情决定注射次数。

由于瘢痕组织致密、坚硬，注射阻力较大，可使用特制的高压注射器。

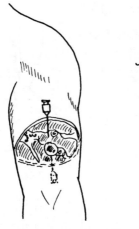 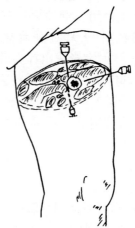

图 7-17　上肢封闭注射　　图 7-18　下肢封闭注射

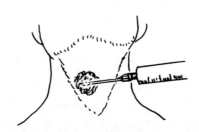

图 7-19　瘢痕组织内注射

第八章

常用穿刺技术

穿刺，是外科临床工作中常用的技术性操作，既可用于疾病诊断，又可用于治疗，或二者兼之。由于放射线、超声等影像学检查技术的发展，可将病灶准确定位，加上穿刺工具的改进，穿刺技术得以进一步提高，应用范围不断扩大。本章将临床上最常用的穿刺技术介绍如下。

第一节　股静脉穿刺

【适应证】

1. 外周皮下浅静脉穿刺困难，而又急需采血、输液、输血等。

2. 需经股静脉插管做下腔静脉造影检查者。

3. 婴幼儿静脉采血。

【禁忌证】

1. 穿刺部位有皮肤炎症、静脉炎、血栓形成者。

2. 有出血倾向者。

【操作步骤】

患者取仰卧位，穿刺侧大腿放平，稍外旋外展。髂前上棘与耻骨结节连线内、中段交界处下方 2～3cm，股动脉搏动处内侧 0.5～1.0cm（体表投影相当于腹股沟韧带内、中 1/3 交界处下方二横指、股动脉搏动内侧）作为穿刺点，予以标记。0.5% 碘伏消毒局部皮肤，铺无菌孔巾，单纯采血时可用连接针头的注射器斜向脐部进针（图 8-1）。用于插管时用带针芯的穿刺针斜向脐部进针。边进针

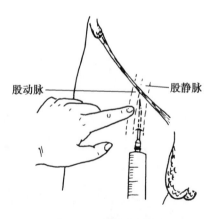

股动脉　　　　　　股静脉

图 8-1　股静脉穿刺

边抽吸，如获血液表示进入股静脉，再进针 0.5cm，即可进行采血或插管。穿刺完毕拔出针头，重新消毒局部皮肤，盖无菌干棉球，手指压迫 2～3 分钟，胶布粘贴固定。

【注意事项】

1. 若穿刺失败，不宜在同侧反复多次穿刺。

2. 如抽出鲜红色血液，提示穿刺误入动脉，立即拔出针头，压迫 10 分钟至不出血为止。

3. 穿刺后观察局部有无活动性出血。

第二节　颈外静脉穿刺

【适应证】

遇有休克、周围循环衰竭、低血容量等情况的危重患者，四肢浅静脉穿刺困难，而又急需采血、输液、输血者。

【操作步骤】

患者取平卧位，两肩胛间垫一小枕，使颈部过伸，面部转向对侧，助手协助固定头部，操作者立于患者头侧。0.5% 碘伏消毒局部皮肤，铺无菌孔巾，操作者左拇指、示指或示指、中指将皮肤轻轻绷紧，右手持连接针头的注射器或穿刺针，于颈外静脉旁，即下颌角与锁骨上缘中点连线的 1/3 处刺入皮肤至颈外静脉（图 8-2），边进针边抽吸，见有回血时再进针 0.5～1.0cm，即可进行采血或插管。穿刺完毕拔出针头，重新局部皮肤消毒，盖无菌干棉球，手指按压 2～3 分钟，胶布粘贴固定。

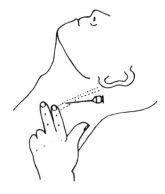

【注意事项】

1. 若穿刺失败，不宜在同侧反复多次穿刺。

2. 穿刺完毕后观察局部有无活动性出血。

图 8-2　颈外静脉穿刺

第三节　锁骨下静脉穿刺

【适应证】

1. 需行胃肠外全营养或中心静脉压测定者。

2. 需长期输液而外周静脉硬化、炎症、塌陷等穿刺困难者。

【操作步骤】

患者取仰卧位，头低 15°～30°，两肩胛间垫一薄枕，使两肩后垂，面部转向对侧，一般从右侧穿刺，于锁骨中点下一横指处作为穿刺点，予以标记。0.5% 碘伏消毒局部皮肤，铺无菌孔巾，0.5% 利多卡因局部浸润麻醉后，将连接注射器的 14～16 号穿刺针刺入皮肤，使其与胸壁额面平行，即针头与胸壁平面约呈 15°朝向同侧胸锁关节后方进针，于锁骨与第 1 肋骨的间隙内走行，边抽吸边推进（图 8-3），一般达 4～6cm 即可抽得暗红色血液，再进针 0.5～1.0cm，取下注射器，用拇指按住针尾，以免发生空气栓塞，再迅速将预先选定的单腔或双腔硅胶静脉导管经穿刺针置入 12～15cm，尖端即可达上腔静脉。拔去穿刺针，接通输液管，开始输液，并将导管固定于皮肤上，涂抹抗生素油膏，盖无菌敷料包扎。进行此项操作应特别注意，严格按照无菌技术操作。

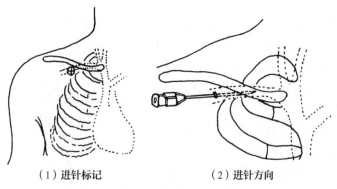

（1）进针标记　　　　　（2）进针方向

图 8-3　锁骨下静脉穿刺

【注意事项】

1. 穿刺针进入锁骨下静脉取下注射器后，立即用拇指按住针尾，以免发生空气栓塞，因为锁骨下静脉离心脏较近，属于中心静脉，静脉内呈负压状态。

2. 中心静脉置管者，穿刺前需备齐一切用品，如合格的静脉切开包或专门的中心静脉穿刺包、肝素盐水、20ml 注射器、三通、肝素帽、单腔或双腔静脉导管、皮肤消毒用品等。

3. 穿刺前注意调整体位合适，合适的体位往往是穿刺成功的关键。若穿刺不成功，则可改为颈内静脉穿刺。

4. 中心静脉置管者术后加强护理，保持局部清洁，定期消毒皮肤，预防深静脉感染。

第四节　股动脉穿刺

【适应证】

1. 用于抢救患者时经股动脉输血、血浆、高渗糖。

2. 经股动脉插管用药，进行下肢疾病的诊断和治疗等。

【操作步骤】

患者取仰卧位，穿刺侧下肢稍外展、外旋。腹股沟韧带内、中段交界处下方 2 ~ 3cm，即股动脉搏动最明显处作为穿刺点，予以标记。0.5% 碘伏消毒局部皮肤，铺无菌孔巾，0.5% 利多卡因局部浸润麻醉。操作者立于患者一侧，用示指或中指扪及血管搏动，另一手持连接针头的注射器或穿刺针，与皮肤成 30° ~ 40° 逆血流方向刺入股动脉（图 8-4），有鲜血

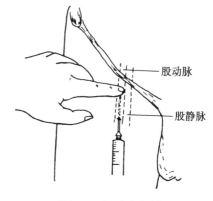

图 8-4　股动脉穿刺

股动脉

股静脉

喷出时，再缓慢进入 0.3 ~ 0.5cm，以防脱出，此时即可进行采血、注药或进行动脉插管血管造影。穿刺完毕后拔针，再次消毒局部皮肤，盖无菌敷料，局部压迫 5 ~ 10 分钟，防止血肿形成，胶布粘贴固定。

【注意事项】

1. 股动脉压力较大，穿刺完毕后需进行局部有效压迫，防止血肿形成。

2. 穿刺拔针后，注意观察局部有无活动性出血。

3. 进行动脉插管血管造影者，穿刺前需备齐一切用品及药物。

第五节　脓肿穿刺

【适应证】

1. 急性蜂窝组织炎、疑有脓肿形成者。

2. 深部脓肿引流之前作为切开引流标志。

3. 结核性脓肿需穿刺抽吸脓液注药者。

【操作步骤】

患者取适当体位，0.5% 碘伏消毒局部皮肤，铺无菌孔巾，在脓肿波动最明显处或肿胀明显处作为穿刺点，左手拇、示指按压固定，垂直刺入，直达脓腔（图 8-5），回抽便可抽出脓液，如无脓液抽出可改变方向或作深浅调整。抽出脓液后，观察脓液颜色、性状，必要时留取标本涂片送检或作细菌培养和药敏试验。需做脓肿切开引流时，留置针头，以便切开时沿针体切入，敞开引流。

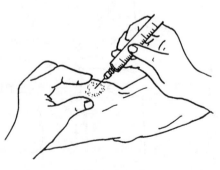

图 8-5　脓肿穿刺

【注意事项】

1. 如需选用较粗针头穿刺，则可先用1%普鲁卡因或0.5%利多卡因局部浸润麻醉。

2. 局部红肿疼痛明显者，尽管不能抽出脓液，也不能完全放弃感染的诊断。

3. 结核性脓肿穿刺抽脓后，可注入抗结核药物，但应注意无菌技术操作，防止并发非特异性感染。

第六节　浅表肿块穿刺

【适应证】

1. 体表软组织肿块，如怀疑为血肿、积液等，诊断不明者可穿刺协助诊断。

2. 各种肿物需穿刺抽吸组织，进行细胞学检查者。

【操作步骤】

患者取适当体位，备好5毫升注射器、针头及其他所需物品如涂片用的玻璃片等。0.5%碘伏局部皮肤消毒，铺无菌孔巾，操作者左手固定肿块，右手持穿刺针垂直刺入肿块内（图8-6），用力回抽针栓，使针筒内呈现较大负压，吸取肿块内少量组织后即可拔针，拔针前应消除负压；如无组织吸入针筒内可加大负压并使针头反复在肿块内进退数次，或改变穿刺方向，直至获得抽取物为止。穿刺完毕后拔针重新局部皮肤消毒，盖无菌干棉球，胶布粘贴固定。

【注意事项】

1. **局部麻醉**　需用较粗穿刺针穿刺时，可

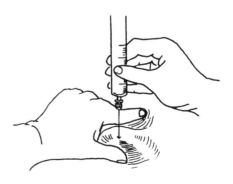

图 8-6　浅表肿块穿刺

先用 1% 普鲁卡因局部适当浸润麻醉。

2. 抽吸物分析 对抽吸物肉眼观察分析,可对肿块性质进行初步诊断,如为新鲜血液,肿块可能为血管瘤;如为不凝固血液,可能为局部血肿;如为淡黄色透明液体,可能系囊肿或滑囊积液;如为血性颗粒组织碎屑,恶性肿瘤可能性较大。

3. 玻璃涂片 若需进行细胞学检查,将抽吸物分别推于 1~4 张玻璃片上,在最短时间内以较快速度涂片或推片。推片时用力应先大后小,使标本均匀地有层次地分布在玻璃片上。

第七节　淋巴结穿刺

【适应证】

1. 颈部、腋窝、腹股沟等处肿大及质硬的淋巴结,需进行细胞学检查。

2. 淋巴结结核化脓需抽吸注药者。

【操作步骤】

患者取适当体位,0.5% 碘伏局部皮肤消毒,铺无菌孔巾,用 10ml 干燥注射器连接适当规格的注射针头,左手拇、示指固定淋巴结,右手持注射器,刺入淋巴结中央,回抽针栓使成负压,即可将少量组织或液体抽入针筒内(图 8-7),持续数秒钟后消除负压,拔出针头,即刻将抽吸的组织或液体涂于玻璃片上,送检做细胞学检查。重新消毒局部皮肤,针孔处覆盖干无菌棉球,胶布粘贴固定。

【注意事项】

1. 需用较粗穿刺针穿刺时,可先于局部用 1% 普鲁卡因酌情浸润麻醉。

2. 淋巴结肿大、边界不清、

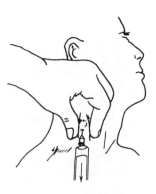

图 8-7　淋巴结穿刺

有明显压痛者，急性淋巴结炎可能性较大，不宜进行穿刺。

第八节　胸腔穿刺

【适应证】

1. 胸腔积液诊断不明，需抽液化验者。
2. 气胸、液气胸、血胸、胸腔积液、脓胸需穿刺引流者。
3. 胸腔内需注入药物者。

【禁忌证】

1. 病情垂危者。
2. 有严重出血倾向、大咯血者。
3. 严重肺结核、肺气肿者。
4. 有精神疾病或不合作者。

【操作步骤】

气胸或以气胸为主的液气胸，应取低斜坡卧位，患侧锁骨中线第 2～3 肋间或腋前线 4～5 肋间为穿刺点，予以标记。血胸、胸腔积液或脓胸取反坐椅位，于肩胛下角线 7、8 肋间或腋中线 6～7 肋间或腋前线第 5 肋间为穿刺点，予以标记（图 8-8）。0.5% 碘伏消毒局部皮肤，铺无菌孔巾。0.5% 普鲁卡因局部麻醉浸润至胸膜。操作者右手持连接橡皮管、玻璃管的穿刺针，血管钳夹闭橡皮管，左示、中指固定穿刺处皮肤，于定点处垂直刺入，出现落空感表示进入胸腔，即可用 50ml 注射器抽吸，抽满针筒后助手用血管钳夹住橡皮管，防止空气进入胸腔（图 8-9），如此反复进行。抽吸完毕拔出穿刺针，重新消毒局部皮肤，覆盖无菌干棉球，胶布粘贴固定。

【注意事项】

1. 操作中嘱咐患者应避免咳嗽及深呼吸。
2. 抽液时一次最多不超过 700ml，并需缓慢进行抽吸。
3. 穿刺后中或穿刺观察患者病情变化，注意呼吸、脉搏有无异常，若有异常及时作出相应处理。

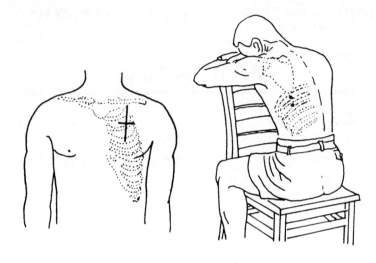

图 8-8　胸腔穿刺进针标记

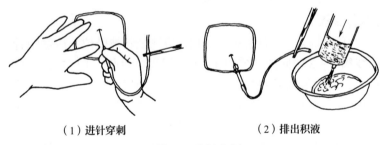

（1）进针穿刺　　　　　　　　　（2）排出积液

图 8-9　胸腔穿刺

第九节　腹腔穿刺

【适应证】

1. 腹腔积液，了解积液性质。

2. 腹水过多，为了减轻腹腔内压力。

3. 腹腔内注射药物。

【操作步骤】

穿刺前排空膀胱，患者取平卧位，适当侧身向穿刺侧，在脐与髂前上棘连线中、外 1/3 交界处确定为穿刺点，也可取脐与耻骨联合中点偏左或右 1cm 为穿刺点，予以标记。0.5% 碘伏消毒局部皮肤，铺无菌孔巾，酌情应用 1% 普鲁卡因或 0.5% 利多卡因局部浸润麻醉，用连接较长针头的注射器垂直皮肤面刺入腹腔，通过腹膜时有落空感，注意进针不要过深以免损伤肠管，进腹后即可抽吸（图 8-10），如无液体则边退针边抽吸，或稍改变方向及调整进针深浅。若为抽吸腹水减压，让患者取半卧位，0.5% 利多卡因局部浸润麻醉后，用较粗的穿刺针连接橡皮管进行穿刺抽吸。抽吸穿刺完毕拔针后，重新消毒局部皮肤，盖无菌干棉球，胶布粘贴固定。

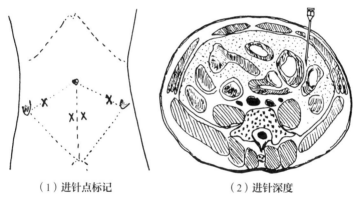

（1）进针点标记　　　　　　（2）进针深度

图 8-10　腹腔穿刺

【注意事项】

1. 操作中嘱咐患者避免咳嗽及转动身体。

2. 抽液减压时抽出速度不宜过快，以免腹腔压力下降过快，导致低血压或晕厥。

3. 穿刺中或穿刺后观察患者病情变化，注意是否出现腹痛、呼吸异常、脉搏异常等，若有异常及时作出相应处理。

第十节　膀胱穿刺

【适应证】

1. 经导尿失败的急性尿潴留患者，暂时排出尿液缓解膀胱内压力。

2. 需经穿刺针置入导管，长时间引流尿液者。

【操作步骤】

清洁下腹皮肤，0.5%碘伏消毒局部皮肤，铺无菌孔巾。下腹正中耻骨联合上 2cm 为穿刺点，予以标记。酌情应用 1% 普鲁卡因和 0.5% 利多卡因局部浸润麻醉，操作者右手持连接橡皮管的穿刺针，缓慢垂直刺入，有落空感后同时有尿液排出。若需保留膀胱引流导管，需采用大号穿刺针，由穿刺针内插入适当的引流导管。有时也可直接使用 50ml 注射器连接 9 号注射针头穿刺抽吸（图 8-11）。穿刺完毕拔出穿刺针后，重新消毒局部皮肤，盖无菌干棉球，胶布粘贴固定。

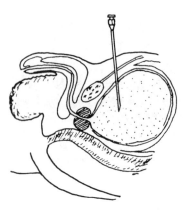

图 8-11　膀胱穿刺

【注意事项】

1. 膀胱过度充盈膨胀时，放液速度不宜太快，以免引起膀胱充血或腹压骤减导致晕厥。

2. 需保留导管长时间引流尿液者，应妥善固定导管，防止脱出，并注意加强护理，保持局部皮肤干燥清洁，必要时可间断夹闭引流导管，以便维持膀胱正常的收缩及舒张功能。

3. 长时间保留导管引流尿液者，应选择使用硅胶导管，术后酌情应用生理盐水定期进行膀胱冲洗。

第十一节　关节腔穿刺

【适应证】

1. 化脓性关节炎或其他关节病变伴有积液者。
2. 关节腔积液需抽出送检、细菌培养者。
3. 关节腔内需抽液注药或单纯注药者。

【操作步骤】

各关节腔穿刺需酌情选择相应的体位，利用解剖学知识指导，避免刺伤血管、神经。同时，任何关节穿刺都需进行严格的局部皮肤消毒，所使用的穿刺器具及用品也必须绝对无菌，并严格执行无菌操作规则。否则，即可导致新的医源性感染。穿刺完毕后，须重新消毒皮肤，盖无菌干棉球，胶布粘贴固定。常用的穿刺部位如下。

1. **肩关节穿刺**　患侧上肢轻度外展、外旋，肘关节处于屈曲位，肱骨小结节与肩胛骨喙突中点或喙突顶端外下方为穿刺点，予以标记，0.5% 碘伏消毒局部皮肤，铺无菌孔巾，酌情应用 1% 普鲁卡因或 0.5% 利多卡因局部浸润麻醉，操作者右手持穿刺针，垂直进针，缓慢刺入关节腔（图 8-12）。

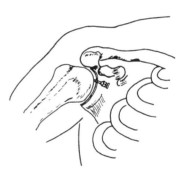

图 8-12　肩关节穿刺

2. **肘关节穿刺**　患侧肘关节屈曲 90°，肘关节后面尺骨鹰嘴外侧沟处为穿刺点，予以标记。0.5% 碘消毒伏局部皮肤，铺无菌孔巾，酌情应用 1% 普鲁卡因或 0.5% 利多卡因局部浸润麻醉。操作者右手持穿刺针，向前、向内缓慢刺入关节腔，也可从尺骨鹰嘴上方经肱三头肌腱向前下方，缓慢刺入关节腔（图 8-13）。

3. **腕关节穿刺**　患侧腕关节伸直位，腕关节背面、伸拇长肌腱尺侧，即鼻烟窝尺侧、桡骨远端处为穿刺点，予以标记。0.5% 碘伏消毒局部皮肤，铺无菌孔巾，酌情应用 1% 普鲁卡因或 0.5% 利多卡因局部浸润麻醉，操作者右手持穿刺针，以近乎垂直方向缓慢刺入，即可进入关节腔（图 8-14）。

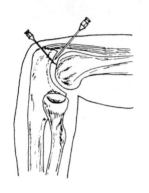

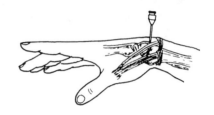

图 8-13　肘关节穿刺　　　　　　图 8-14　腕关节穿刺

4. **髋关节穿刺**　患者取平卧位，髂前上棘与耻骨结节连线中点，腹股沟韧带下一横指，股动脉搏动处外侧 1cm 为穿刺点，予以标记。0.5% 碘伏消毒局部皮肤，铺无菌孔巾，酌情应用 1% 普鲁卡因或 0.5% 利多卡因局部浸润麻醉，操作者右手持穿刺针，垂直缓慢刺入约 6 ~ 8cm 即可进入关节腔（图 8-15）。穿刺时应注意勿损伤股内侧的股动脉、股神经。

5. **膝关节穿刺**　患侧膝关节伸直位，分别在髌骨上缘水平作一横线、外侧缘作一垂直线，两线交叉点为穿刺点，予以标记。0.5% 碘伏消毒局部皮肤，铺无菌孔巾，酌情应用 1% 普鲁卡因或 0.5% 利多卡因局部浸润麻醉，操作者右手持穿刺针，缓慢刺入关节腔（图 8-16）。

6. **踝关节穿刺**　踝关节背伸 100°，外踝尖端上方 2cm，再向内 1.5cm 为穿刺点，予以标记。0.5% 碘伏消毒局部皮肤，铺无菌孔巾，酌情应用 1% 普鲁卡因或 0.5% 利多卡因局部浸润麻醉，操作者右手持穿刺针，于关节前方稍向内、向下方向缓慢刺入关节腔（图 8-17）。

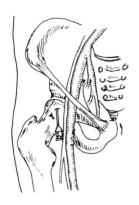 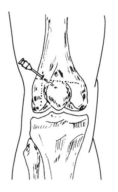 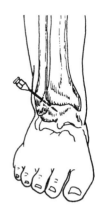

图 8-15　髋关节穿刺　　图 8-16　膝关节穿刺　　图 8-17　踝关节穿刺

【注意事项】

1. 穿刺前需熟悉拟穿刺关节的解剖结构，了解相应血管、神经走行，避免损伤主要血管神经。

2. 穿刺术后该关节需酌情适当休息，必要时抬高患肢。

3. 关节穿刺主要针对大关节，中小关节一般不宜进行穿刺。

第十二节　前列腺穿刺

【适应证】

1. 对于不能确定疾病性质的前列腺肿块，需抽吸组织做细胞学检查者。

2. 前列腺局部需注射药物者。

【操作步骤】

穿刺途径通常有两种。

1. 经直肠穿刺法　术前 2 天起口服肠道杀菌药物，术前当晚进流质饮食，穿刺前做清洁灌肠。患者取膝胸卧位，一般应在肛门周围阻滞麻醉下进行。1% 氯己定消毒会阴，助手用拉钩协助扩开肛门，消毒直肠内，伸入左示指，触及前列腺肿块或前列腺，再次反复消毒直肠黏膜，右手持干燥注射器连接10cm 长的 9 号针头，斜向前列腺肿块进针，达肿块后边抽吸边退针（图 8-18），或根据需要注入适当药物。穿刺完毕拔针后立即用干棉球按压针孔 5 分钟，防止出血。同时将抽出的组织物立即涂片、推片送检。术后继续口服肠道杀菌药 3 天。

2. 经会阴穿刺法 患者取膝胸卧位，0.1% 氯己定消毒会阴，铺无菌孔巾，1% 普鲁卡因或 0.5% 利多卡因局部浸润麻醉，操作者左手示指伸入直肠内，触及前列腺拟穿刺处，作为穿刺时的引导，右手持穿刺针由会阴中线刺入，进针方向与直肠内指尖相对应（图 8-19）。采集方法与直肠内穿刺方法相同。需注射药物时，则将预先备好的药物注入前列腺组织内。穿刺完毕后，重新消毒局部皮肤，盖无菌干棉球，胶布粘贴固定。

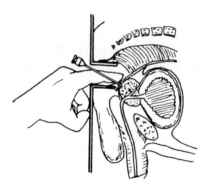
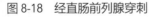
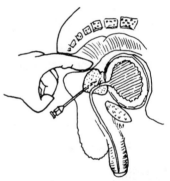

图 8-18　经直肠前列腺穿刺　　　　图 8-19　经会阴前列腺穿刺

【注意事项】

1. 术前应用肠道杀菌药物、穿刺前清洁灌肠、术后继续口服肠道杀菌药是预防感染的有效措施，不可忽视。

2. 前列腺组织内注入药物者，术后数天可能出现会阴部不适。

第十三节　盆腔脓肿穿刺

【适应证】

1. 用于盆腔脓肿的诊断。

2. 作为盆腔脓肿的切开引流指导。

【操作步骤】

盆腔脓肿穿刺，有两种穿刺途径可供选择。

1. 经直肠穿刺法　患者取截石位，0.1% 氯己定消毒会阴部，用拉钩扩开肛门，消毒直肠，术者左示指进入直肠内，触及脓肿向肠腔内膨出处，再用连接 10cm 长 9 号针头的注射器，斜向膨出处刺入，直达脓腔（图 8-20）。如拟行同时切开引流，也可先行肛门周围阻滞麻醉，然后双手示指扩肛，拉钩扩开肛门，充分显露直肠腔，右手持连接针头的注射器直视下刺入脓肿，抽出脓液后以此针头为引导，行直肠内切开引流术。

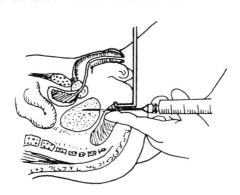

图 8-20　经直肠盆腔脓肿穿刺

2. 经阴道穿刺法　患者取截石位，0.1% 氯己定会阴阴道内消毒，左手示、中指伸入阴道内，右手持连接 10cm 长 9 号针头的注射器，于阴道后穹隆膨出处进针，达脓腔后可有阻力突然消失感（图 8-21）。如需同时经阴道切开引流，则留置针头作为切开的引导。

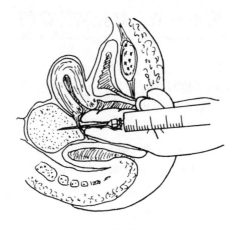

图 8-21　经阴道盆腔脓肿穿刺

【注意事项】

1. 盆腔脓肿穿刺前需进行腹腔、盆腔 B 超检查，确定积液具体情况和位置。

2. 穿刺并进行引流者，要考虑引流的彻底性及术后换药是否方便，必要时经腹部切开引流。

3. 经直肠或阴道穿刺引流请参阅第九章第十一节盆腔脓肿切开引流术。

第十四节　腰椎穿刺

【适应证】

1. 中枢神经系统炎症性疾病的诊断与鉴别，包括流行性脑膜炎、流行性乙型脑炎、结核性脑膜炎等。

2. 脑血管意外的诊断与鉴别，包括脑出血、脑梗死、蛛网膜下腔出血等。

3. 测定颅内压力、了解蛛网膜下腔是否阻塞、椎管内给药等。

【禁忌证】

    1. 可疑高颅压脑疝者。

    2. 休克等危重患者。

    3. 穿刺部位有炎症。

    4. 严重凝血功能障碍患者。

【操作步骤】

    患者通常取弯腰侧卧位，自 $L_2 \sim S_1$（以 $L_{3/4}$ 为主）椎间隙穿刺，予以标记。0.5% 碘伏消毒局部皮肤，铺无菌孔巾，酌情应用 1% 普鲁卡因和 0.5% 利多卡因局部浸润麻醉，操作者用 20 号穿刺针（小儿用 21-22 号）沿棘突方向缓慢刺入，进针过程中针尖遇到骨质时，应将针退至皮下待纠正角度后再进行穿刺。成人进针 4 ~ 6cm（小儿约 3 ~ 4cm）时，即可穿破硬脊膜而达到蛛网膜下腔，抽出针芯流出脑脊液，测压和缓慢放液后（不超过 2 ~ 3ml），再放入针芯拔出穿刺针。穿刺点覆盖干纱布加压止血，胶布粘贴固定。术后嘱患者平卧 4 ~ 6 小时。若初压超过 2.94kPa（300mmH$_2$O）时则不宜放液，仅取测压管内的脑脊液送细胞计数及蛋白定量即可。

【注意事项】

    1. 严格掌握禁忌证，凡疑有颅内压升高者必须先做眼底检查，如有明显视乳头水肿或有脑疝先兆禁忌穿刺。凡处于休克、濒危状态及局部皮肤炎症等均禁忌穿刺。

    2. 穿刺时患者如出现呼吸、脉搏、面色异常等症状时，应立即停止操作，并作相应处理。

    3. 鞘内给药时，应先放出等量脑脊液，然后再等量转换性注入药液。

第九章
常见脓肿切开引流术

脓肿切开引流术，是治疗外科化脓性感染的最主要方法之一，外科医师必须牢记任何抗生素的治疗都不能代替脓肿切开引流术。可以说，试图加大抗生素用量逃避切开引流基本都是徒劳的。脓肿切开引流后应根据情况及时正确换药，才能尽快使伤口愈合。

脓肿切开引流的基本原则：适时切开，宁早勿晚，彻底引流，保持通畅。

脓肿切开引流的主要步骤包括：麻醉、切开、排脓、引流、包扎固定。

第一节　浅表脓肿切开引流术

【适应证】

1. 位于一般部位的皮肤或皮下组织内的浅表脓肿扪及波动者。

2. 有些感染虽未形成脓肿，但局部张力较大或疼痛剧烈，也应及早切开排出炎性区渗出物，降低局部压力，减轻疼痛，尽早痊愈。

【操作步骤】

1. **消毒铺巾**　取适当体位，确定波动最明显或位置最低处做切口，予以标记。0.5% 碘伏消毒局部皮肤，铺无菌孔巾。

2. **局部麻醉**　0.5% 普鲁卡因或 0.5% 利多卡因局部浸润麻醉或区域阻滞麻醉，麻药中可加入适量肾上腺素，注药时注意勿将药物注入脓腔内，防止炎症扩散。

3. **切开引流**　左手拇、示指置于脓肿两侧，略加固定，在标记处切开皮肤、皮下组织直达脓腔，切口长度与脓肿大小相当，放出脓液，必要时轻轻挤压四周，以便尽量排净脓液，然后根据脓腔大小适当放入凡士林纱条引流（图 9-1），覆盖敷料包扎固定。

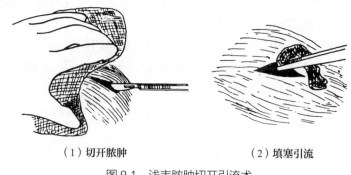

（1）切开脓肿　　　　　　　　（2）填塞引流

图 9-1　浅表脓肿切开引流术

【注意事项】

1. 引流口应与脓肿等长，以便引流彻底，并及时清洁换药。

2. 术后适当休息，位于下肢的脓肿切开引流术后应卧床休息，适当抬高患肢。

3. 切开引流后分泌物多时每天换药一次，分泌物少时隔日换药一次。

第二节　深部脓肿切开引流术

【适应证】

1. 深部组织化脓性感染如大腿、腰部、臀部等深处脓肿。

2. 注射或针刺致深部组织感染化脓。

【操作步骤】

1. 消毒铺巾　取适当体位，0.5% 碘伏消毒局部皮肤，铺无菌孔巾。

2. 局部麻醉　0.5% 普鲁卡因或 0.5% 利多卡因局部浸润麻醉或区域阻滞麻醉，麻药中可加入适量肾上腺素。

3. 切开引流　先用连接 10cm 长 9 号针头的注射器试穿，证实已形成脓肿后，留置针头于病灶处，然后用刀沿留置针头处切开皮肤、皮下组织，钝性分开肌肉纤维，手指伸入脓腔探查，并分开脓腔内纤维隔，排净脓液（图 9-2），必要时生理盐水冲洗脓腔，填塞凡士林纱条，用以引流和压迫止血。覆盖厚层纱布，适当加压包扎。

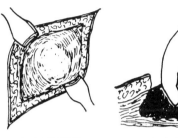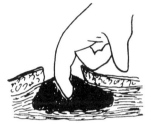

（1）显露脓肿　　　　　　（2）手指分离

图 9-2　深部脓肿切开引流术

【注意事项】

1. 术后酌情及时清洁换药，注意换药技巧，填塞引流物保持口大底小的原则。切开后早期伤口分泌物较多，可每天换药一次，几天后分泌物减少，可隔日换药一次。

2. 如有多发深部脓肿应考虑有否原发感染性疾病，并作相应处理。

3. 结核性"冷"脓肿无混合性感染者，一般不宜进行手术切开引流。

第三节　痈切开引流术

【适应证】

1. 位于颈后、背部等处的痈，经用大量抗生素治疗无效者。

2. 早期痈切开引流，以防炎症继续沿皮下组织间隙扩散。

【操作步骤】

1. 消毒铺巾　患者取适当体位，一般颈后痈、背部痈取俯卧位。0.5% 碘伏消毒局部皮肤，铺无菌孔巾。

2. 局部麻醉　通常用 0.5% 普鲁卡因或 0.5% 利多卡因局部区域阻滞麻醉，麻药中可加入适量肾上腺素。

3. 切开引流　于病变区做"＋""＋＋"或"Y"形切口，长度要达到痈边缘的健康组织，切至深筋膜浅面，然后自深筋膜浅面横行解剖、分离皮下炎性组织，形成皮瓣，使皮下组织外翻，并尽量清除皮下坏死组织。用 1.5% 过氧化氢（双氧水）、生理盐水冲洗后，填塞凡士林纱布或用浸透抗生素溶液的纱布条压迫止血（图 9-3），覆盖厚层纱布敷料，适当加压包扎。

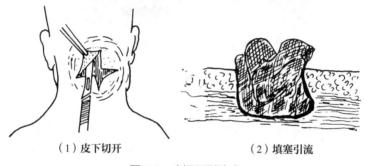

（1）皮下切开　　　　　　　　（2）填塞引流

图 9-3　痈切开引流术

【注意事项】

1. 痈患者往往患有糖尿病或营养不良，须尽量控制血糖或纠正营养不良，切口才能顺利愈合。

2. 术后加强护理，增加营养，高蛋白高维生素饮食，促进伤口愈合。

3. 如果病变范围广泛，可考虑将全部病变组织自深筋膜浅面切除，创面湿敷、清洁换药，待肉芽组织健康后植皮，以便尽早封闭创面。

4. 术后加强创面换药，讲究换药技巧，提高换药质量。如创面分泌物较多，可用 12～16 层半干盐水纱布覆盖创面引流，外层再覆盖厚层纱布敷料，妥善包扎，每 6～8 小时更换半干盐水纱布一次，分泌物减少后改为常规换药。

第四节 甲沟炎切开引流术

【适应证】

1. 甲沟软组织感染形成脓肿者。

2. 甲沟软组织感染虽未形成脓肿，但局部肿胀明显者。

【操作步骤】

1. **消毒铺巾** 患者取适当体位，一般可取坐位，精神紧张者可取平卧位，患侧肢体外展。0.5%碘伏消毒局部皮肤，铺无菌孔巾。

2. **局部麻醉** 一般可用1%普鲁卡因或1%利多卡因进行趾（指）根神经阻滞麻醉。

3. **切开引流** 为了控制出血，保持术野清晰，局部趾（指）根神经阻滞麻醉注药完毕后，可于趾（指）根部绑缚弹力橡皮筋，暂时阻断血液循环。于病变侧甲沟旁软组织弧行、水平或斜行切开皮肤，潜行分离附着在甲根上的皮肤和脓肿壁，如甲下积脓，则需剪除一部分指甲，然后于切口内填入小块凡士林纱条（图9-4）；若为双侧甲沟炎，则双侧甲沟皮肤均需切开、分离、掀起，形成皮瓣，填入凡士林纱条（图9-5），解除弹力橡皮筋，加压止血数分钟，无出血

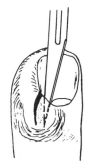

（1）切开一侧甲沟处　　（2）填入引流物

图9-4 单侧甲沟炎切开引流

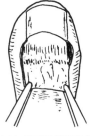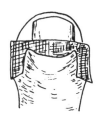

（1）切开双侧甲沟处　　（2）填入引流物

图9-5 双侧甲沟炎切开引流

后包裹无菌纱布敷料，妥善加压包扎。

【注意事项】

1. 多数甲沟炎为足踇趾甲沟炎，术后宜卧床休息，抬高患肢，以减轻水肿和疼痛。

2. 如有甲下广泛积脓，应行拔甲术，足趾甲沟炎多由于嵌甲造成，可行嵌甲根治术（参阅有关章节）。

3. 术后首次换药，包扎敷料会有较多渗血血痂，先解除外层敷料，然后用生理盐水将血痂敷料慢慢湿润、溶解后，轻轻解除内层敷料，以尽量减轻换药时的痛苦。

第五节　脓性指头炎切开引流术

【适应证】

1. 手指末节指腹皮下软组织感染，已形成脓肿者。

2. 虽未形成脓肿但局部软组织肿胀明显，剧痛影响睡眠者，也应及早切开减压，解除疼痛，预防骨髓炎发生。

【操作步骤】

1. **消毒铺巾**　患者取适当体位，0.5% 碘伏消毒局部皮肤，铺无菌孔巾。

2. **局部麻醉**　一般可用 1% 普鲁卡因或 1% 利多卡因进行患指指根神经阻滞麻醉。

3. **切开引流**　于患指末节侧面偏掌侧纵行切开，切口近端不应超过指间关节横纹处，切开皮肤直至脓腔，血管钳伸入脓腔，分离腔内所有纵行纤维索，放出脓液或炎性组织液。切开时勿太靠近指骨，以免损伤指骨基底部的屈指深肌腱（图9-6）。生理盐水冲洗脓腔，填入凡士林纱条引流。如脓腔较大，则需做对口引流。

需特别提及的是，脓性指头炎禁止行鱼口状或任何指腹掌侧切口（图9-7），以免愈合后组织退缩造成指腹外形不雅或遗留瘢痕影响指腹感觉功能。

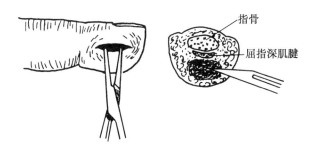

图 9-6　脓性指头炎切开引流术

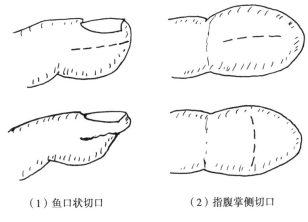

（1）鱼口状切口　　　　　　（2）指腹掌侧切口

图 9-7　切口错误

【注意事项】

1. 脓性指头炎疼痛剧烈，未必发展到化脓才切开引流，一旦出现局部疼痛难忍即应进行切开引流。

2. 术后将患侧肢体抬高，有利于静脉回流，减轻疼痛。

3. 勿作指头尖端的鱼口状切口，以免愈合后影响指端的感觉功能。

4. 引流条勿填塞过紧，以免阻碍引流。

第六节 化脓性腱鞘炎切开引流术

【适应证】

1. 手指腱鞘内急性化脓性感染。

2. 手指腱鞘急性感染早期，尽管无脓液形成，如明显肿痛，也可尽早切开减压，引流出炎性渗出物，减轻疼痛。

【操作步骤】

1. **消毒铺巾** 患者取适当体位，0.5% 碘伏消毒局部皮肤，铺无菌孔巾。

2. **局部麻醉** 一般可用 1% 普鲁卡因或 1% 利多卡因进行患指指根神经阻滞麻醉，也可用腕部神经阻滞麻醉。

3. **切开引流** 第 2、3、4 指化脓性腱鞘炎时，可于手指一侧做纵行切口；拇指、小指化脓性腱鞘炎时，可分别于拇指桡侧或小指尺侧做切口（图 9-8）。通常于肿胀最明显处做切口，切开皮肤、皮下组织，仔细分离、切开肿胀的腱鞘，此时注意勿损伤血管、神经、肌腱，放出脓液或炎性渗出物，用生理盐水冲洗干净，于腱鞘外、皮下组织层放置橡皮条引流，注意不要放在腱鞘内，术后 24 小时拔除。必要时可于切口皮下放置两条细硅胶管，术后定时用抗生素生理盐水冲洗（图 9-9），冲洗 24～36 小时后即应拔除硅胶管。

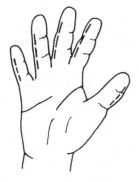

图 9-8 切开引流切口标记

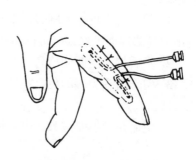

图 9-9 切开引流置管冲洗

【注意事项】

1. 注意术后应将患侧肢体抬高，减轻水肿和疼痛。

2. 术后局部酌情清洁换药，并全身应用抗生素。

3. 急性炎症被控制后应尽早练习手指伸屈活动，以防肌腱粘连。

第七节　掌间隙感染切开引流术

【适应证】

手掌中间隙或鱼际间隙化脓性感染，一经发现，即应及早切开引流。

【操作步骤】

1. 消毒铺巾　患者取适当体位，0.5% 碘伏消毒局部皮肤，铺无菌孔巾。

2. 局部麻醉　一般可用 1% 普鲁卡因或 1% 利多卡因进行腕部神经阻滞麻醉，也可 0.5% 普鲁卡因或 0.5% 利多卡因 0.5% 利多卡因局部浸润麻醉，麻药中可加入适量肾上腺素。

3. 切开引流　如为掌中间隙感染，在掌远侧横纹处第 3、4 掌骨间做横或纵切口；如为鱼际间隙感染，在大鱼际肿胀最明显处做斜切口，也可在拇、示指间指蹼背侧缘做切口（图 9-10）。切开皮肤、皮下组织至脓腔，此时注意勿损伤血管、神经、肌腱。生理盐水冲洗脓腔，填塞凡士林纱条或等渗盐水纱条引流，覆盖无菌纱布敷料包扎。术后将患肢抬高，并将手固定在功能位置，即腕部稍背屈、尺屈，指关节呈半屈状，拇指屈向中线与中指相对（图 9-11）。

【注意事项】

1. 术后加强局部换药，全身应用抗生素。

2. 肿胀消退即应及早进行手指伸屈活动，防止肌腱粘连。

3. 由于掌面组织坚韧致密而手背组织相对疏松，故术前手背组织肿胀往往更为明显，切不可误认为手背感染而于手背处切开引流。

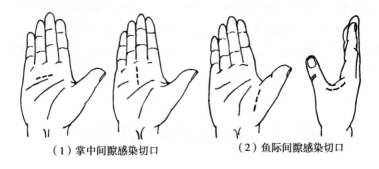

（1）掌中间隙感染切口　　　　（2）鱼际间隙感染切口

图 9-10　切开引流切口标记

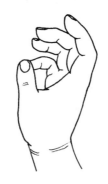

图 9-11　手的功能位

第八节　颌下脓肿切开引流术

【适应证】

1. 颌下区急性化脓性感染，形成脓肿者。

2. 颌下区虽未形成脓肿但局部肿胀明显，有引起呼吸困难或喉头水肿可能者。

【操作步骤】

1. **消毒铺巾**　患者取仰卧位，头部尽量后仰，使患处充分显露。0.5% 碘伏消毒局部皮肤，铺无菌孔巾。

2. **局部麻醉** 一般可用 0.5% 普鲁卡因或 0.5% 利多卡因进行局部浸润麻醉，麻药中可加入适量肾上腺素。

3. **切开引流** 于切口肿胀最明显、距下颌骨下缘 2cm 处，与其平行做切口，切口长约 2~4cm，切开皮肤、皮下组织、颈阔肌，血管钳缓慢向舌下方向分离，逐渐至脓腔，排出脓液（图 9-12），再用生理盐水适当冲洗脓腔，填塞凡士林纱布条引流，覆盖纱布敷料，妥善包扎固定。

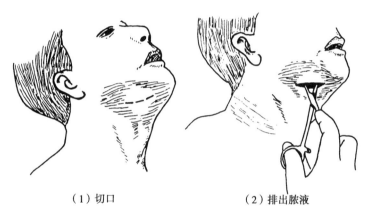

（1）切口   （2）排出脓液

图 9-12 颌下脓肿切开引流术

【注意事项】

1. 颌下脓肿多见于小儿，继发于牙源性感染，先引起急性颌下淋巴结炎，若早期及时应用足量抗生素有望控制感染痊愈。

2. 术后急性炎症得到控制或伤口愈合后，应将原发性病灶清除，以免颌下脓肿复发。

第九节 乳房脓肿切开引流术

【适应证】

1. 急性乳腺炎经穿刺或 B 超证实，已确定形成脓肿者。

2. 乳房闭合性外伤继发感染，局部有明显红肿热痛者。

【操作步骤】

1. 消毒铺巾　患者取侧卧位或半侧半仰卧位，0.5% 碘伏消毒局部皮肤，铺无菌孔巾。

2. 局部麻醉　一般采用 0.5% 普鲁卡因或 0.5% 利多卡因进行局部浸润麻醉，也可采用局部区域阻滞麻醉，注意勿将药液注入脓肿内，麻药中可加入适量肾上腺素。

3. 切开引流　在波动明显处或压痛、红肿最显著处做以乳头为中心的放射状切口；若为乳房基底或乳房后部脓肿，可沿乳房下缘做弧形切口，不要切开乳晕，避免做与乳管方向垂直的切口。注意切口应足够大，切开皮肤直至脓腔，放出脓液。脓肿较大时，需用手指伸入脓腔内，逐一扪及、分开纤维隔，使之充分引流（图 9-13），生理盐水适当冲洗脓腔，伤口内填塞凡士林纱布引流。覆盖敷料包扎。

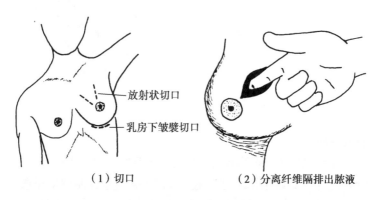

（1）切口　　　　　　　（2）分离纤维隔排出脓液

图 9-13　乳房脓肿切开引流术

【注意事项】

1. 术后酌情清洁换药，注意换药技巧，保持引流通畅。最初几天渗出物较多，一旦外层包扎敷料湿透，即应及时更换外层纱布敷料。渗出物减少后可每天或隔日换药一次。换药填塞引流物时注意口大底小，即外口部填塞略紧，伤口深处填塞要松。

2. 术后如形成乳瘘，伤口内流出大量乳汁，致伤口长时间不愈者，应停止哺乳，可给予已烯雌酚口服，每次 3mg，每天 3 次；也可口服中药停止哺乳。

3. 乳房脓肿切开引流后，患者往往消耗较大，需调节饮食，加强营养，促进切口愈合。

第十节　髂窝脓肿切开引流术

【适应证】

髂窝脓肿经试验穿刺或 B 超检查，已确定诊断者，即应行切开引流术。

【操作步骤】

1. 消毒铺巾　患者取仰卧位，0.5% 碘伏消毒局部皮肤，铺无菌孔巾。

2. 局部麻醉　一般可于 0.5% 利多卡因局部浸润麻醉下手术，必要时在硬脊膜外腔阻滞麻醉下进行。局部浸润麻醉时麻药中可加入适量肾上腺素。

3. 切开引流　于腹股沟韧带中部上方 2cm 处做 4～5cm 长的斜行切口，切开皮肤、皮下组织及腹外斜肌腱膜，用血管钳钝性分开腹内斜肌和腹横肌，再小心翼翼地将腹膜向内侧轻轻钝性分离、推开，此时注意勿损伤腹膜或腹腔内脏器，可试行穿刺抽得脓液后，顺针道作一小切口，手指伸入脓腔内了解脓腔大小，分离间隔，尽量排净脓液。必要时再适当扩大切口，生理盐水冲洗脓腔，放入凡士林纱布或烟卷引流（图 9-14），覆盖纱布敷料，适当加压包扎。

【注意事项】

1. 髂窝脓肿目前已较少见，一旦髂窝出现红肿、疼痛，即应考虑髂窝感染的可能，尽早足量应用抗生素。

2. 切开分离脓肿时特别注意防止损伤髂血管及神经。

3. 术后加强护理，保证换药质量，注意换药技巧。同时，继续全身足量应用抗生素。

4. 术后患侧下肢应处于髋关节伸直位，防止屈曲畸形，必要时皮肤牵引。

5. 下肢皮肤牵引解除后，嘱患者早日下床活动。

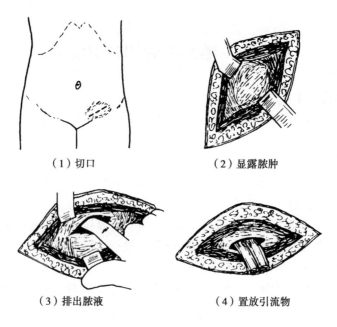

（1）切口　　　　　　　（2）显露脓肿

（3）排出脓液　　　　　（4）置放引流物

图 9-14　髂窝脓肿切开引流

第十一节　盆腔脓肿切开引流术

【适应证】

1. 脏器穿孔、阑尾炎穿孔、腹腔内其他手术后感染形成盆腔脓肿，经抗生素治疗无效者。

2. 盆腔残余炎性包块可自行消散，不宜提早进行切开引流。

【操作步骤】

手术入路有经直肠、经阴道和经腹部三种。现将经直肠切开引流和经阴道切开引流方法介绍如下。

1. 经直肠切开引流术 先用温盐水清洁灌肠，排净尿液，必要时留置导尿管。患者一般采取截石位，0.1% 氯己定消毒会阴部皮肤，铺无菌巾。0.5% 利多卡因肛门周围区域阻滞麻醉，麻药中可加入适量肾上腺素。通过直肠指诊进一步了解脓肿位置，然后用双示指进行肛门扩张，使肛门松弛，拉钩扩开肛管，在直肠前壁突出处作穿刺，如抽出脓液，即可用尖刀缓慢准确地刺入脓腔，然后用血管钳顶住蕈状导尿管头端插入脓腔内（图 9-15），待脓液流出，生理盐水冲洗脓腔，把引流管引出肛门外，最后将此管用胶布固定于肛门周围皮肤上，以防滑脱。引流管末端连接引流瓶。

术后取半坐位，以利引流，定时盆腔 B 超检查观察病灶引流情况。一般 2 ～ 3 天后拔除引流管。必要时行肛门指诊，在手指引导下再次插入。全身适当应用抗生素及甲硝唑。

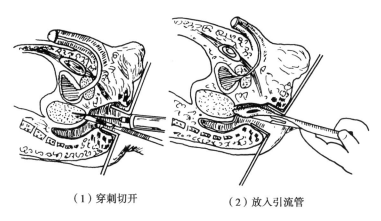

（1）穿刺切开   （2）放入引流管

图 9-15　经直肠切开引流

2. 经阴道切开引流术 适用于已婚女性直肠子宫陷凹脓肿者。患者取截石位，0.1% 氯己定消毒会阴部皮肤及阴道，如有必要，0.5% 利多卡因局部酌情注射麻醉。用连接 10cm 长 9 号针头的注射器，经阴道后穹隆穿刺，若抽出脓液证实脓腔所在，取下注射器，留置针头，然后用尖刀顺针头慢慢切开脓肿，再用血管钳顶住蕈状尿管头端插入脓腔内（图9-16），引流出脓液，生理盐水冲洗脓腔，把蕈状尿管头端留在脓腔内，尾端引流管引出阴道外，妥善固定。

术后处理同经直肠切开引流术。

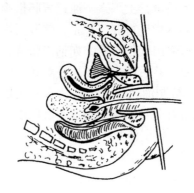

图 9-16　经阴道切开引流

【注意事项】

1. 术后保持大便通畅，必要时适当口服导泻药物。

2. 继续全身应用抗生素。

3. 1∶5 000 高锰酸钾液坐浴，每次 5～10 分钟，每天 2 次，大便前后分别增加坐浴一次。

4. 术后妥善维护引流管，一旦脱出，可重新放入。

5. 定时盆腔 B 超检查，观察病灶引流情况。

第十二节　肛周脓肿切开引流术

【适应证】

各种肛周脓肿。

【操作步骤】

根据脓肿所处的位置不同（图9-17），手术切口及步骤也不相同。现将几种常用的肛周脓肿切开引流方法介绍如下。

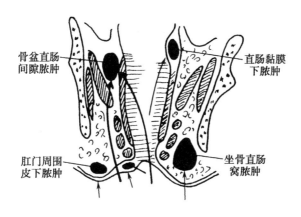

骨盆直肠
间隙脓肿

直肠黏膜
下脓肿

肛门周围
皮下脓肿

坐骨直肠
窝脓肿

图 9-17　各种肛门直肠周围脓肿（箭头示引流切口入路）

1. 肛周皮下脓肿切开引流　患者取截石位，也可取侧卧位。0.1% 氯己定消毒局部皮肤，铺无菌孔巾。一般采用 0.5% 普鲁卡因或 0.5% 利多卡因局部浸润麻醉或区域阻滞麻醉，麻药中可加入适量肾上腺素，使肾上腺素浓度与麻药比例为 1：20 万，即 100ml 麻药中加入 0.1% 肾上腺素 0.5ml，或 10ml 麻药中加入 0.1% 肾上腺素 1～2 滴。于波动最明显处做放射状切口，长度与脓肿大小相当，切开皮肤、皮下组织至脓腔，放出脓液，脓腔较深时用手指伸入脓腔内分离纤维隔，并仔细扪摸原发灶内口，往往内口在齿状线附近，如能扪及内口可将内口至切口间组织切开，敞开引流，裂口内填入凡士林纱条（图 9-18）。术后 2 天换药，清洁伤口后重新放入凡士林纱条，以后根据情况确定换药间隔时间。术后保持大便通畅，用 1：5 000 高锰酸钾液坐浴，每次 5～10 分钟，每天 2 次，大便前后分别增加坐浴一次。

2. 直肠黏膜下脓肿切开引流　术前 1 天进流质饮食。取膝胸卧位或截石位，0.1% 氯己定消毒肛门会阴部，铺无菌孔巾，一般不必麻醉，必要时也可用 0.5% 普鲁卡因或 0.5% 利多卡因局部浸润麻醉，用 2 只拉钩或肛门镜扩开肛门，显露脓肿，于脓肿隆起处用尖刀作一纵行小切口，再用血管钳钝性分离扩大切口，放出脓液，并剪除周围边缘部分黏膜以利于引流，如无渗血，不必填塞引流物（图 9-19）。术后保持大便通畅，1：5 000 高锰酸钾液坐浴，每次 5～10 分钟，每天 2 次，大便前后分别增加坐浴一次。

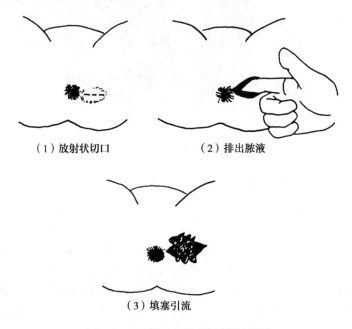

（1）放射状切口　　　　（2）排出脓液

（3）填塞引流

图 9-18　肛门周围皮下脓肿切开引流

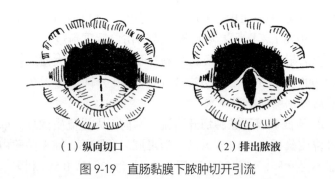

（1）纵向切口　　　　（2）排出脓液

图 9-19　直肠黏膜下脓肿切开引流

3. 坐骨直肠窝脓肿切开引流　患者取截石位，0.1% 氯己定肛门周围皮肤消毒，铺无菌孔巾。一般采用 0.5% 普鲁卡因或 0.5% 利多卡因局部浸润麻醉，麻药中可加入适量肾上腺素。肛门旁波动明显处或肿胀最显著处前后方向稍弯曲切口，长度与脓肿相当，切开皮肤、皮下组织，用血管钳钝性分离，进入脓腔，扩大脓腔切口，手指伸入脓腔内探查，朝向肛门直肠方向分离（图 9-20），排净脓液，放入凡士林纱条引流。

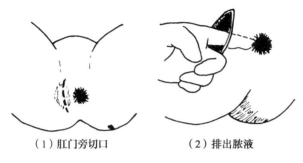

（1）肛门旁切口 （2）排出脓液

图 9-20 坐骨直肠窝脓肿切开引流术

4. 骨盆直肠间隙脓肿切开引流 术前 1 天进流质饮食。患者取截石位或膝胸卧位，0.1% 氯己定消毒肛门周围皮肤，铺无菌孔巾。一般采用肛门周围阻滞麻醉，也可采用鞍麻。采用肛门周围阻滞麻醉时可用 0.5% 利多卡因肛门周围注射，麻药中加入适量肾上腺素。有以下两种方法可供选择。

（1）肛门外引流：距肛门 3cm 肛门后外侧平行切口（图 9-21），切口要足够大，切开皮肤、皮下组织后，止血钳向深部分离，分离方向与肛管直肠纵轴平行，逐渐接近脓肿，刺入脓腔使脓液流出。位于肛提肌以上的脓肿，应顺纤维方向将肛提肌分开。其他步骤参阅坐骨直肠窝脓肿切开引流术。

（2）直肠内引流：对于高位、肛提肌以上的脓肿，经肛门指诊证实脓肿已突向肠腔者，可行直肠内引流，其操作步骤与直肠黏膜下脓肿引流术基本相同，但脓腔内可填凡士林纱条并通过肛门外露（图 9-22）。行直肠内引流者，术后 1～2 天扩开肛门观察直肠内伤口情况，必要时再重新放入适量凡士林纱条。

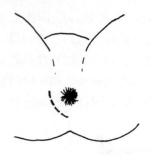

图 9-21　肛门外引流切口

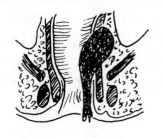

图 9-22　直肠内引流

【注意事项】

1. 术后 2 天开始换药，以后根据情况确定换药间隔时间。

2. 术后保持大便通畅，必要时适当口服果导片。

3. 直肠内引流者注意妥善止血，防止发生直肠内出血。

4. 术后 1∶5 000 高锰酸钾液坐浴，每次 5～10 分钟，每天 2 次，大便前后分别增加坐浴一次。

5. 肛门直肠脓肿切开引流术后往往形成慢性肛瘘，2～3 个月后可进行肛瘘切开或切除术。

第十章
伤口换药

伤口换药，是外科医师必须掌握的基本技术。换药方法正确与否，直接影响患者伤口愈合和康复。因此，伤口换药是外科治疗的重要内容之一，同时也是某些手术围手术期管理的重要内容。本章重点介绍有关伤口换药基本问题。特别是每位患者手术后第一次换药，意义更为重要，最好由参术医师亲自换药，观察伤口有无渗液，引流是否通畅，何时去除引流，局部伤口是否有渗液污染、浸渍，局部固定是否松脱或需要调整等，以便尽早发现问题及时解决，把隐患消灭于萌芽之中。

第一节　伤口换药概述

伤口换药，又称伤口更换敷料。伤口换药一词通俗易懂，延用已久，故目前大多数医院仍习惯采用伤口换药这一说法，简称换药。

一、换药重要性

伤口换药是一门最基本的外科操作技术，而有些医务人员错误地认为换药是一种简单、机械、没有什么技术含量的工作，其实不然。每一位患者的伤口性质、局部情况、全身状况都不同，若千篇一律地采用一个模式换药，势必使某些伤口延迟愈合或长期不愈合。处置得当，伤口可很快愈合，反之，可长期不愈或变成慢性窦道。每一位真正训练有素的外科医师都非常注重换药这一基本技术操作。

实践证明：越有经验的外科医师，越注重伤口换药这个看似不重要的环节。

二、换药目的

1. 了解、观察伤口愈合情况，以便酌情给予相应治疗和局部处理。

2. 清洁伤口，清理异物、渗液或脓液，维护引流或去除引流物，减少细菌繁殖和分泌物对组织的刺激。

3. 伤口局部外用药物，促使炎症局限，加速伤口肉芽生长及上皮组织扩展，促进伤口尽早愈合。

4. 敷料包扎具有直接保护功能，使局部温度相对恒定，避免皮肤血管受外界温度影响过度收缩或舒张，为伤口愈合创造有利条件。

5. 局部引流作用，由于包扎敷料本身就有吸附引流的作用，所以及时换药移除被渗出物污染浸渍的敷料、更换新的敷料等于起到良好的局部引流作用。

三、换药适应证

1. 无菌术后 2～3 天观察伤口有无感染迹象或感染。

2. 术后有切口出血、渗血、渗液可能者或外层敷料已被血液或渗液浸透者。

3. 位于肢体的伤口出现患肢水肿、胀痛、皮肤颜色青紫者。

4. 伤口内安放引流物需要松动、部分或全部拔出者。

5. 伤口化脓感染需要定时清除坏死组织、脓液和异物者。

6. 局部敷料松脱、移位或包扎、固定失去应有作用者。

7. 缝合伤口已愈合需要拆除缝线者。

8. 需要定时局部外用药物治疗者。

9. 手术前创面准备，需要对其局部进行清洁、湿敷者。

10. 大小便污染或鼻、眼、口部分泌物污染、浸湿附近伤口敷料者。

四、伤口形态

伤口，指由于外科手术、暴力作用、物理性刺激、化学物质侵蚀、微生物感染等原因所致的人体浅表组织的损伤或缺损。由于致伤原因、受伤方式、损伤程度不同，伤口形态也不相同。一般说来，典型的伤口形态可分为口、底、壁和腔（图10-1）。

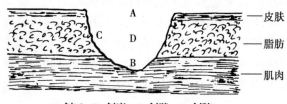

A. 创口　B. 创底　C. 创壁　D. 创腔

图 10-1　伤口的基本形态

　　临床上习惯将手术后缝合的伤口，称为缝合伤口或闭合性伤口，缝合伤已不具备典型的伤口形态特征。将组织明显裂开或有深层组织缺损的伤口，称为凹陷性伤口，凹陷性伤口具有典型的伤口形态特征。

　　临床上许多医师又习惯将损伤表浅的伤口，如皮肤擦伤、烧伤，称为创面；将长期不愈合的皮肤凹陷性缺损，称之为溃疡。

　　还有一些伤口，创底达组织深部，长期不愈合，形成一细长管道，其内有许多纤维组织增生，另一端为深在的盲端，临床习惯上称之为"窦道"。

　　另有一些伤口，一端开口于皮肤表面，另一端与体腔或脏器相通，临床习惯上将这类伤口称为"瘘管"。

第二节　伤口换药的几个基本问题

一、局部用药

　　1. **正确观念**　伤口换药的主要意义在于了解伤口愈合情况、清除分泌物、去除坏死组织、培养肉芽组织、促进上皮生长，最终达到伤口愈合的目的。一般来说，多数伤口局部不需使用外用药物，外用药物对伤口不但无益反而阻碍伤口引流，使肉芽水肿，影响上皮长入，有碍伤口愈合。

　　因此，医师必须确立这样一种观点：伤口愈合是一种正常的生物作用，局部用药对伤口愈合一般并无帮助，换药的目的在于创造良好的生物环境。

2. 错误观念 不少人错误地认为伤口换药就是要在伤口内敷上某些药粉、药膏等，只有这样才是真正的伤口换药。具有这种观念的患者，主要是受民间医师治疗疮疡传统方法的影响，错误地认为只有外敷药物，才能"拔毒""生肌""封口"，这样才叫名副其实的换药。一些初涉外科专业工作的医务人员也或多或少地具有这种不正确的观点。

3. 愈合过程 必须明白任何凹陷性伤口的愈合，都是基于后期纤维结缔组织的牵拉、收缩，使伤口逐渐变小而愈合，并非伤口内"生肌""长肉"而愈合。

二、伤口消毒

1. 正确做法 伤口换药时需对伤口周围皮肤进行常规消毒，一般不应在伤口内使用消毒剂，因为这些消毒剂既然能杀灭细菌，同样也有破坏人体组织的作用。往往是消毒杀菌作用愈强，破坏人体组织的作用愈大，一旦和伤口内的组织接触，将大大影响组织愈合。同时有些消毒剂如 0.5% 碘伏，具有较强的刺激性，如接触伤口内可引起明显疼痛。伤口内需要擦拭或冲洗时，可用生理盐水、0.1% 氯己定、0.1% 新洁尔灭棉球擦洗，或生理盐水、0.1% 氯己定液、0.1% 新洁尔灭液冲洗。

2. 错误做法 伤口内应用刺激性较强的消毒剂，如 0.5% 碘伏等，常规应用过氧化氢冲洗，这些都是不正确的。因为这些消毒剂影响组织生长，并可引起伤口疼痛。无菌切口内也不应使用 0.5% 碘伏消毒。过氧化氢仅可用于组织明显腐烂或污染严重的伤口。

三、伤口引流

1. 引流目的 伤口换药的主要目的之一是清洁伤口，去除分泌物，维护调整伤口引流物，使伤口得到良好的引流，创造某些伤口愈合的基本条件。

2. 引流方法　是通过在伤口内安放适当引流物，使积聚在伤口内的分泌物沿着引流物直接导流至体外；或通过引流物本身的吸附作用达到引流到体外；或通过负压装置产生负压把伤口内分泌物吸引出体外。

四、引流原则

1. 引流通畅　普通切口需起到引流渗液的作用；脓肿切开引流时引流口须足够大，脓腔内纤维隔必须彻底开通，深部脓肿切开引流时尤其如此。

2. 方法得当　任何引流物对人体组织都是一种不良刺激，酌情选择适当引流方法，既达到引流目的，又不致对组织产生太大的不良刺激。引流物填塞松紧适当，填塞太松伤口易过早闭合；填塞太紧影响伤口底肉芽组织生长并阻碍分泌物流出。

3. 适时去除　根据引流情况和渗液多少适时去除引流物，引流物去除过早伤口易出现积液、引流不畅或假性愈合；去除过晚又影响肉芽组织生长、延迟伤口愈合。

五、换药间隔时间

提起伤口换药，有人错误地认为换药越勤、间隔时间越短越好，以为这样创面才能保持清洁，伤口愈合也就更快，其实这种观点是不正确的。每次换药都会不同程度地损伤肉芽组织，即便是轻微的擦拭也是如此。企图通过勤换药，彻底冲洗伤口达到伤口"无菌"是不可能的，相反会对伤口愈合产生不良刺激。因此，应根据具体情况适时换药。一般可掌握以下原则。

1. 无菌伤口　伤口不放引流者，可于术后 2～3 天第一次换药，观察有无出血、血肿、感染迹象或感染，如无异常一般可延至伤口拆线时再次换药；如其后出现原因不明的发热、伤口跳痛等，则随时换药检查伤口有无异常。伤口放引流物者，可于术后 24～48 小时第一次换药，酌情决定引流物是否需要去除，或适当对引流物进行处理或调整，酌情确定下次换药时间。

2. 污染伤口　伤口不放引流物者，可于术后 2～3 天第一次换药，观察伤口有无出血、血肿、感染迹象或感染等，并酌情确定下次换药时间；如其后出现发热、伤口跳痛等，则随时换药检查伤口有无异常。伤口放引流物者，第一次换药时间同无菌伤口安放引流物者。

3. 感染伤口 术后最初可每天换药一次，脓液或分泌物减少后改为隔天换药一次；肉芽组织生长良好、分泌物明显减少时，可再适当延长换药间隔时间。严重化脓性感染时，脓液或渗出物较多者，可根据情况随时换药。

4. 随时换药 不管何种伤口，一旦敷料湿透、松脱、移位，就失去了应有的作用，或局部明显疼痛、远端水肿、青紫，则应随时换药。这种情况换药，有时仅更换外层敷料即可，伤口内引流物或紧贴伤口的内层敷料不必揭除。

六、伤口与抗生素

伤口换药的同时，医师往往会想到全身应用抗生素问题，用或不用？怎么用？可从以下几个方面综合考虑。

1. 无菌伤口 小型无菌手术伤口，一般不需全身应用抗生素。中、大型无菌手术可于术前1天至术后3天，预防性应用抗生素，原则上根据当地细菌谱和相应抗生素抗菌谱等酌情使用。

2. 感染伤口

（1）急性期：表现为伤口局部红肿、疼痛，压痛明显，或有脓液溢出，此时应及时、正确、合理地全身应用抗生素，防止炎症进一步扩散，避免发生全身性化脓性感染。根据感染细菌的种类、抗生素的抗菌谱酌情选用，有条件者做脓液细菌培养和细菌药物敏感试验，以便正确选用抗生素。

（2）慢性期：虽经多次换药伤口仍未愈合，肉芽组织灰暗、水肿，或伤口内分泌物减少，表示伤口感染已转为慢性炎症阶段，多为引流不畅、异物存留、局部营养不良等因素所致，如果继续全身应用抗生素，已不能收到满意效果，需从改善换药方法、改善全身状况入手。

应该特别提及的是，目前抗生素的盲目滥用已成为普遍性问题。有些医师对于一般感染也习惯应用广谱的、价格昂贵的抗生素，实不应该。每个医师都必须明白：任何抗生素的应用，都不能代替伤口局部的正确处理。

第三节　换药室设置及器物配备

一、换药室设置

专门进行伤口换药的场所叫做换药室。凡是综合性医院，无论是门诊还是病房，均应根据工作量大小，设立相应规格的换药室，其中包括无菌换药间和有菌换药间。条件不具备时，也可一间换药室内设无菌换药工作区和有菌换药工作区。

1. **门诊换药室**　应设在靠近外科诊室的地方，以便患者和换药室工作人员随时与外科诊室人员取得联系。室内光线应充足、柔和，空气新鲜、温度适宜、不潮不燥，室内墙壁和房顶整洁、无灰尘，地面耐冲洗。换药室内需有一定的基本条件，如水源、水池、洗手装置，最好有感应洗手装置等。

2. **病房换药室**　应设在每位患者进出方便的地方，并能便于轮椅、推车进出。同样，室内应光线充足、柔和，空气新鲜、温度适宜、不潮不燥，室内墙壁和房顶整洁、无灰尘，地面耐冲洗。换药室内更需有一定的基本条件，如水源、水池、洗手装置，最好有感应洗手装置等。

二、器物配备

1. **门诊换药室**　按规定，室内安装相应规格的紫外线消毒灯管，定时消毒空气，并安装换气设备。室内配备一定数量的桌、橱、柜、换药台、坐椅、搁腿架、污物桶，落地灯、电吹风，供工作人员使用的消毒液泡手桶，供患者使用的肢体浸泡桶、全身浸浴盆，盛放污器械的浸泡桶等。备有一定数量的换药器械及物品。

2. **病房换药室** 除门诊换药室的要求外，还应增加换药车，必要时可进行床边换药。换药车上备有抽屉（用于放胶布、绷带、普通剪等）、吊瓶架（冲洗伤口用）。换药需要车上备有各种换药器械、药物及其他用品。

第四节　换药室工作制度

换药室应由专人管理，按照一定的规章制度进行工作。

1. **环境卫生** 换药室保持清洁、卫生，无灰尘、无垃圾，不堆放杂物，不宜有风。清洁地面用"湿扫法"或湿拖布擦拭，定期通风，定时紫外线空气消毒。严禁室内抽烟、随地吐痰、玩耍等。

2. **工作人员** 进入换药室前穿好工作服，戴好口罩和工作帽，剪短指甲。按七步洗手法洗手，再用消毒液适当擦拭或浸泡双手，然后开始工作。

3. **无菌物品** 每周清理无菌物品一次，超过 1 周者重新消毒灭菌，怀疑有污染者也应随时消毒灭菌。

4. **无菌操作** 取用无菌物品用持物钳或长镊子夹取，不得用手直接取用。持物钳或长镊子不得接触伤口或有菌物品，不宜夹取油质敷料。持物钳或长镊子尖端应始终保持向下，不可倒转，勿在空气中暴露过久。移开的无菌容器盖或瓶塞应倒置在稳妥处，用后马上盖好，勿开启过久，不可用手触及无菌容器内面或瓶口边缘。瓶内倒出无菌溶液时应先缓慢倒出少许溶液，弃掉不用，再从原出口处倒出溶液。医师当日有手术时，术前不宜为感染性伤口换药。

5. **污器械处理** 用过的器械应放在污染器械桶内浸泡消毒，沾染脓血的器械需先经初步处理，再放入污染器械桶内浸泡消毒；特殊感染伤口用过的器械，需经特殊处理消毒。

6. **污物处理** 污敷料应放入黄色专用医用垃圾袋内，不得随意抛弃。特殊感染的污敷料应焚烧，脓血应特殊处理，勿倒入污物桶内。锐利针头类、玻璃类废物应放入特殊容器内。

7. 工作顺序 多位患者换药时按一定先后顺序进行，先换无菌伤口，后换污染或感染伤口；先换简单伤口，后换复杂伤口；先换一般感染伤口，后换特殊感染伤口。同时须注意，每更换一位患者，操作前应重新洗手，并用消毒液擦拭或浸泡双手。

8. 术后换药 缝合伤口第一次换药最好由术者亲自参加，主管医师按时观察伤口，了解伤口愈合情况和存在的问题，以便做出相应的正确处理。

9. 爱伤观念 操作者应有爱伤观念，动作轻巧，尽量减轻患者痛苦，不使其产生恐惧心理。伤口较大或脓血较多者，不宜让患者目睹，以减少对患者的不良精神刺激，防止晕厥。

第五节　常用物品及其用途

一、一般物品及其用途

1. 消毒液 常用的有 70% 乙醇、2% 碘酒、0.5% 碘伏、0.1% 氯己定、0.1% 新洁尔灭，主要用于皮肤消毒。

2. 纱布敷料 又称为敷料，有干纱布敷料和湿纱布敷料两种。干纱布敷料用于覆盖创面，起到保护伤口、吸附和引流渗液的作用，根据需要将纱布剪裁成适当大小再折叠成数层；湿纱布敷料为临时浸有生理盐水、抗生素或乙醇等药液的纱布，用于创面清洗、创面湿敷或创面湿裹。有时还可用凡士林制成油质纱布，覆盖于分泌物较少的创面上，以保护创面，有利于上皮生长，同时避免敷料与创面紧密粘连，利于换药时敷料的解除。

3. 纱布垫 用于面积较大的创面覆盖和包扎固定，也可根据创面的不同形状和大小，制成相应形状和大小的棉垫，如正方形、长方形、梯形等，称为特制棉垫。

4. 引流物 为凡士林或其他药液制成的纱布条，用于伤口填塞引流。另外，还有橡皮条、橡胶引流管等各种引流物。渗出物较多的创面可直接覆盖干纱布，既起到保护伤口的作用，又起到吸附引流的作用。

5. **固定材料** 主要有胶布，用于粘贴、固定敷料于身体上；不同宽度的绷带用于包扎固定伤口；胸、腹带分别用于包扎固定胸部或腹部伤口。

6. **无菌治疗巾** 用于铺盖伤口周围，实施治疗操作用。

二、引流物及其用途

1. **橡皮引流条** 多用无菌手套剪割做成，橡皮条柔软，刺激性小，使用时用生理盐水冲洗干净，多于皮肤伤口缝合后皮下使用，以引流伤口内积血或积液。脓性指头炎切开、表浅脓肿切开引流后也经常使用。

2. **纱布引流物** 有干纱布引流物和湿纱布引流物。干纱布引流物用于伤口肉芽水肿，直接用无菌纱布填塞于创面上；湿纱布引流物包括凡士林纱布引流条、盐水纱布引流条或抗生素纱布引流条。关于纱布引流的效果，试验对比证明：盐水纱布吸附引流作用最强，干纱布次之，凡士林纱布引流作用最差。

（1）凡士林纱布：根据需要将纱布制作成一定大小，将适量凡士林涂抹于纱布条上，不要太多，以免纱布条网眼被封闭，通常纱布与凡士林重量之比为1∶4，然后高压灭菌备用。凡士林纱布条油腻，引流效果差，有时甚至阻碍引流，一般用于脓肿切开填塞脓腔，起到压迫止血作用。还可用于分泌物较少的浅表创面，利于保护肉芽组织和上皮生长。

（2）盐水纱布：临用时将无菌纱布用生理盐水或含抗生素的生理盐水溶液浸湿即可，用于各种感染的脓腔引流。也可用高渗盐水制成高渗盐水纱布条，用于肉芽组织水肿的创面。

3. **引流管** 有乳胶管和硅胶管两种，乳胶管容易刺激局部肉芽组织增生，硅胶管对人体组织刺激性很小。引流管多用于深部脓肿，使用时可于前端剪1～2个侧孔，可通过引流管定时冲洗脓腔，也可连接负压引流瓶持续负压吸引。

三、常用消毒制剂及其用途

换药室一般应备有常用皮肤消毒制剂及其他制剂，可以根据科室工作特点和需要，准备相应的品种。以下是较为常用的消毒制剂及其他制剂和用途简介。

1. **70% 乙醇**　用于成年人皮肤消毒，使细菌蛋白质凝固，起到杀菌作用。70% 乙醇杀菌力最强；80% 乙醇使细菌外膜及周围蛋白质过快凝固，阻碍乙醇继续渗入细菌内部，反而降低了杀菌作用；60% 乙醇不能及时凝固细菌外膜及蛋白质，杀菌作用相应降低。乙醇刺激性较大，不宜用于婴幼儿皮肤，不能接触黏膜，尤其不能进入结膜。

2. **2% 碘酊**　用于成年人皮肤消毒，碘与细菌蛋白质结合发生氧化，使细菌失去活力，起到快速杀菌作用，1 分钟杀灭细菌、霉菌、细菌芽孢，杀菌作用大小与浓度高低成正比。因对组织有较强刺激性和腐蚀性，不能用于儿童皮肤、成年人稚嫩皮肤（眼睑、阴囊）。消毒时先涂擦皮肤，待其自然晾干后再用 70% 乙醇擦去，否则，长时间存留于皮肤可刺激局部形成水疱。碘酒棉球或碘酒纱布不能进行局部湿敷，否则会导致水疱、脱皮；不能接触黏膜，尤其不能进入结膜。碘酒以乙醇为溶剂，因此具有刺激性。

3. **0.5% 碘伏**　适于皮肤、黏膜的消毒，不必进行乙醇脱碘，属于广谱消毒剂，可杀死病毒、细菌、细菌芽孢、真菌、原虫。用纱布或棉球蘸 0.5% 碘伏涂擦术区皮肤或黏膜 2 遍即可。临床应用简便、范围广泛、效果较好，刺激性轻，也常用于处理烫伤创面。有淡黄色色素沉着，一定程度影响组织颜色观察。碘伏以水为溶剂，因此对皮肤、黏膜、伤口无刺激性。目前广泛用于肌内注射、静脉注射、手术皮肤消毒。

4. **0.1% 氯己定**　可用于成人皮肤、黏膜、会阴的消毒，也常用于小儿皮肤的消毒；0.05% 氯己定溶液可用于冲洗感染伤口。氯己定为一种新型的阳离子表面活性消毒剂，破坏细菌细胞膜及其内部物质，具有较强的杀菌作用，比新洁尔灭大 3

倍，0.1% 氯己定也可用来浸泡锐利器械，时间为30分钟。

5. 0.1% 新洁尔灭（苯扎溴铵） 可用于成人和儿童的皮肤消毒，因对组织无刺激性，故可广泛用于黏膜消毒和伤口内冲洗。新洁尔灭为一种有机季铵盐阳离子表面活性消毒剂，可破坏细菌细胞膜及细菌内部物质，具有较强的杀菌作用。每1 000ml 液体中加入5g 医用亚硝酸钠，可用于器械（如刀片、剪刀、缝合针等锐利器械）浸泡消毒，时间为30分钟以上，每周更换一次药液。

6. 盐水（氯化钠溶液） 包括生理盐水和高渗盐水，生理盐水无不良刺激，临时制成生理盐水棉球用于清洁创面、去除分泌物，也可制成生理盐水纱布用于创面湿敷；解除伤口敷料时若与伤口粘贴较紧可用生理盐水湿润后再揭除。3%～10%高渗盐水具有较强的局部脱水作用，制成高渗盐水纱布可用于水肿创面湿敷，具有减轻肉芽水肿的作用，但因对组织有一定的刺激作用，不能用于新鲜伤口。

7. 3% 过氧化氢溶液 接触组织后分解释放出氧，具有杀菌、除臭作用，多用于冲洗污染较重的伤口、严重感染化脓性伤口、腐败或恶臭伤口，尤其适用于厌氧菌感染伤口。过氧化氢溶液对组织有一定烧灼性，不能用于眼部冲洗。使用过氧化氢溶液时注意方法要正确，冲洗伤口立即氧化泛起大量泡沫，应及时用生理盐水冲洗干净，以免局部产热灼伤组织。

8. 0.02% 高锰酸钾溶液 有缓慢释放氧的作用，可除臭、杀菌、防腐，多用于冲洗伤口、会阴和坐浴等，也常用于严重化脓性感染的伤口和创面湿敷。注意使用时应于临用前用蒸馏水配制，让患者带回家使用时，也可用温开水配制。

9. 2% 甲紫（龙胆紫） 具有杀菌、收敛作用，多用于表浅皮肤擦伤的消毒、涂抹，可促进结痂愈合，因无明显刺激性，也常用于黏膜溃疡。

10. 10% 硝酸银溶液 具有腐蚀和杀菌作用，用于腐蚀慢性窦道内不健康的肉芽组织，使其坏死、脱落，促进窦道愈合。用后需用生理盐水棉球擦洗干净，以防损伤伤口周围正常皮肤。

11. 凡士林纱布 具有引流、保护创面、降低换药时疼痛的作用，用于脓肿切开填塞有压迫止血作用。肉芽水肿时不宜使用凡士林纱布填塞或创面覆盖。

12. 10% 氧化锌软膏 以凡士林为基质配制而成，有保护组织及收敛作用，多用于肠瘘或胆瘘换药使用，用时涂于瘘口周围正常皮肤表面，以保护皮肤免受瘘口内流出物的侵蚀。还可作为皮肤湿疹的外用药使用。

13. 10% 鱼石脂软膏 以凡士林为基质配制而成，有消炎退肿作用，多用于各种皮肤炎症、肿痛、疖肿早期，用时涂于患处。已形成脓肿或脓肿已破溃者不宜使用。

14. 磺胺嘧啶银 为我国烧伤领域广泛采用的烧伤创面外用药，多用于Ⅱ度烧伤创面。使用时可用蒸馏水调成糊剂，涂于创面；也可配制成 10% 混悬液，涂刷创面；还可配制成 1% ~ 5% 溶液，浸湿纱布制成药液纱布，然后将该纱布覆盖于烧伤创面上，任其暴露于空气中逐渐干燥，称为半暴露疗法。

第六节　伤口包扎固定

一、材料及其使用

（一）胶布

是最常用的固定材料，主要用来固定包扎覆盖伤口的纱布敷料。目前通常使用特定规格的纸质胶带，应用方便，患者感觉舒适。粘贴胶布时应待皮肤充分干燥后方可进行，注意粘贴胶布既要牢固，又要使患者相对舒服，还要讲究美观。以下是常用部位胶布的粘贴固定方法。

1. 面颈头部 注意根据器官功能活动情况，酌情决定粘贴方向（图 10-2），不应妨碍口、眼活动及颈部运动，同时注意粘贴美观。美容外科术后为了包扎美观，出现较多新的面部固定材料，但应以实用、可靠为前提。头部网状弹力套固定往往容易滑脱移动，不利于持续加压，面部某些固定材料虽美观，但不能充分起到固定、恒温、吸附的作用，需注意各方面兼顾。

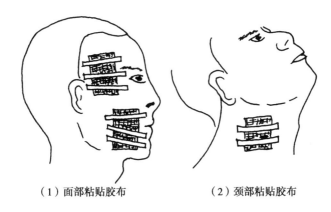

（1）面部粘贴胶布　　　　　　（2）颈部粘贴胶布

图 10-2　面颈部胶布粘贴方向

2. 四肢及关节　注意粘胶布时不应使胶布环绕肢体相互连接，以免环形束缚卡压，影响血液循环。关节部位粘贴胶布时应与肢体长轴垂直粘贴（图 10-3）。

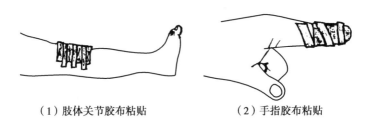

（1）肢体关节胶布粘贴　　　　　（2）手指胶布粘贴

图 10-3　肢体及手指胶布粘贴

3. 阴茎　粘贴胶布时注意胶布应呈螺旋状缠绕，避免环周缠绕导致阴茎水肿（图 10-4）。

4. 躯干　粘贴胶布时

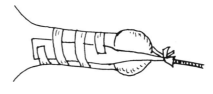

图 10-4　阴茎胶布粘贴

注意胶布应与躯干长轴垂直，不应考虑敷料的形状与方向，以免躯干活动时牵拉致敷料松脱，腹股沟粘贴胶布时同样应注意与躯干长轴垂直（图10-5）。

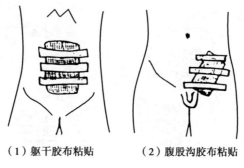

（1）躯干胶布粘贴　　　　（2）腹股沟胶布粘贴

图 10-5　躯干部胶布粘贴

注意：粘贴胶布时应近乎自然地平贴于敷料周围皮肤上或稍有拉力，不应牵拉太紧而将皮肤"死死"粘住（图10-6）。通常见到的粘贴胶布处皮肤起水疱，往往被误认为是"皮肤过敏"，其实大多数是胶布水平方向牵拉过紧致皮肤表皮松解。

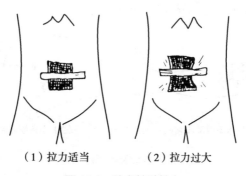

（1）拉力适当　　　　　（2）拉力过大

图 10-6　胶布粘贴拉力

（二）绷带

主要用于固定伤口外层敷料，有宽窄之分，需酌情选用。有时用于绑扎固定夹板。使用时注意绷带的正确执法，缠绕时也需沿体表自然滚动（图10-7），方能得心应手。

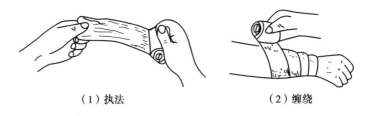

（1）执法　　　　　　　（2）缠绕

图 10-7　绷带的执法和缠绕

（三）四头带

用于头、下颌、颊部、眼部、膝部包扎。通常也可用一块长 60cm，宽 10cm 的白棉布代替，剪开两端即成（图 10-8）。

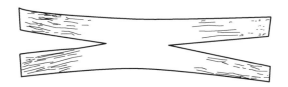

图 10-8　四头带

（四）腹带

用于腹部手术后患者的包扎固定，有防止伤口裂开的作用，包扎时不必反复移动患者，使用方便，能随时调节松紧度，包扎时带头交叉重叠处向下（图 10-9）。

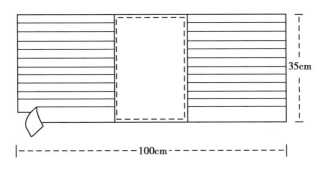

图 10-9　腹带

（五）胸带

用于胸部手术后患者的包扎，样式与腹带相似，不同之处是带头交叉重叠处向上，带身处缝有两根带子（图 10-10），防止带身往下移位。

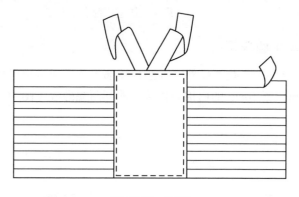

图 10-10　胸带

二、常用包扎方法

（一）头面部包扎固定方法

头面部包扎固定时，一般采用四头带或绷带包扎固定，包扎时应注意稳妥、贴实、防止滑脱，同时注意尽量避开眼、耳、口、鼻，以利于这些器官的功能发挥及分泌物的清除。

1. 四头带包扎法　根据部位不同，将四头带中间部分置于伤口敷料处，适当加压系紧（图 10-11）。

2. 绷带包扎法　根据患处位置不同，采用不同的缠绕方式（图 10-12）。

3. 弹力网固定法　为近几年一些医院普遍使用的一种头部固定用品，应用较为方便，仅仅戴在头上即可，但是固定牢固性差，效果并不理想。

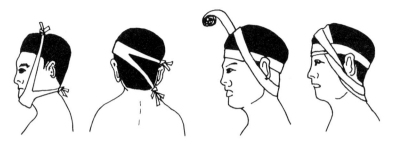

图 10-11　四头带包扎法　　　图 10-12　绷带包扎法

（二）躯干包扎法

躯干部伤口较大，如胸腹部大型手术后、年老体弱者，为预防伤口裂开，可用胸带或腹带包扎固定。如无胸带和腹带时，也可用治疗巾代替。前胸上部及后背上部还可用绷带 8 字形包扎。

1. 胸带和腹带包扎法　根据胸带和腹带的设计特点，进行相应的包扎固定（图 10-13）。

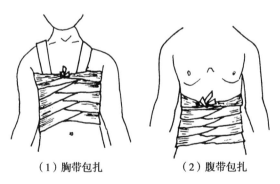

（1）胸带包扎　　　　（2）腹带包扎

图 10-13　胸带和腹带包扎法

2. 治疗巾包扎法　如无胸带和腹带，可就地取材，用治疗巾代替，将治疗巾折叠成宽窄及长短适宜的长方形，垫于患者躯干下面，然后拾起两端绕于躯干前面，交叉重叠，然后用数条宽胶布粘贴牢固（图 10-14）。

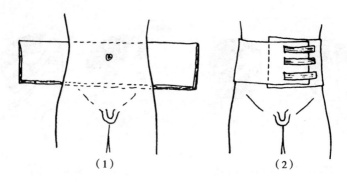

（1）　　　　　　　　　　（2）

图 10-14　治疗巾包扎法

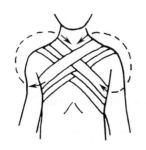

图 10-15　绷带"8"字形
包扎法

3. 绷带 8 字形包扎法　用宽绷带做 8 字形缠绕，包扎固定上胸部或后背上部（图 10-15）。

（三）四肢包扎方法

四肢包扎固定时，多采用绷带缠绕，为防止绷带滑脱，包扎开始时应先环绕两圈固定绷带，然后再由肢体远端绕向近端，注意指（趾）端应露出，以便随时观察肢体血液循环。常用包扎方法如下。

1. 螺旋形缠绕包扎固定　一般用于前臂、小腿、大腿的包扎固定（图 10-16）。

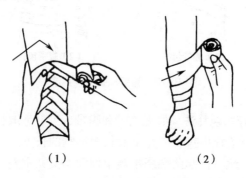

（1）　　　　　　　　　　（2）

图 10-16　螺旋形缠绕包扎

2. 扇形缠绕包扎固定 一般用于膝、肘关节部位的包扎固定（图 10-17）。

3. 8 字形缠绕包扎固定 一般用于手背、踝部的包扎固定（图 10-18）。

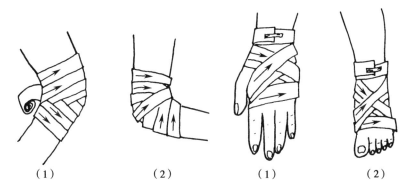

（1）　　　　　（2）　　　　　　　（1）　　　　　（2）

图 10-17　扇形缠绕包扎　　　图 10-18　"8"字形缠绕包扎

4. 三角形纱布包扎 用于手指、足趾末端的包扎（图 10-19）。

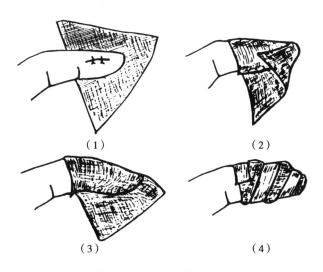

（1）　　　　　　　　　　（2）

（3）　　　　　　　　　　（4）

图 10-19　三角形纱布包裹

第七节　换药前准备

　　伤口换药技术操作有的简单，例如门诊手术后伤口检视、拆线；有的伤口换药则相当复杂，例如大面积烧伤换药、创面处理。不管换药简单或复杂，均需酌情进行一定的换药前准备，包括患者和操作者。

一、患者准备

　　1. **换药时间**　最好安排在患者进餐后或饮水后，并排空大小便，精神状态相对较好，体力相对充足。

　　2. **换药前沟通**　让患者了解换药的目的和意义，消除患者紧张心理，取得患者的积极合作；儿童患者要有父母陪同、安抚。

　　3. **止痛剂**　对较大伤口、敏感部位、大面积烧伤换药时，可预先使用止痛剂，必要时成年人给予盐酸哌替啶（杜冷丁）50mg，换药前 30 分钟肌内注射。但是一般不应轻而易举应用止痛剂，尤其盐酸哌替啶更应慎用，使用不超过 2 次，以免成瘾。换药操作时动作轻柔、稳、准是避免疼痛的根本，使黏附、干燥、结痂的敷料得到充分湿润是行之有效的措施。

　　4. **体位**　按照伤口部位采取不同的体位，使伤口暴露充分，且患者舒适，又便于工作人员操作。对于精神特别紧张者应取卧位，以防发生晕厥或其他意外，并将患者视野适当遮挡，避免患者直视换药操作。临床上换药时经常出现"吓晕""晕血""晕针"的情况，实际上就是晕厥发生。

　　5. **其他**　不能到换药室换药的患者可备好换药用品到床边进行。正在输液、用氧的患者，叮嘱他们尽量不转动肢体或面部，以防牵动穿刺针或使鼻导管脱出。

二、操作者准备

　　尽管换药是一项相对简单的操作，但换药操作之前操作人员要常规进行必要的准备，才能顺利完成换药操作。

1. 戴工作帽　任何时间、任何季节，操作者均应戴帽子，女同志应将头发掩于帽内，防止头发上的灰尘落入伤口内。

2. 戴口罩　佩戴口罩，并需将鼻孔严密遮挡，以免说话时飞沫飞溅，污染伤口。

3. 穿工作服　穿工作服的目的是防止脓血、药液等污染工作人员衣服，但不要求工作服无菌。

4. 手的清洗　首先剪短指甲，按七步洗手法用肥皂水仔细清洗双手，如将双手放在消毒液内浸泡 1～2 分钟则更好。每更换一位患者均应重新洗手一次。对感染较重的伤口或 HbsAg 阳性的患者，应戴一次性手套进行换药操作。

5. 了解伤口情况　换药前应对伤口情况大体了解，以便心中有数，决定夹取物品的种类和数量。

三、器械物品准备

换药前针对每位患者情况，将所用器械物品准备齐全，以免换药过程中将患者搁置一边，再去临时准备缺少的物品，延误换药时间。以下为一般准备，当然也可根据具体情况适当增减器械物品。

1. 门诊换药物品准备　门诊换药应为每位患者准备一份所用器械及物品，其中包括换药碗、换药镊、血管钳、剪刀、探针、棉球、纱布、引流物等，并备好常用药物制剂。有的医院给每位患者准备一个基本换药包，内含：2 只换药碗、2 支换药镊、1 把血管钳、1 把剪刀、若干纱布，临换药时，再根据具体情况，酌情添加其他用品。

2. 病房换药物品准备　如住院患者需到病床边换药，可将所需器械物品置于换药车上，移送到床边进行换药。通常为每位患者事先准备一个常规无菌换药包，其中包括换药碗 3 个（第一个盛放无菌纱布敷料等干性用品，第二个盛放乙醇棉球、凡士林纱布、引流物等湿性用品，第三个盛放蘸洗伤口用过的棉球、取出引流物、坏死组织等污秽物品）、换药镊 2 把

（有齿、无齿各 1 把）、血管钳 1 把、剪刀 1 把，根据伤口需要可再添加相应的手术刀、探针、刮匙、咬骨钳、引流物、药物制剂等。对较深的伤口，还应准备注射器、尿管等，以备冲洗伤口用。

3. 物品夹取顺序 夹取物品放入换药碗时应按一定次序夹取，即先用者后取，后用者先取；先取干的，后取湿的；先取无刺激性的，后取有刺激性的。同时注意放入碗内的位置适当，尤其注意不可使盐水棉球、乙醇棉球、碘酒棉球、引流物等物品挨靠在一起。以上物品夹取齐全后，再夹取镊子、剪刀、探针等操作时所用的器械。

第八节　换药操作步骤

一、敷料解除

（一）去除胶布或绷带

揭除胶布时应由外向里，勿乱拉硬扯，以免牵动伤口引起疼痛，胶布粘及毛发可用剪刀将毛发及胶布一起剪除，绷带缠绕固定敷料时可用剪刀一次性横断剪开移除。

（二）取下纱布敷料

1. 感染伤口 可先用手取下覆盖伤口的外层敷料，再用换药镊取下紧贴伤口的内层敷料和伤口内引流物。

2. 缝合伤口 用镊子夹住内层敷料的一端，顺伤口方向反折拉向另一端，以近乎平行的方向逐渐揭除纱布敷料，不可向上拉，也不可从伤口的一侧拉向另一侧（图 10-20）。

3. 植皮区伤口 按植皮区边缘的走行方向揭除。内层敷料与创面干结成痂时，可保留干结成痂部分，待其自然愈合脱落，而仅将未干结成痂的潮湿部分剪除。敷料被血液或脓液浸透与伤口紧密黏着时，可用生理盐水或 0.1% 氯己定液浸湿后再揭去，以免引起伤口疼痛。手指伤口痛觉特别敏感，必要时将手指浸入生理盐水或 0.5% 利多卡因溶液内，使内层敷料充分湿润松动后，再解除敷料。取下的污物敷料应先放在一碗内，待换药操作完毕后再统一处理，移送指定地点，不得随意丢弃。

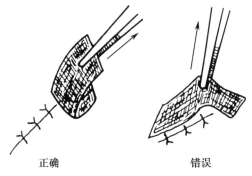

正确　　　　　　　　　　错误

图 10-20　伤口内层敷料的解除

二、清洁消毒

伤口内层敷料解除后，需进行伤口周围皮肤清洁消毒，非感染伤口与感染伤口局部清洁消毒擦拭顺序有所不同，应加以注意。

1. 无感染伤口清洁消毒　一般用 0.1% 氯己定棉球或 70% 乙醇棉球自伤口中心部开始擦拭，逐渐向外，消毒范围一般应达伤口外 10cm 以上，如此进行擦洗 2～3 遍。缝合伤口如有感染、化脓，则按感染性伤口局部清洁消毒。用过的棉球先放在放污物的碗内。

2. 感染伤口清洁消毒　感染性伤口属于开放性伤口，多为脓肿切开引流术后、外伤后伤口感染或手术后伤口感染，也可为慢性窦道、瘘管或皮肤的慢性溃疡等。一般先用 0.1% 氯己定或 70% 乙醇棉球清洁消毒伤口周围皮肤，顺序为自伤口周围 10cm 处开始，作圆圈状向心性擦拭，逐渐移向伤口边缘，如此进行擦洗 2～3 遍，或直至伤口周围皮肤擦拭清洁为止，注意消毒皮肤的棉球不得进入伤口内。用过的棉球先放在放污物的碗内。

三、分泌物分析

缝合伤口或感染性伤口内层敷料解除后如发现局部有渗液、分泌物，应根据颜色、性状、气味等加以分析，或进行细菌培养，以便决定下一步处理并指导临床用药。

（一）浆液

是由创面毛细淋巴管或血管渗出的淡黄色、澄清、无臭味、较稀薄的液体，多见于烧伤创面的水疱或皮肤擦伤后的浆液性渗出。少量渗出有保护创面的作用，大量渗出时应及时清除干净，防止创面感染。

（二）脓液

是由死亡破碎的白细胞和坏死组织组成的一种混合物。由于感染的细菌不同，脓液的性状、颜色、气味也不相同。

1. **金黄色葡萄球菌感染**　脓液较稠厚，浅黄色或黄白色、无臭味。

2. **链球菌感染**　脓液浅红色，腥臭味，性状较稀薄，量较多，厌氧性链球菌感染多有恶臭味。

3. **肺炎球菌感染**　脓液初期较稀薄，继而变为稠厚，甚至呈乳酪状，一般无臭味。

4. **大肠杆菌感染**　单纯大肠杆菌感染脓液无臭味，但常和其他致病菌混合感染，脓液稠厚，有粪臭味。

5. **变形杆菌感染**　脓液较稀薄，有特殊臭味。

6. **铜绿假单胞菌感染**　脓液稀薄，量多，呈水样物，有特殊蓝绿色，有生姜气味或甜腥味。

（三）细菌培养

如有条件，最好做脓液细菌培养及药物敏感试验，确切判定何种细菌感染及细菌对何种抗生素敏感，真正达到合理用药。采取脓液标本的方法为：解除伤口内层敷料后，不经任何清洁、消毒，将细菌培养无菌试管的橡胶塞及其内的无菌棉签取出，取出时注意勿使棉签触及管口及其他任何物品；用无菌棉签蘸取伤口内适量脓液；再将无菌试管口端移至点燃的乙醇灯火焰上烧烤数秒钟；最后将已蘸取脓液的棉签放入试管内，塞紧橡胶塞即可移送细菌室。

四、具体处理

（一）无感染或轻度异常伤口处理

缝合伤口换药时，归纳起来有以下情况，可根据不同情况进行相应处理。

1. 情况正常 无菌手术缝合后伤口或外伤清创缝合术后伤口，一般可于术后 2～3 天检视伤口，观察伤口愈合情况及有无异常。如伤口仅轻度水肿、压痛，无明显红肿、无渗出物，提示伤口情况基本正常。

处理：可直接覆盖干纱布敷料，然后用胶布或绷带妥善包扎固定即可。

2. 去除引流物 有些伤口术后放置引流物，一般应在术后 24～48 小时内去除，遇特殊情况可延至术后 72 小时去除。

处理：橡皮条引流拔除时可用镊子夹住橡皮条缓缓抽出，再用镊子夹一棉球在伤口区适当按压，使伤口内残留液体尽量排除；橡胶管负压吸引，应先解除负压，然后再拔除引流管。

3. 伤口拆线 根据伤口部位、患者年龄、局部血供、张力大小等因素决定拆线时间。术后拆线时间：一般头、面、颈部 5～7 天；下腹部 7～8 天；胸、背、上腹部 8～10 天；四肢 9～11 天；手、足部 10～12 天；足底部 13～15 天；减张缝合 14～16 天；新鲜创面植皮后 9～12 天；皮瓣移植后 7～10 天。年老体弱、婴幼儿、营养不良者需酌情延长拆线时间。如伤口有感染征象或缝线过紧对皮肤有切割作用，可提前间断或部分拆线。

4. 缝线反应 主要表现为针孔周围及缝线下组织轻度红肿，为组织对缝线的一种异物反应。

处理：用浸有 70% 乙醇纱布湿敷后，包扎固定即可，每天或间日换药。

5. 针孔脓疱 多因缝线反应进一步发展，形成小的针孔脓疱，或挤压时有脓性分泌物自针孔内溢出。

处理：用棉球挤压针孔，使脓液溢出，如有较大脓疱可提前拆除该处缝线，若全部缝线针孔均有较大脓疱，可间断拆除缝线，然后用浸有 70% 乙醇的纱布湿敷包扎固定，每天或隔日换药。

6. 血清肿 伤口内血清样渗出物潴留，表现为伤口肿胀、轻度压痛，穿刺抽出淡黄色澄清液体。

处理：拆除一针缝线，扩开少许伤口，放出积液，并放橡皮条引流，覆盖纱布敷料适当加压包扎。渗出停止后，及时去除引流条。

7. 血肿 不同程度的出血积聚于伤口内，一般可形成血凝块，表现为切口肿胀、压痛，或伤口内有暗红色陈旧血性物流出。

处理：拆除一针缝线，敞开伤口，用刮匙刮除血肿，或用棉球蘸除血凝块，然后放置橡皮条或凡士林纱条引流。此后酌情换药，适时去除引流条。如估计切口内血肿较少也可先不做特殊处理，让其自行吸收。

8. 脂肪液化坏死 多见于肥胖患者腹部手术后，表现为切口内有水样物溢出或水样物中混有油珠，扪及伤口部有波动感或凹陷感，无明显压痛。

处理：拆除一针缝线，敞开伤口，放凡士林纱条引流，此后适时换药。

9. 伤口感染 无菌手术缝合伤口或外伤后清创缝合伤口均有感染的可能，表现为伤口红肿、压痛，化脓时可扪及波动，或见脓液自切口内流出，也可见缝线将皮肤明显切割或伤口裂开。可伴有发热、伤口跳痛等。

处理：及早拆除部分缝线或全部缝线，敞开伤口放出脓液，冲洗伤口后放置引流物，此后按感染性伤口定时换药处理。

（二）感染伤口处理

感染性伤口换药的目的主要是清除坏死组织及脓液，改善局部环境，促进创面愈合。换药时需针对以下各种不同情况区别对待，特别是针对肉芽组织的情况，酌情采取相应的处理措施。

1. 脓液及坏死组织 生理盐水棉球擦净伤口内脓液，脓液较多时也可用干棉球或干纱布吸附并擦净，再清除坏死组织。清除坏死组织之前须对组织是否坏死予以辨认。皮肤坏死时最初为苍白色或皮革样变，逐渐变为暗紫色或黑色；肌肉坏死时呈紫红色或紫黑色，无出血、无收缩、无弹性；肌腱坏死时呈微黄色、灰白色，无光泽、无韧性或呈糜烂状；骨坏死时颜色暗褐、发灰，骨质糠脆，骨断端不出血。

处理：将各种坏死组织逐一剪除，直至断端新鲜或出血，然后用生理盐水冲洗干净，填塞引流物，覆盖敷料，包扎固定。此后酌情适时换药。

2. 新鲜肉芽 外伤后数天无明显感染的伤口肉芽颜色鲜红，表面有细小颗粒突起，分泌物少，无水肿，触之易出血，周围皮肤轻度水肿，但无明显炎症。

处理：生理盐水棉球轻轻拭净伤口内分泌物，放入凡士林纱条引流，然后覆盖纱布敷料包扎；如伤口较深，放置凡士林纱条时注意使伤口腔填塞略松一些，伤口填塞略紧些，以免伤口过早闭合；有时还可于伤口底部放凡士林纱条，而伤口处放干纱布，以便促进底部肉芽生长，抑制伤口肉芽生长过快，干纱布也可起到良好吸附引流作用。此后酌情适时换药。如新鲜肉芽创面广可准备进行创面植皮术。

3. 健康肉芽 多见于伤口感染后局部适当处理的伤口。肉芽颜色较红，质地硬无水肿，擦拭时可有出血，生长平衡，表面没有明显突出和凹陷，分泌物较少，伤口周围皮肤平坦，伤口边缘不高出周围皮肤平面，伤口边缘皮肤向伤口内生长。

处理：清除创面分泌物，填塞凡士林纱条引流，覆盖无菌纱布敷料。如肉芽有生长过快倾向，可适当加压包扎。此后酌情适时换药。如创面较广可准备进行植皮术。

4. 水肿性肉芽 多因伤口感染、病程较长、局部处理不当所致。伤口内肉芽水肿，分泌物多，颜色呈淡红色或苍白，呈现"水汪汪"外观，伤口较深时分泌物更多，肉芽灰暗且表面光滑，无颗粒；伤口较浅时肉芽表层高出皮面，触之极软有移动、无出血。

处理：肉芽水肿较轻时可于伤口内直接填塞干纱布，吸附肉芽内水分，抑制肉芽生长；如肉芽水肿明显可用3%～5%高渗盐水纱布填塞或湿敷，每天换药2次，既可达到清除肉芽水肿的目的，又可起到清洁引流的作用。此后酌情适时换药。

5. 弛缓性肉芽 见于损伤广泛的感染性伤口、局部血液循环不良、全身营养状态不佳等。肉芽紫暗、分泌物少，无光泽、无生机、表面无颗粒、触之不出血，有时肉芽表面附有一层灰白性纤维素性膜，周围皮肤紫暗色。

处理：用40℃温热生理盐水局部皮肤及伤口内湿敷，6小时一次，设法使局部保持一定温度，促进血液循环，控制局部炎症；全身营养不良者积极改善全身营养状态，调节饮食或少量多次输血。此后酌情适时换药。

6. 溃疡性肉芽 见于小腿慢性溃疡、压疮、瘢痕破溃、放射性溃疡。创面肉芽灰暗、无光泽，有时呈紫黑色坏死状，创面周围组织水肿、灰暗、粗糙无弹性，创缘增生，触之坚韧，无上皮组织长入。

处理：卧床休息，抬高患肢，局部生理盐水湿热敷，注重改善局部营养，促进创面愈合。此后酌情适时换药。创面经久不愈或皮肤缺损较广的顽固性溃疡，积极改善全身和局部营养状况，情况好转后酌情进行溃疡切除、创面植皮修复。

7. 恶性病伤口 某些皮肤癌、肉瘤等恶性病变晚期破溃，形成溃疡，应针对具体情况酌情处理。一般说来，如有可能尽量手术切除病灶、创面植皮修复。

五、敷料包扎

　　创面处理完毕后，根据伤口情况覆盖一定厚度的无菌纱布敷料或棉垫。估计渗液较多时应多覆盖敷料，反之少覆盖敷料；冬季为了保暖可多覆盖敷料，夏季则宜少覆盖敷料。覆盖敷料后可用胶布粘贴或绷带绑扎固定。上肢换药后将肘关节屈曲、配合托板，用绷带悬吊。对某些特殊部位，根据情况可用夹板或石膏托固定。

　　换药完毕后，对住院患者，经治医师应将伤口情况、是否留置引流、下次换药时应注意事项记录在病历上；对门诊患者，应交代有关注意事项，并约好下次换药时间。

六、污物器械处理

　　1. 污物处理　　将从伤口取下的敷料和清洁、消毒伤口用过的棉球等污物随时放入污物碗内，待换药完毕后倒入指定污物桶，最后再统一送往指定地点。凡特殊感染伤口取下的敷料须装入塑料袋中，移至指定地点进行焚烧。

　　2. 污染器械处理　　换药用过的污染器械的处理，可参阅本书第一章第五节。也可先将污染器械放置于 1∶400 的"84 消毒液"内浸泡 1 小时，然后在流水中刷洗、擦拭干净，晾干后再高压蒸汽灭菌或消毒浸泡备用。

第九节　伤口特殊处理方法

　　为了促进伤口尽快愈合，除常规换药操作技术外，还可针对伤口不同情况酌情选用其他几种处理方法。

一、浸泡疗法

　　浸泡疗法，是指将患处浸泡于药液中，更好地达到伤口引流、消炎的目的。对于内层敷料紧密粘连的伤口实行浸泡，还可起到松解敷料，减轻揭取敷料时伤口疼痛的作用。本方法非常适用于四肢严重感染的伤口，尤其适用于手足部位的感染伤口。

方法：根据伤口部位选用搪瓷缸、泡手桶或特制的浸泡槽等容器。先用1∶200的"84消毒液"冲洗处理所用容器。无菌生理盐水作为浸泡液，可加入适当抗生素；需用量较大时也可用1∶5 000氯己定液或1∶5 000高锰酸钾溶液作为浸泡液。首先去除伤口敷料，将患肢浸入其中，如果伤口与内层敷料黏结较紧密，可去除外层敷料后直接放入药液。浸泡过程中，随时清除脓液、坏死组织，浸泡时间一般为20～30分钟，移出后用无菌干纱布擦拭干净，根据伤口情况再进行其他处理。感染特别严重的伤口，可每天浸泡一次，一般较为严重的感染伤口可2～3天浸泡一次。

二、暴露疗法

暴露疗法，指换药时采用一定时间的暴露，达到去除伤口周围皮肤潮湿、减轻肉芽水肿、控制细菌感染（特别是铜绿假单胞菌）的目的。主要适用于伤口周围皮肤受分泌物浸渍而发生潮湿、糜烂、湿疹样变，或伤口边缘皮肤泛白、创面肉芽组织水肿或铜绿假单胞菌感染的创面，也适用于烧伤创面。

方法：暴露时房间应保持清洁、干燥，将伤口敷料揭取后，生理盐水棉球擦净创面分泌物，让伤口自然暴露于空气中，使创面及周围皮肤水分自然蒸发。冬季应注意保暖，必要时可将烤灯置于患处，也可用电吹风机的微热风吹拂创面。可长时间暴露，使创面尽快干燥，减少细菌感染，待其痂下愈合。

三、湿敷疗法

湿敷疗法，指对伤口进行局部湿敷，用于创面肉芽水肿或严重感染的创面，也常用于植皮前的准备，可以起到减轻肉芽水肿、保持创面清洁、控制炎症发展的作用。

方法：一般伤口可用生理盐水，必要时加入适当的抗生素。创面肉芽水肿明显者可用 3% ~ 5% 盐水湿敷。将无菌干纱布浸入药液中，然后取出纱布，拧去多余水分，以不滴水为度，将纱布直接敷在伤口上，纱布一般为 16 ~ 20 层。为了减少药液蒸发，可在湿纱布上面加盖一层相当大小的凡士林纱布，每 6 小时更换一次。

四、胶布拉拢技术

对于一些伤口表浅、创面肉芽健康、分泌物少、周围皮肤正常且移动性好的患者，采用胶布拉拢技术，可加速伤口愈合。当伤口边缘被拉拢时，伤口张力减轻，可加速伤口收缩，从而有利于结缔组织及上皮组织生长加快，促进伤口愈合，多用于腹部、乳腺伤口或截肢后残端伤口等。

方法：剪制蝶形胶布，将蝶形胶布的一端粘贴于伤口一侧的皮肤上，适当牵拉另一端；同时将伤口另一侧皮肤推向对侧，贴紧胶布（图 10-21），最后覆盖适当敷料，妥善包扎固定。根据情况，也可先于伤口处覆盖少许无菌干纱布，然后再进行胶布拉拢。2 ~ 3 天换药一次，必要时重新进行蝶形胶布拉拢粘贴。

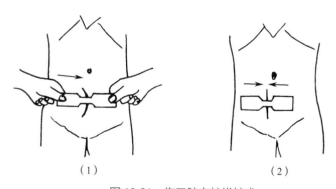

（1）　　　　　　　　　　（2）

图 10-21　伤口胶布拉拢技术

第十节　特殊伤口处理

在临床工作中经常遇到一些使医师感到较为棘手的特殊伤口，按常规方法换药处理往往不能收到良好的效果。若对这些情况进行恰当的特殊处理可很快使病情好转，伤口促使尽早愈合。

一、严重化脓感染伤口

伤口严重化脓性感染，对人体危害较大。特别是手、足、会阴等处的伤口化脓性感染，炎症迅速扩散、组织坏死，愈后造成不同程度的功能障碍和畸形，因此遇此情况应采取有力措施，尽早控制炎症。以下为常见严重化脓感染伤口的处理。

1. **手部严重感染**　手是主要的劳动器官，正确处理手外伤感染具有重要意义。手部严重感染多见于机器挤压伤、牲畜咬伤、掌间隙感染、化脓性腱鞘炎等，病理改变多为皮肤、肌肉、肌腱、骨骼等多种组织的化脓性感染。表现为损伤范围广泛、周围组织水肿明显、伤口分泌物多、皮肤浸渍泛白，伤口周围皮肤表皮松脱，可有外伤性手指残缺，伤及深部组织可见肌肉、肌腱外露或坏死，可有骨质外露或形成骨髓炎，散发污秽臭味。

处理：一般可采用浸泡疗法，配合湿敷等综合治疗。将适量生理盐水倒入消毒的泡手桶、塑料桶或脸盆内，可加入适当抗生素，将患手置于其中，浸泡约 20 ~ 30 分钟，引流出伤口内脓液，使坏死组织松解、分离，然后用剪刀将坏死皮肤、肌肉、肌腱等组织一一剪除，如有死骨用咬骨钳咬除，生理盐水冲洗后干纱布擦拭干净。重新配制新鲜生理盐水、抗生素混合液，将纱布浸湿、拧干，取 16 ~ 20 层药液纱布敷于伤口处，其上覆盖适量凡士林纱布，防止水分过分蒸发，最后再放适量纱布敷料或纱垫，加压包扎。每 6 小时更换一次。如此换药，可使伤口很快变得清洁。待炎症基本控制后，改为普通常规换药。

2. 足部严重感染 足部严重化脓性感染多见于复杂挤压伤、重物砸伤等。局部肿胀明显，伤口流出大量脓液，味臭，周围皮肤组织糜烂、浸渍、泛白，或见伤口内肌肉、肌腱等多种组织损伤坏死，足活动受限，同侧腘窝或腹股沟淋巴结可肿大、有压痛。患者可有发热、血白细胞计数增多等。

处理：首次换药可采用浸泡疗法，将患足放入盛有生理盐水、抗生素混合液的盆内，浸泡 20～30 分钟后，将患足移出盆外，用剪刀将坏死组织一一剪除，使创面尽量清洁，再用生理盐水冲洗干净，创面贴附凡士林纱布，覆盖适当厚度的纱布敷料，用绷带加压包扎。如果足部化脓感染特别严重，也可采用局部湿敷疗法，每 6 小时更换一次，至伤口较为清洁后，改为常规普通换药。足部化脓性感染伤口换药后，一定要强调卧床休息，抬高患肢，以促进静脉回流，减轻足端水肿。

3. 会阴部严重感染 轻微局部外伤即可引起会阴部严重化脓性感染，这是由于会阴部组织疏松，炎症易于扩散的缘故，肛门周围脓肿时，感染可波及阴囊、股内侧及臀部。主要表现为会阴部或肛门周围红肿、压痛、皮肤破溃，甚者出现大面积皮下组织坏死、脱落，脓液腥臭。

处理：首先采用坐浴疗法，温开水配制 1：5 000 高锰酸钾溶液，倒入盆内，臀部浸入盆中，坐浴 10～20 分钟，脱离浴盆后，患者卧于换药台上，充分显露伤口，用剪刀剪除坏死组织，生理盐水冲洗伤口，拭净伤口内分泌物，酌情填塞生理盐水纱布或凡士林纱布引流。覆盖大块纱垫或纱布敷料，适当固定。根据渗出情况，需及时更换外层敷料。如为肛门周围脓肿，急性期过后形成慢性肛瘘，应择期进行瘘管切开或瘘管切除手术。

二、慢性体表溃疡

慢性体表溃疡是由于各种原因所致的皮肤缺损，病变虽然表浅，但往往久治不愈，常见情况如下。

1. **小腿溃疡** 多继发于长期下肢静脉曲张患者，患者小腿部可见表浅曲张静脉，踝部水肿明显，并有局部皮肤溃疡，面积大小不等，周围皮肤粗糙、营养不良、颜色紫暗、皮肤温度低，创面肉芽污秽，触之不易出血。

处理：卧床休息，抬高患肢，局部用温热盐水行湿热敷，以改善肢体营养状况。积极、正确进行伤口换药，促进上皮长入，加速溃疡愈合。如此处理一定时间，伤口仍不能愈合者，则应酌情采取手术治疗。深静脉回流正常者，可行高位大隐静脉结扎，以减少静脉逆流，同时行曲张静脉分段剥脱术。术后卧床休息抬高患肢，加强溃疡面换药。为了缩短病程，待创面肉芽组织转为健康肉芽组织后，可行创面植皮术。肉芽组织情况很难改善时，可将不健康的肉芽全部刮除，待长出健康肉芽后，再行创面植皮术。

2. **压疮** 多见于长期卧床、截瘫、全身情况衰竭的患者。往往发生于骶尾部、大转子、髂前上嵴、足跟、内外踝、头枕部等骨骼突起处。形成原因为局部组织长时间受压、缺血、缺氧，造成皮肤及皮下组织坏死脱落，而形成慢性溃疡。局部表现为：发病初期皮肤发红，继之形成水疱，进一步发展皮肤变为紫暗色并坏死脱落，可深达筋膜、肌肉或骨骼，形成溃疡，创面渗出物较多，周围皮下可形成潜在腔隙，可伴发热等全身症状，感染严重者可出现败血症。

处理：首先加强护理，定时为患者翻身，防止局部进一步受压、缺血坏死，同时注意改善患者全身营养状况，纠正低蛋白血症、贫血等。加强局部换药，清除坏死组织，设法改善溃疡周围组织血液循环。如多次换药创面不能闭合者，待局部炎症基本控制，创面肉芽转为健康后行植皮术或彻底清除局部坏死组织，行局部皮瓣转移术。

三、慢性窦道

窦道指深部组织借外口通向体表的病理性盲管。窦道形成的原因多为局部伤口感染、异物存留（缝线、死骨等）、脓肿切开后引流不畅，也可见于特异性感染（结核破溃）。窦道管壁通常有较厚的纤维瘢痕组织增生，管腔内充满不健康肉芽组织，窦道外口可有突出的暗红色肉芽组织，并有少量分泌物溢出。有时窦道外口也可暂时性闭合，但间断一段时间后，窦道内有慢性炎症反应，分泌物积聚，局部又可出现红肿、破溃等急性炎症症状。如此反复发作，经久不愈，常见情况如下。

1. 腹壁窦道　多为腹部手术后切口感染所致，局部常有红、肿、痛，有少量分泌物溢出，并常有残留线结自窦道内排出，排出线结后，红、肿、痛症状有所减轻，如此反复发作。

处理：换药时可用镊子或血管钳逐一取出残留线结，但有时往往不易取净，费时费力。较有效的处理方法为扩大切开窦道，彻底引流，用刮匙搔刮，将坏死组织及不健康肉芽组织、线结、异物等彻底清除。病程超过 1 个月仍无愈合倾向者，应行窦道切除术，以窦道外口为中心，做梭形切口，沿窦道周围正常组织切入，彻底切除窦道及其周围瘢痕组织，如需缝合切口，缝合时注意勿留死腔，必要时放负压引流管。术后 10～14 天拆线。

2. 其他窦道　多为深部脓肿切开引流不畅所致，可见于臀部脓肿切开引流后，或脓肿自行破溃长期不愈，也可见于外伤后异物存留致伤口感染而长期不愈。

处理：一般需行窦口扩大切开引流术，使创腔口大底小，注意换药时应使填塞的引流物松紧合适，掌握"口宜实，底宜虚"的原则，先让创腔自创底部逐渐缩小，最后再使伤口愈合。

3. 结核性窦道　结核性窦道多见于结核性淋巴结炎化脓破溃所致，伤口长期不愈，窦口肉芽组织水肿，颜色灰暗，常有稀薄分泌物或干酪样物自窦口排出。

处理：一般可用刮匙刮除窦道内不健康的肉芽组织，坚持清洁换药，直至伤口愈合。如病变范围局限，可以病变为中心做梭形切口，彻底切除病变组织，然后缝合切口。进行局部处理的同时，应加强全身营养，服用抗结核药物。

四、慢性瘘管

1. 肛瘘 多由肛门周围脓肿破溃或切开引流不畅演变而来。患者常述肛门周围瘘口有分泌物溢出，瘘口可以暂时闭合，但此后不久又急性发作，如此反复发作，长期不愈。有时瘘口处为一红色肉芽组织，假性闭合时瘘口仅为一小的凹陷。直肠指诊时肠腔内可扪及硬结或与外口相连的硬条索状肿物，按压时瘘口可有少量分泌物溢出。

处理：位置较低的肛瘘一般可行瘘管切开术，常在换药室进行。0.5% 利多卡因局部浸润麻醉后，自瘘管外口插入有槽探针，至直肠内口穿出，于有槽探针上面切开瘘管，再切除切口两侧适量皮肤及皮下组织，敞开引流，此后酌情换药或进行肛门坐浴，伤口便可很快愈合。瘘管周围有大量瘢痕组织增生时，应行瘘管切除术。高位肛瘘应避免行瘘管一次性切开，以防肛门括约肌全部切断致肛门失禁，可行瘘管挂线疗法。

2. 耳前瘘管 是由于发育异常而引起的一种疾病，常于儿童或青少年期出现症状。主要表现为患者耳前皮肤有一小凹陷，合并感染时可见局部红肿、压痛，破溃后有脓性分泌物流出，探针探查伸向外耳道方向。可有反复发作病史。

处理：急性发作期，应于局部波动最明显处切开引流。注意保持伤口清洁，及时换药待炎症基本控制、周围皮肤组织恢复正常后，可行耳前瘘管切除术。

第十一节　伤口长期不愈原因及其处理

伤口长期不愈合的原因较多，有全身性因素，也有局部因素，或二者兼有。因此，伤口长期不愈合时要针对具体情况进行具体分析，找出伤口不愈合的原因并对症处理。

一、引流不畅

引流不畅是伤口不愈合最常见原因,主要因为伤口腔较大,伤口较小呈烧瓶状改变,使脓液积聚,脓腔内坏死组织不能充分引流,伤口内无健康肉芽组织生长,伤口长期不愈,有的形成一细长盲端管道,即窦道。最常见为臀部脓肿切开引流后或其他深部脓肿切开引流后,也可见于外伤后(特别是刺伤)局部感染。

处理:扩大切开伤口,充分敞开引流,使伤口腔口大底小。伤口腔较深时注意引流物的选择,可于伤口腔底部松散填塞凡士林纱布,而创面上部及伤口填塞干纱布引流,如此填塞既起到吸附引流作用,又有利于伤口底部肉芽组织生长,同时抑制伤口腔上部及伤口肉芽组织生长过快,防止伤口过早缩小,后期形成窦道。

二、异物存留

各种外伤和术后伤口感染、伤口长久不愈,大部分原因为伤口内有异物存留。常见于腹部手术后伤口感染、缝线残留,也常见于四肢软组织损伤后铁片、木屑、鱼刺、泥沙等物存留。偶有手术将碎纱布条、橡皮条之类的东西遗留于伤口内者。异物存留是造成窦道的主要原因之一。

处理:术后切口感染、缝线残留所致的长期不愈,换药时可用血管钳插入伤口底部试行夹出缝线线结;也可用刮匙连同伤口内不健康的肉芽组织一起刮除。伤口仍不愈合者,说明深层仍有缝线不能排出,则可扩大切开伤口,直视下将所有炎症累及的缝线全部清除,并去除不健康的肉芽组织,继续换药至伤口愈合。形成慢性窦道者,可将窦道及异物彻底切除,然后敞开伤口清洁换药;如周围组织软化,也可彻底切除窦道周围瘢痕组织,即时缝合切口。外伤后铁片、木屑、鱼刺、泥沙等异物存留时,可扩大伤口,直视下将异物取出;也可用血管钳插入伤口内,凭感觉寻及异物后取出,伤口内放引流物,适时清洁换药，伤口即可慢慢愈合。

三、慢性骨髓炎

慢性骨髓炎亦是伤口长期不愈的原因之一。自体骨虽不属于外来异物，但如失去活性变为死骨，机体也将产生排异反应致伤口长期不愈合。最常继发于手部挤压伤或动物咬伤后的慢性骨髓炎。实践证明，许多骨髓炎早期 X 线片往往无明显异常改变，而换药时直视可见病变处骨膜脱落、骨质松脱、颜色紫暗；晚期 X 线片可见骨质疏松或游离骨片等改变。

处理：经血管钳、探针探查或直视下发现有骨质坏死时，应将死骨彻底清除，直至骨断端有新鲜出血为止，此后逐渐培养伤口肉芽，待肉芽健康伤口缩小后，可望上皮长入，伤口愈合。上皮长入困难者可行植皮术。

四、坏死组织存留

伤口内如有坏死肌腱、肌肉、脂肪组织存留，也将明显影响伤口愈合。

处理：首先应正确辨认何为坏死组织，然后将坏死组织彻底清除，以利肉芽组织生长。

五、局部血运不良

伤口周围局部血运不良将明显影响伤口愈合，已被大量临床实践证实。血运不良则局部组织得不到足够营养，伤口愈合必将延迟，表现为肉芽紫暗，触之无出血，分泌物较少。最常见于下肢静脉曲张、瘢痕性溃疡或烧伤后残余创面等。

处理：下肢静脉曲张时改变局部血运的最佳方法为卧床休息，抬高患肢，以利静脉回流，减轻局部瘀血、缺氧。必要时应行大隐静脉高位结扎加曲张静脉分段剥脱，阻止静脉血逆流和瘀血。

各种原因所致的瘢痕性溃疡或烧伤后残余创面长期不愈合者，可施行局部湿敷，以改善局部微循环，促进肉芽组织生长和上皮长入。上皮长入困难时，可将肉芽组织刮除，施行游离植皮术。

六、伤口性质特殊

有些伤口如恶性肿瘤破溃、结核性脓肿破溃等未被及时识别，处理方法错误，也可成为伤口长期不愈合的原因。

处理：疑为特殊伤口时，应做活组织检查或分泌物涂片检查，明确诊断，以便采取相应的治疗方法。

七、换药方法不当

由于换药方法不当也可致伤口长期不愈合，常见原因有：消毒液使用不当，如伤口误用碘酒、石炭酸，可严重损伤伤口内肉芽，抑制创缘上皮长入；如肉芽水肿高出皮肤的肉芽未及时刮除或削平，也影响上皮长入；换药间隔时间太长或换药次数过频；引流物选择或填充不当等。

处理：针对不同原因酌情处理，例如避免刺激性大的消毒液进入伤口内；肉芽水肿创面及时用高渗盐水湿敷；高出皮肤面的肉芽要进行刮除或削平；适当调整换药间隔时间；选择适当的引流物。

八、营养不良

蛋白质是伤口愈合的基本物质，营养不良、蛋白质缺乏时，不但失去组织愈合的基本条件，而且常因血管内渗透压降低，水分渗入组织间隙，局部组织水肿而影响伤口愈合。

处理：营养不良蛋白质缺乏时应及时补充足够蛋白质，可以通过口服，也可以通过静脉补给。口服补给蛋白质最合乎生理要求，而且经济实惠，正常人每天每公斤体重进食 2～3g 即可满足每天生理需要，但当蛋白质缺乏时，则要适当增加蛋白质进食量。如同时应用某些激素，可间接促进蛋白质合成，最常用者为苯丙酸诺龙 25mg，肌内注射，每周 1～2 次。

九、维生素缺乏

维生素 C 缺乏时，成纤维细胞合成受阻，因而影响伤口愈合。外科患者的血浆中维生素 C 含量一般偏低，因此，补充维生素 C 很有必要，以促进伤口愈合。维生素 A 和维生素 B 缺乏时也对伤口愈合产生不良影响。维生素 A 是维持上皮组织正常功能状态的必需物质，并可促进上皮的生长，使伤口加速愈合；维生素 B 参与蛋白质和脂肪的代谢，并参与许多酶的合成及转移。

处理：维生素缺乏时，临床上一般可通过口服补给，有的也可通过静脉补给。

十、糖尿病

实践证明，糖尿病未得到很好控制的患者伤口很难愈合，这是由于糖尿病时周围组织循环不良直接影响伤口愈合，同时白细胞功能不良炎症不能得到有效控制。糖尿病已得到控制的患者，伤口愈合基本正常。

处理：糖尿病患者伤口长期不愈合时，应求助内科医师设法控制糖尿病，控制糖尿病对于促进伤口愈合相当重要。

第十二节 换药中意外情况及其防治

换药过程中有时会出现一些意外情况，最常见为伤口急性大量出血和患者或陪护人员晕厥。

一、伤口出血

1. **临床表现** 换药时可发生伤口急性出血，主要原因为操作粗暴损伤血管，也可因炎性侵蚀血管壁变得脆弱导致撕裂；四肢电损伤时伤及较大血管，稍加压擦拭即致血管破裂出血。

2. **处理** 伤口突然大出血，首选止血措施应为局部压迫，一般均能奏效。因伤口周围炎性组织血管断端收缩不良，难以自行停止，又因血管周围组织水肿，缝线结扎易切割组织，不易奏效，因此，首选止血措施应为局部压迫。若为肢体出血，可进行加压包扎止血。

3. **预防** 靠近大血管部位的伤口，如四肢、颈部、腘窝部伤口换药操作时，应特别小心，动作稳、准、轻、快，做到心中有数，切忌动作粗暴、深浅无度。对于存在潜在出血危险者，更应予以特别注意。

二、晕厥

1. **临床表现** 晕厥（又称昏厥，俗称"晕血、晕针、虚脱"）是换药过程中常见的意外情况。由于神经反射致暂时性脑缺血引起，常见于精神紧张、恐惧、体质虚弱的患者，也可见于患者陪护人员。发作过程为头晕、眼黑、面色苍白、出冷汗，继而不能维持姿势张力而昏倒，脉搏速弱，血压下降，持续数秒至数分钟。有些人错误地将晕厥称作休克，是不正确的，休克是各种原因所致的机体微循环功能障碍和组织血液灌注不足。

2. **处理** 患者或陪护人员出现头晕、眼黑、面色苍白等最初症状时，即刻原地置患者于头低足高位，解开衣领、衣扣，保持呼吸道通畅，神志清醒者给予少量饮水，很快即可恢复正常。出现神志不清、脉搏细弱者，可立即静脉注射50%葡萄糖40ml。

3. **预防** 为了防止换药过程中出现晕厥，应于饱餐后或大量饮水后换药；换药时应安排患者于合适体位；复杂伤口或脓血、坏死组织脱落较多的伤口，最好不让患者直视伤口或脓血及坏死组织，减少恶性视觉刺激。

第十一章
常用清创缝合术

第一节　清创缝合基本知识

　　外伤，是外科或急诊科最常见的急症之一，清创缝合术则是最常见的外科急症手术。本节介绍有关体表外伤清创缝合术的基本知识。

一、不同外伤及处理原则

　　1. **皮肤擦伤**　外力沿着身体表面近乎平行的切线运动，造成皮肤浅层损伤。主要表现为局部皮肤擦痕，少量浆液性渗出或血液渗出。

　　处理原则：局部清洗，碘伏涂擦，任其自然干燥；或外涂甲紫药水自然干燥即可。

　　2. **刺伤**　尖锐器物如尖刀、铁钉、铁棍、木刺、竹刺等直接刺入人体造成的损伤，有的伴异物存留。主要表现为伤口较小，但伤道较深，出血可多可少，或伤口内积存血肿，易造成异物存留、化脓性感染或厌氧菌感染等，处理不当极易形成慢性窦道。

　　处理原则：酌情扩大切开、取出异物、清洗缝合、安放引流物，术后清洁换药，酌情应用抗生素，肌内注射破伤风抗毒素。

　　3. **切割伤**　用有刃锐器如刀、玻璃等切割人体组织造成的损伤，可伤及血管、神经、肌腱等较深层的组织。主要表现为伤口呈线形或唇状裂开，边缘较整齐，深浅不定，出血较多。

　　处理原则：酌情切除伤口边缘组织、缝合修复、闭合伤口、安放引流，术后清洁换药，酌情应用抗生素预防感染，肌内注射破伤风抗毒素。

　　4. **裂伤**　钝器切线运动作用于人体使皮肤全层组织撕裂，也可深及皮下各层组织。主要表现为伤口边缘不规则，伴有组织碾挫、挤压，易发生感染、组织坏死等。

　　处理原则：切除失活组织、伤口修复缝合、安放引流，术后清洁换药，酌情应用抗生素预防感染，肌内注射破伤风抗毒素。

5. 撕脱伤 外力作用于人体将大片皮肤从深层组织撕脱，称为撕脱伤，最常见于高速旋转的外力致头皮或四肢的皮肤撕脱损伤。表现为一定范围的全层皮肤自皮下组织层或骨膜下撕裂，伤口出血多，大面积撕脱伤可伴有休克。

处理原则：立即输液输血、抢救休克，部分撕脱皮肤原位覆盖、清创缝合、安放引流物，如有皮肤缺损则通过皮肤移植、皮瓣移植技术闭合创面。术后清洁换药，酌情应用抗生素预防感染，肌内注射破伤风抗毒素。

6. 咬伤 各种动物咬伤，包括虫类蜇伤、牲畜咬伤、狗咬伤、人咬伤等，损伤范围及深浅程度不一，容易导致感染。

处理原则：伤口扩创、大量生理盐水冲洗、切除失活组织、简单伤口缝合或敞开不缝合、安放引流物，术后清洁换药，酌情应用抗生素预防感染，肌内注射破伤风抗毒素，狗咬伤必要时注射狂犬病疫苗。

二、清创缝合术

根据伤口情况，通过手术的方法使污染伤口变为清洁伤口，从而促使伤口一期愈合，这种措施称为清创缝合术。一般说来，清创缝合术主要步骤包括：清洗消毒伤口周围皮肤、去除伤口内异物、清理失活组织、重建修复损伤组织、消灭死腔、闭合伤口、酌情安放引流物。正确及时的清创缝合术是防止伤口感染、缩短疗程、最大限度恢复功能和外形的根本保证。

除直接外力作用损伤外，其他一些损伤如火焰烧伤、化学烧伤、电烧伤等，也需进行相应的清创处理。

三、清创缝合术的重要性

无论哪一级综合医院一般均应进行清创缝合术，即使是最基层的乡镇卫生院、社区卫生服务站、诊所等相关医师，也应掌握最基本的清创缝合术知识和操作技术。大多数体表外伤清创缝合术属于小手术，一般应遵循就地处理、就地治疗、避免长途转院、及早预防伤口感染的原则。

清创缝合术是一种较为简单的技术操作，如能及时进行，可有效防止伤口感染，达到一期愈合。手术质量高低、方法正确与否，可直接影响组织愈合、功能和外形的恢复。恰当处理一般可获得较理想的效果，而不负责任地草率处理往往造成伤口感染、瘢痕增生、肢体畸形、功能障碍和外形丑陋等。

因此，每一个外科医师都应该熟练掌握清创缝合术的基本知识和操作技术，恰到好处地处理好每一位患者。然而有些医师并没有严肃认真的对待这项工作，错误地认为清创缝合术是不足挂齿的小手术，习惯将此类患者交由实习医师或低年资医师处理，操作不够规范，影响治疗效果，给患者带来不应有的损失，甚至遗留一定的肉体痛苦或心理创伤，应引以为戒。

四、术前准备

损伤清创缝合前应进行适当的术前准备，特别是伤情较复杂时更应如此。如果患者伴有内脏或其他严重损伤，并威胁到生命时，处理原则为：救命第一，治伤第二。

术前准备主要包括以下几个方面。

1. 查体 患者来院后不要片面地看到体表外伤局部情况，而急于进行清创缝合术，应先进行一般体格检查，既要查看伤口局部，也要结合病史重点检查全身情况，如患者的血压、脉搏、呼吸等生命体征，注意是否有颅脑、心肺损伤及腹腔内有无复合伤等。如果存在这些情况，抢救生命则是当务之急。避免只顾处理局部而忽略了全身情况，使病情迅速恶化。当然，较简单的、小范围的损伤不一定进行全面细致的体格检查，可先进行清创缝合后，再酌情进行其他检查。

2. 纠正休克 已陷入休克的患者，首先简单控制伤口出血或加压包扎，立即给予纠正休克治疗，迅速开通静脉，给予输液、输血，血压恢复正常或接近正常后再进行清创缝合术。如果休克是由伤口出血造成的，可在输液、输血的同时进行止血、清创等处理。

3. **麻醉选择**　一般中小型伤口可选择 0.5% 利多卡因局部浸润麻醉，手指或足趾损伤可选用神经阻滞麻醉，伤情复杂，伴有神经、血管损伤、手术时间较长者，则采用全身麻醉或其他相应麻醉，或与麻醉专业人员及时联系，共同协商确定麻醉方法。

4. **术区准备**　外伤清创缝合前应对受伤部位进行适当准备，四肢损伤时及时将患肢暂时抬高，利于静脉回流，减少出血。初步清洗伤口周围污物、泥沙，剃除局部毛发，修剪指（趾）甲。需要皮肤移植时，供皮区应用毛刷蘸肥皂水彻底刷洗，使局部皮肤清洁。

5. **器械物品准备**　体表损伤多种多样，术前要备好各种器械及物品（材料、药品等），除必要的清创缝合器械包外，根据情况需要再准备相应的器械及材料，如大血管损伤时应准备吻合血管用的精细器械；骨折时准备内固定器材、夹板或石膏绷带，四肢严重损伤时应准备驱血带、橡皮止血带等，手外伤伴有骨折时应准备咬骨钳、克氏针、螺丝钉等物品。

五、术后处理

各种体表软组织损伤清创缝合术后处理，可遵循以下原则进行，以便使患者达到顺利康复的目的。

1. **体位**　四肢损伤时最好使受伤部位处于高于心脏的位置，有利于静脉回流，减轻水肿和疼痛。

2. **应用抗生素**　对于复杂外伤或污染较重的伤口，酌情应用抗生素预防感染，通常术前、术中即开始应用，以保证伤口内所渗出的血液中含有足够浓度的抗生素。

3. **局部制动**　对于某些受伤肢体或合并重要血管、神经、肌腱、骨骼损伤者，应采取必要的外固定制动，防止修复组织的撕裂。

4. **止痛镇静剂**　伤口明显疼痛者，应适当予以止痛或镇静治疗。

5. **伤口换药** 术后酌情及时换药，一般未放置引流物的缝合伤口可于术后 3 天第一次换药，检查伤口；放置引流物的缝合伤口，可于术后 24～48 小时第一次换药，以便及时去除引流物，以后根据情况适时换药。

6. **TAT 应用** 清创缝合术后通常应用 TAT 1 500 单位，肌内注射。

第二节　一般外伤清创缝合术

一般外伤，指除特定部位（如头部、面部、手等）以外部位的损伤，尽管损伤部位各不相同，但清创缝合基本步骤相似，现将一般外伤清创缝合术基本过程介绍如下。

【术前准备】

1. **简单查体** 既要查看伤口局部，又要结合病史检查全身情况，注意患者面色、神志、脉搏、呼吸等生命体征，检查是否有复合伤存在。伤口是否仍在出血，如有，应立即予以控制。

2. **麻醉选择** 小型外伤一般可选择 0.5% 利多卡因局部浸润麻醉，伤情复杂伴有神经、血管损伤，存在休克，手术时间较长者，可与麻醉人员联系共同协商确定麻醉方法。

3. **术区准备** 初步清洗伤口周围污物、泥沙，剃除局部毛发，修剪指（趾）甲。需要皮肤移植时供皮区应用毛刷蘸肥皂水刷洗，使局部皮肤清洁。

4. **其他** 出血较多者应适当予以输液或输血；休克存在者适当纠正休克或一边纠正休克一边进行局部处理。病情严重、复杂者同时需进行必要的辅助检查。

【操作步骤】

1. **清洁皮肤** 清水刷洗干净伤口周围皮肤，去除泥草、污垢等异物可大大减少伤口局部细菌数量，是清创缝合术必不可少的步骤。先用无菌纱布覆盖伤口，软毛刷蘸肥皂水轻轻刷洗伤口周围，然后用清水冲洗，油污不易除掉时可用汽油进行擦洗。刷洗时勿让清水进入伤口内，范围距伤口 30cm 以上，反复刷洗 2 ~ 3 遍后用无菌干纱布擦拭干净。

2. 冲洗伤口 移去覆盖伤口的纱布，用大量生理盐水冲洗伤口内部（图 11-1）；并用镊子或止血钳夹持棉球轻轻擦拭伤口内，去除伤口异物、血块等，然后再用干纱布将伤口周围皮肤擦拭干净。

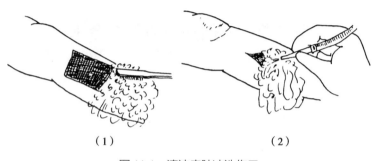

（1）　　　　　　　　　　（2）

图 11-1　清洁皮肤冲洗伤口

3. 消毒铺巾 0.5% 碘伏或 0.1% 氯己定消毒伤口周围皮肤达创缘外 20cm，消毒完毕后铺盖无菌巾。

4. 麻醉 0.5% 利多卡因局部浸润麻醉或区域阻滞麻醉（全身麻醉者提前进行）。

5. 清理伤口 仔细检查伤口，去除异物，了解有无骨骼、重要血管、神经、肌腱的损伤。然后用剪刀或手术刀切除严重污染、失活组织，切除不整齐皮肤创缘 1 ~ 2mm 及失活组织（图 11-2）。肌肉失活的特征是无弹性、色紫暗、无光泽，与软组织相连的骨片应保存，完全游离的骨片原则上予以清除，但游离的大骨片宜将表面污染层凿除后放回骨缺损处。

清创时应按顺序和解剖层次，由浅入深分区进行，切忌东一刀、西一刀，深一剪、浅一剪地盲目行事。神经、肌腱、关节囊、韧带清创时应持慎重态度，切除太多影响功能，除明显坏死者必须切除外，其余宜保留观察。

6. 再次冲洗伤口 清创完毕后再次生理盐水冲洗 2 遍，彻底去除组织碎屑、残渣。污染较重伤口先用 0.1% 氯己定溶液冲洗创面或用 0.1% 氯己定湿纱布湿敷创面数分钟，然后用生理盐水冲洗。受伤时间较长时，先用 3% 过氧化氢冲洗伤口，立即无菌生理盐水冲洗，以减少厌氧菌感染的机会。

7. 重新铺盖无菌巾 术者更换手套，进一步清理术野，重新铺盖无菌巾，并更换已用过的污染手术器械。

8. 缝合修复 仅伤及皮肤和皮下组织的伤口如无皮肤缺损可按解剖层次分层缝合，皮下脂肪较薄时可将皮肤、皮下组织一次性缝合（图 11-3）。皮肤少量缺损、缝合后皮肤张力较大时，可在切口一侧或双侧做减张切口，使原伤口得到良好对合（图 11-4），减张切口可缝合也可不缝合由其自然愈合。如皮肤缺损较多可应用游离皮肤移植修复（图 11-5），如骨质、肌腱、关节、重要神经、血管裸露时，应进行适当的皮瓣移植修复（参阅第十三章）。

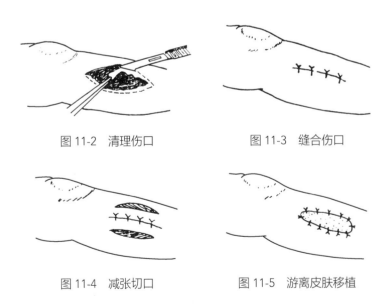

图 11-2　清理伤口　　　　　图 11-3　缝合伤口

图 11-4　减张切口　　　　　图 11-5　游离皮肤移植

如有多种组织损伤应按以下顺序进行修复，即：骨关节→血管→神经→肌腱等组织。

（1）骨关节损伤：根据骨折部位、骨折类型、有无移位等情况，先予以复位，再酌情选择应用不锈钢针、螺丝钉、钢丝、钢板等固定器材进行可靠的内固定术（图11-6）。关节开放损伤时，用无菌生理盐水仔细冲洗关节腔，再缝合撕裂的关节囊以封闭关节腔。

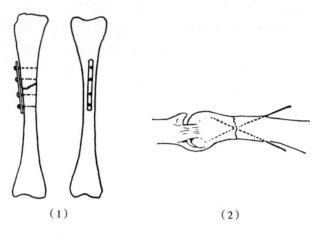

（1）   （2）

图 11-6　骨折内固定

（2）血管损伤：血管损伤不致造成肢体远端血液循环障碍者可予以结扎；损伤后估计影响肢体远端血运或有可能致肢体坏死者则应针对不同情况进行相应处理，部分损伤时行血管修补术，血管断裂者行血管吻合术。肢体血液循环障碍，主要表现为伤肢远段皮肤温度低，颜色苍白或青紫，并感肿胀、麻木、缺血性疼痛，脉搏减弱或消失。

（3）神经损伤：重要神经干完全断裂后自行恢复困难，往往需手术缝合，首先确定有无重要神经损伤。临床上较易损伤的神经有：①桡神经损伤，表现为腕下垂，手背桡侧麻木，掌指关节不能伸直，拇指不能外展及背伸（图11-7），但桡骨头以下的低位损伤不出现腕下垂。②正中神经损伤，表现为桡侧三个半手指感觉障碍，不能屈曲，称为猿手（图11-8）。③尺神经损伤，表现为第4、5掌指节过伸而指间关节不能伸直，称爪形手（图 11-9）。④腓总神经损伤，表现为胫前肌及腓骨长、短肌瘫痪，而呈足下垂（图 11-10）。重要神经断裂如受伤时间短、伤口清洁、无神经失活应争取一期缝合。如受伤时间较长、伤口污染较重，则宜将神经两断端用黑丝线缝吊在一起，待伤口愈合 2～3 周，最迟不超过 3 个月，再作二期神经修复缝合；缺损太多时，可作自体神经移植。

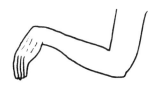

图 11-7 桡神经损伤

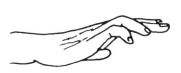

图 11-8 正中神经损伤

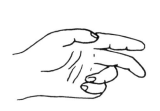

图 11-9 尺神经损伤

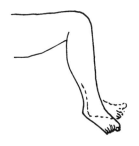

图 11-10 腓总神经损伤

（4）肌腱损伤：肌腱完全断裂，该肌腱运动功能即完全消失，因此原则上力争早期缝合修复，早期缝合修复局部粘连较轻，术后功能恢复较好。多根肌腱损伤全部修复困难或估计效果不佳时，宜将功能重要的肌腱优先修复。根据损伤肌腱大小、粗细，选择适当的缝合方法（图 4-15～图 4-17）。

9. 引流 伤口较小且表浅、止血完好、缝合后没有死腔者，一般不必放置引流物。术后有形成血肿或血清肿可能时则应适当放置引流物，可酌情选用橡皮条或橡胶管负压引流。关节腔内一般不作腔内引流，若污染严重时或伤口超过 12 小时者可作腔外引流。安放引流物时须注意位置合适，防止过深或过浅。

10. 包扎固定 伤口皮肤缝合完毕后应覆盖敷料，妥善包扎固定。如进行了血管、神经、肌腱的缝合修复，尚应用夹板或石膏进行肢体外固定，以使缝合的组织处于松弛状态。

【术后处理】

1. 体位 伤处位置抬高，有利于静脉回流，减轻水肿和疼痛。

2. 应用抗生素 对于复杂外伤或污染较重的伤口，可酌情应用抗生素预防感染，有时术前即开始应用，以保证伤口内渗出的血液中有足够浓度的抗生素。

3. 局部制动 对于某些受伤肢体或合并重要血管、神经、肌腱损伤者，应采取必要的外固定制动，防止修复组织的撕裂。

4. 止痛镇静剂 伤口明显疼痛者，应予以止痛或镇静治疗。

5. 伤口换药 一般未放置引流物的缝合伤口可于术后 3 天第一次换药，放置引流物的缝合伤口，可于术后 24 ~ 48 小时第一次换药，以后酌情换药。

6. TAT 应用 破伤风抗毒素 1 500 单位，肌内注射。

【注意事项】

1. 高质量地进行清创缝合术对患者伤口愈合、功能和外貌形态恢复具有重要意义，作为负责任的首诊医师万万不可轻视。

2. 必须彻底清除伤口内异物，如泥土、木屑、玻璃、棉纤维、化学纤维、爆炸物等，否则伤口极易感染。异物存留也是导致慢性窦道的一个最常见原因。

3. 适当切除失活组织可以有效防止感染，达到伤口愈合后瘢痕最小。但也应避免切除过多正常组织，以免缝合后张力过大，影响伤口愈合。如切割伤口边缘整齐，也可不切除伤口创缘组织，生理盐水或含抗生素的生理盐水彻底冲洗干净即可直接缝合。

4. 对复杂损伤切勿过分注意局部处理而忽视全身情况，以免患者陷入危险境地，疑有内脏损伤时尤应注意，防止顾此失彼失去抢救生命的机会。术前、术中要不断观察患者呼吸、血压及脉搏变化情况，发现问题及时处理。

5. 合理应用引流是清创缝合术不可忽视的步骤，伤口较大者尤其如此。表浅损伤于皮下放置橡皮条引流即可，深在或估计有较多渗出者，最好安放负压吸引装置，以便及时引流出渗液，防止伤口感染。

第三节　头皮外伤清创缝合术

头皮组织共有5层：依次为皮肤、皮下组织、帽状腱膜、腱膜下疏松结缔组织和骨膜（图11-11）。其中前三层紧密相连，宛如一层，很难分离，所以头皮撕脱伤时多在帽状腱膜下分离。因皮下组织层致密而坚韧，其内有许多短的纤维间隔牵拉血管不易闭缩，致伤口出血不易自行停止，故头皮损伤时即使裂口很小也可有较多的出血。由于皮下组织血液循环丰富，所以当头皮撕脱时尽管只有较少蒂部与本体相连，但是原位缝合后仍可通过相连的部分供血，使撕脱头皮成活。由于头皮血运丰富，头皮损伤24小时后仍可行清创缝合术，争取达到一期愈合。

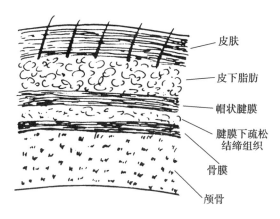

　　　　　　　　　　　　　　　　　皮肤

　　　　　　　　　　　　　　　　　皮下脂肪

　　　　　　　　　　　　　　　　　帽状腱膜

　　　　　　　　　　　　　　　　　腱膜下疏松
　　　　　　　　　　　　　　　　　结缔组织

　　　　　　　　　　　　　　　　　骨膜

　　　　　　　　　　　　　　　　　颅骨

图 11-11　头皮与颅骨的解剖图

【术前准备】

1. 剃除头发，简单清洗局部及周围血迹。

2. 大面积头皮撕脱者往往失血较多，患者有不同程度的休克，可先给予输液、输血，纠正休克，待情况好转后再行手术治疗。若出血不止，应立即采取相应的紧急止血措施，或一边抢救休克，一边进行清创缝合术。

3. 头皮撕脱伤拟行头皮回植者，需将撕脱的头皮剃去头发，用肥皂水及清水刷洗干净，然后用生理盐水冲洗，浸泡于含有抗生素的生理盐水中 10 分钟后取出备用。

4. 一般可选用 0.5% 利多卡因局部浸润麻醉，必要时可用头皮阻滞麻醉。

【操作要点】

1. 清创时伤口边缘切除一般不应超过 2mm，切除时为减少毛囊损伤和破坏，应按毛发方向切入（图 11-12），皮肤创缘较齐者，可不作皮肤创缘切除。

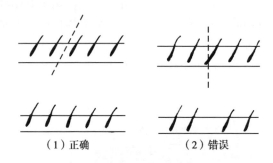

（1）正确　　　　　　（2）错误

图 11-12　头皮的切入方向

2. 头皮小面积缺损时可在帽状腱膜下作潜行分离，增加头皮的移动性，再拉拢缝合（图 11-13）。头皮缺损较大时，应用局部皮瓣修复（图 11-14）或近距离皮瓣移植修复（图 11-15）。皮肤缺损过多时，也可用皮片移植修复，留线尾打包加压包扎。

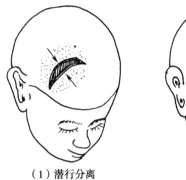

（1）潜行分离　　　　　　　（2）缝合

图 11-13　直接拉拢缝合

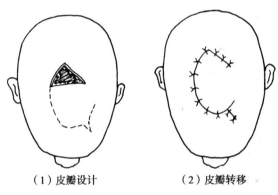

（1）皮瓣设计　　　　　　　（2）皮瓣转移

图 11-14　局部皮瓣移植修复

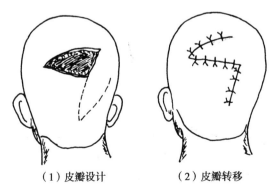

（1）皮瓣设计　　　　　　　（2）皮瓣转移

图 11-15　近距皮瓣移植修复

3. 较大面积皮肤撕脱时如尚有一部分与本体相连，清创后给予原位缝合，仍然可以全部成活或部分成活，这是由于头皮动脉自周围向颅顶汇集，血管间有丰富的吻合支，相连部分仍可供应撕脱头皮的营养。缝合完毕后，可适当放置橡皮条引流。

4. 头皮完全撕脱时如有骨膜保留，可采用头皮回植技术，即将经抗生素盐水浸泡的离体头皮用剪刀修剪成中厚皮片，再按撕脱缺损的形状进行原位回植，周边间断缝合固定，保留线尾，回植皮片上适当散在戳孔，以利于排出皮片下积液，最后于植皮区打包加压包扎。如有条件最好进行显微外科血管吻合术，将两侧颞血管解剖、游离，然后进行吻合，成活后可保留头发正常生长。

【术后处理】

1. 术后患者取半卧位，抬高头部，以利血液回流。

2. 放置橡皮引流条者术后 24 小时拔除，此后适时换药，如发现头皮部分坏死，则及时清除，待肉芽创面清洁、新鲜后再行游离植皮，以尽早封闭创面。

3. 术后酌情应用抗生素，预防感染。

4. 破伤风抗毒素 1 500U，肌内注射。

【注意事项】

1. 术后需观察是否有颅内损伤症状出现，以便及早发现，及早处理。

2. 头皮外伤清创时尽量保留头皮，即使是较严重的头皮撕裂缝合后也能成活。须切除少量伤口边缘皮肤时，注意顺毛根方向切入，以减少毛囊损伤。

3. 由于头皮血运丰富，损伤 24～48 小时后仍可进行清创术，争取达到一期愈合。

4. 大面积头皮完全撕脱时，如有必要可转有条件的医疗单位行吻合血管的游离头皮移植术。无条件转院者，如创面基底有完整骨膜覆盖，可行离体头皮回植。先将撕脱头皮用剪刀修剪成中厚皮片，按原位置覆盖头部，边缘间断缝合固定，保留线尾，打包加压包扎，移植皮片即可成活。

第四节　面部外伤清创缝合术

　　面部是人体裸露部位，极易遭受损伤，伤后对人的容貌及生理功能均有较大影响。面部血运丰富，组织再生能力与抗感染能力较强，因此面部外伤 48 小时内如无明显感染，仍可进行清创缝合术。

【术前准备】

　　1. 局部检查注意有无面部表情异常，有无下颌关节张闭口运动障碍。

　　2. 邻近发际处的面部损伤，应剃除部分毛发。

　　3. 一般可选用 0.5% 利多卡因局部浸润麻醉。

【操作要点】

　　1. **单纯软组织损伤**　仔细检查伤口，清除异物，适当剪除少量伤口边缘受损组织。细丝线间断缝合各层组织，注意解剖对位缝合。皮肤缝合结扎时，勿结扎过紧，以免对皮肤组织造成切割。

　　2. **深部组织损伤**　颊部贯通伤无组织缺损时，将失活组织切除后直接将穿通处黏膜、肌肉、皮肤分层缝合。面颊部皮肤缺损时可作游离皮肤移植或皮瓣移植修复。颊部全层组织缺损时清创后将伤口创缘皮肤与口腔黏膜相对缝合，先消灭创缘创面（图 11-16），所遗留的洞穿缺损可二期再作整形修复治疗。

　　3. **皮肤缺损**　如皮肤缺损较少，可皮下潜行分离伤口创缘皮肤，然后直接拉拢缝合（图 11-17）；耳前皮肤缺损时可用耳后皮瓣移植修复，供瓣区再用中厚皮片移植修复（图 11-18）。下颌角处皮肤缺损可用颈侧部皮瓣移植修复，供瓣区直接拉拢缝合（图 11-19）。

外科 基本操作
处置技术

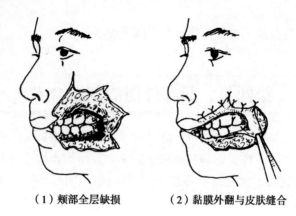

（1）颊部全层缺损　　（2）黏膜外翻与皮肤缝合

图 11-16　颊部全层缺损缝合

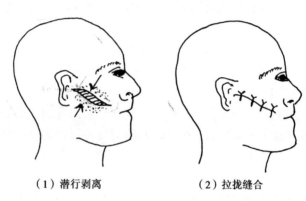

（1）潜行剥离　　　　（2）拉拢缝合

图 11-17　直接拉拢缝合

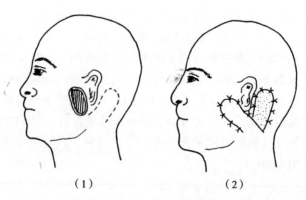

（1）　　　　　　　　（2）

图 11-18　耳后皮瓣移植修复

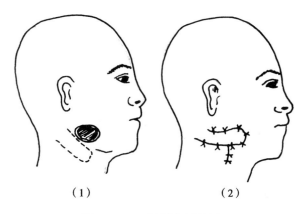

（1）　　　　　　　（2）

图 11-19　颈侧皮瓣移植修复

4. 安放引流物　如有出血或渗血可能者，需安放引流物，一般于切口内置入橡皮条为宜。缝合完毕后伤口距离眼、口、鼻较远者，可覆盖敷料加压包扎；距离较近者，为防止分泌物浸渍污染，可将伤口暴露。

【**术后处理**】

1. 保持局部清洁，防止眼、鼻、口分泌物污染伤口。

2. 适当应用抗生素，预防感染。

3. 肌内注射破伤风抗毒素 1 500U。

4. 术后尽早拆除缝线以防缝线切割，形成十字形瘢痕，一般可于术后 4 天间断拆线，术后 5 ~ 6 天全部拆线。

【**注意事项**】

1. 面部损伤对人的容貌影响较大，清理伤口时尽量保全受伤组织，不要求切除间生组织。间生组织指挫伤而经过处理仍可成活的受损组织。面神经裸露者更要妥善保护。腮腺区损伤时应进行适当缝合，妥善保护腮腺导管。

2. 组织缝合时尽量达到解剖对位，肌肉、皮下组织要分层缝合，否则将出现高低不平、瘢痕粘连等。皮肤缝合精细并无张力，防止术后缝线切割瘢痕，针距不要过密，以免皮缘缺血坏死。注意针距均匀，一般为 3 ~ 4mm；边距宽窄一致，一般为 2 ~ 3mm。眼睑、鼻、唇、耳等处缝合时更要做到精益求精。

3. 根据伤口渗出多少，酌情拔除引流物，及时清洁换药，可最大限度地减少伤口感染。

第五节　手外伤清创缝合术

　　手是主要的劳动器官，可以完成各种复杂而又精细的动作，手指具有极为丰富的神经末梢，触觉最敏感，用手摸索物体形态、软硬度等有实物感，盲人即用它来识物认字，故称为"第二双眼睛"。手外伤极为常见，如何尽量保存手的完整性对手的功能恢复具有重要意义。

【术前准备】

　　1. **局部检查**　初步检查手损伤情况，了解手指屈伸功能，有无肌腱、神经、骨骼损伤等，以便制定手术方案。

　　2. **手部准备**　剪短患侧指甲。

　　3. **麻醉准备**　一般可选用 0.5% 利多卡因局部浸润麻醉，单纯手指外伤可选用指神经阻滞麻醉，复杂手外伤需在臂丛神经阻滞麻醉或全身麻醉下进行手术，全身麻醉时则应按照全身麻醉要求进行准备。

【操作要点】

　　1. **消毒铺巾**　患肢放在特制小桌或支撑板上，外展 70°~90°，用肥皂水刷洗伤口周围皮肤，碘酒 - 乙醇或 0.1% 氯己定皮肤消毒后，铺盖无菌巾、单（图 11-20）。如需在其他部位切取皮片或远距离皮瓣移植，也需对供区皮肤消毒，铺盖无菌巾单。

　　2. **清理伤口**　手部较复杂外伤时宜在止血带止血情况下进行手术，以减少出血，保持术野清晰。常规按一定顺序清理伤口内失活组织。

　　3. **组织修复**　手部骨折时正确对位，酌情应用螺丝钉或克氏针作内固定（图 11-21）；肌腱损伤者如伤口污染不严重，争取一期缝合；神经损伤时如无缺损短缩，亦应一期缝合修复（组织缝合方法详见第四章）。

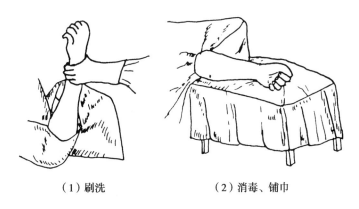

（1）刷洗　　　　　　　　（2）消毒、铺巾

图 11-20　手的刷洗、消毒、铺巾

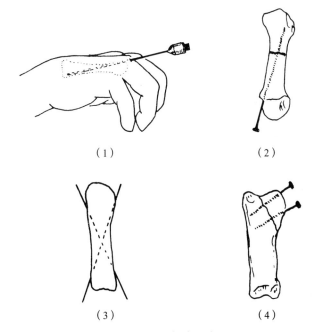

（1）　　　　　　　　　　（2）

（3）　　　　　　　　　　（4）

图 11-21　骨折内固定

4. 伤口闭合 如何采取正确的方法闭合伤口对手的功能恢复将产生非常重要的影响，因此皮肤伤口的闭合要根据不同情况，采取不同的措施。

（1）伤口直接缝合：无皮肤缺损可将伤口皮肤边缘直接拉拢缝合（图 11-22），必要时伤口内放橡皮条引流。

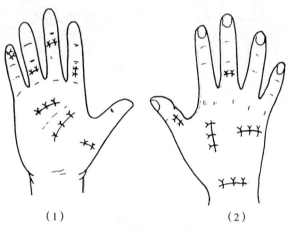

（1）　　　　　　　　（2）

图 11-22　创口直接拉拢缝合

（2）Z 成形术：有些伤口跨越掌侧关节，为了预防愈合后直线瘢痕挛缩畸形，影响关节功能，可行 Z 成形术（图 11-23）。

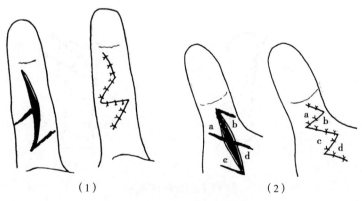

（1）　　　　　　　　（2）

图 11-23　各种 "Z" 成形

（3）皮片移植：皮肤缺损较多，不易拉拢缝合时，可于股部切取大张中厚皮片移植修复皮肤缺损处，周边缝合固定，预留线尾打包加压用，并应于移植的皮片处适当戳口引流，堆积纱布打包加压包扎（图11-24）。如为大面积皮肤撕脱，可将撕脱的皮肤切下，修剪成中厚皮片，覆盖原处间断缝合固定，预留线尾打包加压用，堆积纱布打包加压包扎（图11-25）。

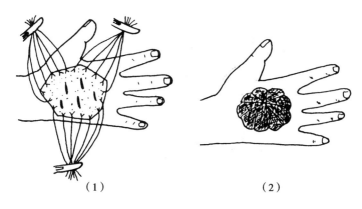

（1）   （2）

图 11-24　皮肤移植修复

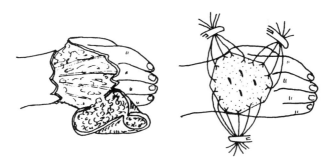

图 11-25　修剪成中厚皮片并回植原处修复

（4）皮瓣移植：适于较大范围的皮肤缺损裸露骨骼、关节、肌腱或主要神经者，为了达到一期修复，保持术后良好的功能，可根据不同部位、不同伤口的具体情况，应用各种皮瓣移植修复（图11-26）。

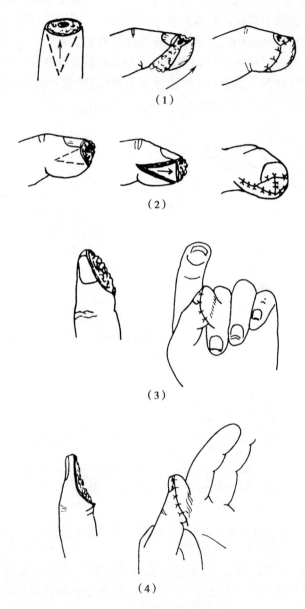

图 11-26　各种皮瓣修复

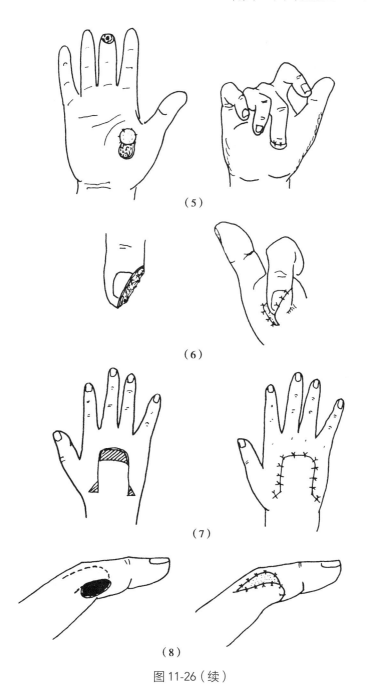

（5）

（6）

（7）

（8）

图 11-26（续）

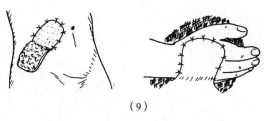

（9）

图 11-26（续）

【术后处理】

1. 抬高患肢，以利血液回流，减轻水肿或疼痛。

2. 适当应用抗生素，预防感染。并应用破伤风抗毒素 1 500 单位，肌内注射。

3. 施行血管、神经、肌腱、骨折内固定修复者，应给予一定的外固定制动。

4. 酌情清洁换药，根据伤口渗出引流情况，术后 24～48 小时拔除引流物。

5. 适当应用镇静、止痛剂。

6. 应用远距离皮瓣修复时，一般于术后 2～3 周断蒂，并作局部修整缝合。

【注意事项】

1. 认真做好清创，注重组织解剖修复，做到无创技术操作，爱惜每一块细小组织，防止感染，是保全手功能的关键环节。清理伤口时应尽可能多地保护受伤组织，最大限度地保留手指长度，这是一条重要原则。

2. 皮肤缺损伴有肌腱裸露者，运用皮瓣移植技术设法覆盖裸露的肌腱，是防止肌腱感染、坏死或瘢痕粘连的关键，必要时可请整形专科医师协助处理。如合并复杂骨折，最好请骨科医师协助治疗。

3. 伤口愈合后加强功能锻炼，以期最大限度地恢复功能。植皮术后需予以必要的制动，尤其夜间制动更有必要，因为夜间睡眠时手指是处于屈曲状态的。

4. 术后手指或手掌瘢痕挛缩粘连影响功能时，应尽早行瘢痕松解整形或植皮术。儿童外伤后发生瘢痕挛缩时尤应及早手术，以免影响手的骨骼和肌腱发育。

第六节　烧烫伤清创术

烧伤烫伤清创术，指对烧烫伤局部创面进行初期处理。一般说来，烧烫伤位于体表，通常可分为小面积烧烫伤、大面积烧烫伤，处理方法不完全相同。一般处理方法介绍如下。

一、小面积烧烫伤清创处理

1. 创面冷水冲洗　小面积烧伤紧急处理时，可将受伤部位立即置于冷水中浸泡，或用自来水冲洗，起到局部降温、收缩毛细血管、减轻渗出肿胀和疼痛的作用，还可达到局部清洁的目的，然后再用生理盐水冲洗创面。

2. 清创包扎　小水疱不必刺破或剪破；大水疱可剪一小口，放出疱液，将疱皮原位贴附在创面上；已经破溃的水疱应适当剪除，然后根据情况采取包扎或外用药暴露疗法。包扎时先覆盖一层凡士林纱布，再覆盖 2 ~ 3cm 厚度的纱布敷料，适当加压包扎，1 ~ 2 天换药 1 次，注意抬高患肢，适当制动。

3. 暴露疗法　也可局部外用药，采取暴露疗法，于创面处涂磺胺嘧啶银混悬剂，然后用红外线烤灯照射，促使创面水分蒸发、干燥、成痂，并保持房间适宜温度。

4. 植皮修复创面　如为Ⅱ度或Ⅲ度烧烫伤，可酌情进行坏死皮肤组织切除，然后进行皮肤移植。

一般来说，包扎疗法有利于创面渗液引流，便于护理，减少污染和感染机会，但费时费物。暴露疗法开始几天由于创面渗出较多，不利于引流。因此，最好在开始几天采用包扎处理，创面渗出停止后再采取外用药暴露疗法。

二、大面积烧烫伤清创处理

1. 静脉补液 大面积烧烫伤时，先仔细对患者情况进行评估，确定有无休克，如有休克，先开放静脉进行补液，纠正休克或休克好转后进行清创，或酌情一边纠正休克，一边进行创面简单处理。

2. 创面清创 大面积烧烫烧的局部处理原则为：简单清创，尽量减少患者疼痛，保持创面干燥。当患者烧烫烧面积广泛时大量体液外渗，有效循环血量锐减，均存在不同程度的休克，如果彻底清创将对患者造成严重的不良刺激，可明显加重休克程度。清创时轻轻去除创面异物、污物等，用生理盐水将创面冲洗干净，暂时保留新鲜水疱，破溃水疱须剪除腐皮。

3. 暴露疗法 创面广泛不便进行包扎者可用暴露疗法，置患者于清洁病室内，室温保持在 28 ~ 30℃，如室温达不到此标准，可将患者安放于装有空调的房间，取适当体位卧于铺有无菌单和纱布垫的床上，直接暴露在温暖、干燥、清洁的空气中，避免创面受压，创面处涂磺胺嘧啶银混悬剂，待干燥结痂，减少细菌繁殖，力争痂下愈合。基层医疗单位也可采用床罩烤灯装置或支被架配合烤灯装置（图 11-27）。

4. 切痂植皮 如为Ⅲ度烧伤创面，待病情稳定后应尽早进行分期切痂植皮术，注意每次切痂面积不宜超过 10%，术前做好输血准备。

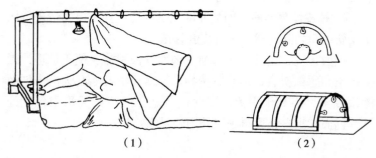

（1）　　　　　　　　　　　　　（2）

图 11-27　支被架烤灯装置

三、环周烧伤的处理

肢体或躯干环周烧伤往往影响局部血液循环，可进一步加重损伤形成恶性循环，一般观察一定时间后不见改善，即应及时进行局部切开减压术；手指烧伤时可于手指侧面切开减压。

第七节 化学性烧伤的处理

化学性烧伤，指人体接触某些化学性物质，如强酸、强碱或磷等致组织损伤，称为化学性烧伤。多数化学物质可使组织脱水和蛋白变质，有的产生高热烧灼组织，有的化学物质可从伤处组织细胞吸收水分，并与蛋白质结合。化学烧伤的病理生理和病程经过与热力烧伤基本相似。

一、急救处理

1. 酸烧伤 硫酸烧伤时皮肤颜色较深，逐渐转为棕褐色或黑色焦痂，扪之较硬；石炭酸烧伤时创面开始呈白色，以后逐渐转成灰黄色或青灰色；氟氢酸烧伤创面开始时呈现红斑或水疱，以后逐渐出现组织坏死，创面扩展加深，疼痛较剧烈，可形成皮肤及皮下组织坏死、溃疡。

处理：硫酸烧伤立即用大量清水冲洗患处，至少30分钟以上；石炭酸烧伤立即清水冲洗后，再用乙醇消除残存的石炭酸，以减少其吸收；氟氢酸烧伤后先用大量清水冲洗，再用含钙或镁的制剂，使其与残存的氟氢酸化合成氟化钙或氟化镁，减少组织损伤。

2. 碱烧伤 高浓度强碱如氢氧化钠、氢氧化钾等可使组织细胞脱水，与组织蛋白结合形成可溶性碱性蛋白盐，并可使脂肪皂化，伤后创面黏滑，有的有小水疱，坏死组织脱落后创底较深、边缘潜凿，疼痛剧烈。生石灰和电石烧伤有碱性和热力两种致伤因素。

处理：首先立即掸去伤处颗粒、粉末，随即用大量清水浸浴或流水冲洗，以减轻热力损伤程度，然后使创面尽量保持干燥。

3. 磷烧伤　磷颗粒在体表自燃可造成烧伤，自燃时体表局部可起白烟，并有蓝绿色光焰，伤处灼痛剧烈，烧伤创面迅速成为焦痂。

处理：磷烧伤时立即将燃烧部位浸入水中，或用水持续冲洗，随后用1%硫酸铜冲洗和湿敷，使其与磷化合成黑色磷化铜和磷酸铜，再用大量清水冲洗干净。

二、后续处理

因化学烧伤的病理生理和病程经过与热力烧伤基本相同，故治疗方法可参阅热力烧伤。

三、注意事项

1. 化学烧伤多见于工业烧伤，酸烧伤最多见，碱烧伤次之，往往组织损伤较重。现场急救对于减轻组织损伤显得尤为重要。最有效的紧急处理方法为大量清水持续冲洗烧伤部位，一般应持续30分钟以上。

2. 酸烧伤不要利用碱性溶液中和，碱烧伤也不要用酸性溶液中和，以免发生综合反应，产生热量，加重局部损伤。

第八节　电烧伤的处理

电烧伤，一般指电流接触人体组织在其传导受阻处产生热力，造成局部组织蛋白凝固、炭化、血栓形成等。触电部位称为"入口"，传出部位称为"出口"。入口处皮肤常为焦黄或炭化，有的形成裂口或洞穴，损伤可能深达肌肉、肌腱或骨骼。出口处损伤程度较轻或不明显。电烧伤深部损伤范围远远超过皮肤入口处，早期难以确定，伤后24小时入口处周围开始肿胀发红，范围逐渐扩大，局部皮肤或肢端坏死，1～2周后组织坏死范围可基本确定。电烧伤后容易并发感染，出现湿性坏疽、脓毒血症等。坏死组织脱落后，深部血管外露，可发生严重出血。

一、常规治疗

1. **一般处理**　抬高患肢，伤处一般采用暴露疗法，保持清洁干燥，每天用 0.5% 碘酒涂擦皮肤消毒 2～3 次。

2. **局部清创**　伤后 3～5 天可行第一次手术，切除表面坏死组织或焦痂。如损伤较深，无明显感染，可较彻底地切除失活组织，然后创面覆盖凡士林纱布，厚层敷料包扎。隔 2～3 天再次手术探查，进一步清除坏死组织，直至可以缝合伤口或创面植皮。

3. **肌肉坏死**　肢体肌肉广泛坏死，包括肌腱，多以肌束为范围，有时需行高位截肢处理。

二、切开减压

伤后发生严重肢体肿胀、阻碍局部血液循环者，应切开皮肤、深筋膜，彻底减压。

三、充分引流

已感染的伤口应切开伤口，充分引流，可予以湿敷，酌情及时换药，逐日剪除坏死组织和焦痂，直至伤口愈合或肉芽组织新鲜后植皮修复。

四、对症处理

电烧伤有局部出血危险，应在床边准备止血带和手术包，以备出血时使用。一旦发生局部出血或纱布敷料渗透，需酌情加压包扎，必要时缝合结扎出血处血管。

第九节　火器伤清创术

火器伤，指人体受到子弹、弹片的作用后发生的损伤。火器伤既有一般外力损伤的特点，也有热力烧伤的病理改变。伤口较小，但伤道周围损伤较广泛，常为贯通伤，可伴有血管、神经、内脏等重要组织损伤。有时为盲管伤，易发生异物存留和并发感染。

一、初期处理

1. 认真检查伤道是否伴有重要血管、神经、内脏等损伤，以便决定适当的处理方法。

2. 彻底清创、切除伤道及其周围失活组织。清创后原则上不作一期缝合，使伤口保持开放，用浸有抗生素的纱布疏松充填伤口，包扎固定。

二、后续治疗

初期处理 4 ~ 5 天后检查伤口，如无明显水肿、感染，可行延期缝合；伤道较深者可适当放置引流物。初期处理后发生伤口轻度感染，但肉芽仍较健康、血供良好、肉芽底部不硬、创缘对合无张力者，可将肉芽及深层组织一并切除，制造新的创面进行拉拢缝合（图 11-28）。

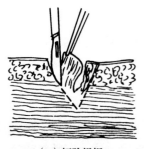
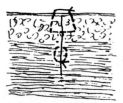

（1）切除组织　　　　（2）拉拢缝合

图 11-28　切除肉芽及深层组织后缝合

第十节　动物咬伤清创术

动物咬伤，目前最为常见的为狗咬伤、牲口咬伤、蛇咬伤、蜂类蜇伤等。致伤原因不同，处理也不相同。

一、狗咬伤

一般狗咬伤后，伤口形状不规则，深浅不一，易发生感染；若为疯狗咬伤，除有一般狗咬伤后的特点外，还有发生狂犬病的可能。

处理：立即用生理盐水反复冲洗伤口，洗净沾污唾液。若伤口仅为齿痕者，局部可涂碘酒、不包扎任其干燥；若伤口较深，应遵循外科处理原则进行清创处理，切除被咬伤组织，敞开引流暂不缝合伤口；也可将多处伤口按一定形状统一清创切除，皮肤缺损较多时进行邮票皮片移植（图 11-29）或皮瓣移植（图 11-30）。若怀疑或确定为疯狗咬伤，清创后不作一期缝合，并在伤口周围注射狂犬病免疫血清，同时按规定注射狂犬疫苗。

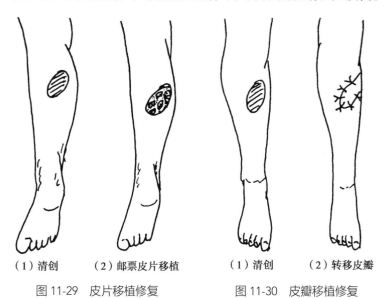

（1）清创　　（2）邮票皮片移植　　　　（1）清创　　（2）转移皮瓣

图 11-29　皮片移植修复　　　　　图 11-30　皮瓣移植修复

二、牲畜咬伤

最常见为驴咬伤，驴性倔强，俗有"驴咬对口，死咬不放"之说。牲畜咬伤后，伤口大而不规则，组织撕裂严重，易发生感染。

处理：按照外科清创缝合原则进行伤口局部处理。皮肤组织缺损时，可利用周围正常皮肤转移皮瓣修复。血管、神经、肌腱损伤时，给予相应的皮瓣移植修复。

三、蛇咬伤

蛇类分布较广，被毒蛇咬伤后，蛇的毒素注入人体，可引起神经、血液中毒，严重者可引起死亡。

处理：①立即绑扎肢体，在咬伤近侧 5～10cm 处用止血带或绷带绑扎，达到阻滞静脉和淋巴回流的目的，然后挤压伤口周围，排出毒液。同时服用有效蛇药，半小时后解除绑扎。②局部用冷水或冰袋湿敷降温，可减少毒素吸收。③清洗、消毒局部皮肤，以伤口为中心做十字形切开，使毒液流出，切口一般不做缝合（图 11-31），敞开换药即可。

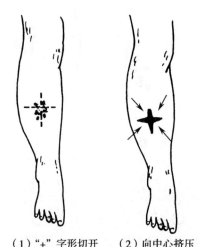

（1）"+"字形切开　（2）向中心挤压

图 11-31　切开挤压引流

四、蜇伤

一般指被黄蜂、蜜蜂、蜈蚣、毛虫、蝎、蛭等咬伤，现将常见的损伤表现及处理介绍如下。

1. 黄蜂蜇伤 黄蜂蜇伤后局部皮肤明显红肿、疼痛，并出现头痛、头晕、恶心等，严重者可出现喉头水肿和过敏性休克。

处理：毒刺存留时立即用镊子仔细将其取出。因毒液为碱性，可就地取材选用食醋清洗局部皮肤，也可用新鲜马齿苋挤汁涂敷。过敏性休克时按过敏性休克处理，可酌情选用肾上腺素、地塞米松等药物注射。

2. 蜜蜂蜇伤 一般表现为局部皮肤红肿、疼痛，数小时消退。

处理：如被群蜂多部位蜇伤，伤后症状、处理原则与黄蜂蜇伤基本相似。但是因蜜蜂的毒液为酸性，局部皮肤可用肥皂水清洗，也可用 5% 的碳酸氢钠液清洗。

3. 蜈蚣蜇伤 局部皮肤红肿、疼痛、渗血，严重者出现头痛、恶心、呕吐等，偶尔出现过敏性休克。

处理：局部皮肤用肥皂水或 5% 碳酸氢钠液清洗，出现全身症状者可对症处理。

4. 毛虫蜇伤 毛虫体表的毛接触人体或刺入皮肤后引起局部刺痒或灼痛，也可引起皮疹。

处理：先用胶布仔细粘去遗留体表的毛，然后局部用肥皂水或 5% 碳酸氢钠液清洗，如有全身症状则可对症处理。

5. 蝎蜇伤 蝎尾有尖锐的钩和毒腺，蜇人时蝎尾毒液注入人体，毒液含神经毒素和溶血素，蜇伤后局部皮肤疼痛、红肿、水疱、出血、麻木等，剧毒蝎蜇伤后疼痛可遍及整个肢体，头痛、头晕、畏光、流泪、恶心、呕吐，严重者还可出现肺、胃肠出血、抽风等。

处理：迅速拔除毒刺，蜇伤近心端环扎止血带或其他代用品，阻断静脉回流，减少毒液吸收，每隔 20 分钟放松阻断带 1 分钟。局部皮肤用清水反复冲洗，然后用生理盐水和 0.1% 氯己定冲洗。用小刀以蜇痕为中心十字形切开皮肤，挤压局部，尽量使毒液流出，并用 5% 碳酸氢钠液清洗伤口，也可用拔罐法吸除毒液。出现其他严重症状时对症处理。

6. 蛭咬伤 蛭的前吸盘有口，叮人吸血时分泌有抗凝作用的蛭素，使伤口出血较多。处理：发现蛭叮咬皮肤后，不能用力拉扯，以免蛭的前吸盘残留体内造成皮肤溃疡，可用食醋或乙醇点滴蛭体，使其自行退出。伤口流血不止者，消毒伤口后，敷料加压包扎即可。

第十一节　清创缝合术常见失误

清创缝合术，虽属最普通的外科常见手术，但在各级医疗单位可能存在不同程度的不正确处理或失误，主要有以下几种。

1. 皮肤清洗不当 为了尽量减少感染机会，去除伤口周围泥土、油污、异物是非常重要的。主要方法是用软毛刷蘸肥皂水，反复刷洗伤口周围皮肤，必要时可用汽油刷洗油污。这是最简单有效可以减少局部细菌数量的方法，然而也是最容易被省略或忽视的步骤。不少医疗单位，特别是基层医院尤其如此。头面损伤时，更应注意加强局部皮肤的刷洗，因毛发内藏有许多污垢，含有大量细菌，若剪除毛发面积太小，不能有效清除伤口周围皮肤上的细菌，同时影响手术操作。

2. 消毒铺巾不当 消毒铺巾不当，主要表现在两个方面：一是消毒铺巾范围太小，不能保证术区有效的消毒范围。正确的做法是应使伤口周围消毒铺巾达到 15cm 以上。二是消毒时消毒液进入伤口内，对组织造成损伤，有些人甚至用碘酒故意涂擦伤口，使伤口内组织遭到腐蚀，严重影响伤口愈合。正确的做法是避免消毒液（如 2% 碘酒、双氧水）等进入伤口。

3. 伤口清理不当 较严重损伤时伤口内往往存在较多的失活组织，如清除不彻底必将导致感染化脓，这是伤口感染的主要原因之一。因此强调清创时应按解剖层次及一定移动方向逐一进行，防止遗留坏死组织于伤口内。有的甚至连伤口内泥土、杂草、异物等也未清除干净，就更容易引起伤口感染。

然而一味追求"彻底清创"不顾一切地切除较多的正常组织，致使伤口闭合困难这也是不正确之举，尤其在面部、手部损伤清创缝合时更应注意，防止正常组织被切除过多。

4. 无菌操作不当 体表损伤多为污染性伤口，如何使污染性伤口变为清洁伤口，除按规范的步骤进行清创外，还应注意严格的无菌操作技术原则。简单的伤口清创缝合时，手术人员可不穿手术衣，但应穿短袖手术衣、刷洗手臂，并用消毒液浸泡、戴无菌手套操作。复杂的外伤清创缝合时，术者应穿着无菌手术衣进行操作。

另有一些无菌操作不严格现象，表现在伤口周围消毒铺巾后，不能按要求铺盖无菌巾，有的仅用几块无菌纱布覆盖伤口周围代替无菌巾，并不能达到无菌目的。有的甚至不加任何铺盖物，直接进行清创缝合术。正确的做法应是无论伤口大小，均应在伤口周围消毒铺巾后，按要求正确铺盖无菌巾，使手术操作区保持相对无菌。清理完毕后，伤口周围所铺盖的无菌巾往往已较潮湿或沾满血迹，也应于缝合前再重新铺盖无菌巾。

在清理过程中使用的剪刀、镊子、血管钳应被认为已"不干净"，缝合皮肤时，如仍用这些已"不干净"的器械进行操作，就可能增加伤口感染的机会。正确的做法应是用无菌生理盐水进行反复冲洗后再使用，或重新更换这些已"不干净"的器械。

5. 皮肤缝合技术欠佳 开放性损伤时伤口位于体表，且多见于面部及四肢裸露部位，伤口愈合后如何使外形美观平整，是医师应予以特别注意的问题。临床经常遇到不少患者对伤口愈合后遗留的瘢痕存有报怨情绪，此类情况多数与医师的缝合技术不佳有关，主要表现在：①缝合针及缝合材料选择不当，如使用大号皮针和粗丝线缝合面部伤口就极不恰当。②针距不均匀、过疏或过密，边距过宽或过窄，均可使皮肤愈合后外形不佳。③缝线结扎过紧，易对皮肤造成切割，拆线后遗留十字形缝线瘢痕。

6. 麻醉效果不完善 任何手术必须在良好的麻醉下才能顺

利进行，如果麻醉不完善手术在患者呻吟痛苦中进行，势必出现肢体抖动，加重出血，同时影响手术者的情绪。医师情绪不安定时直接影响手术质量。使患者在良好的麻醉下接受手术，并使手术者心情平静，是保证清创缝合术顺利进行的必要条件。这就要求术前选择合适的麻醉方法，并设法达到满意的麻醉效果。

7. 止血或引流不当　伤口内积血形成血肿是术后伤口感染的常见原因。术中止血不彻底往往造成伤口内出血，加之缝合时留有死腔又未放引流物，便可造成伤口内积血。因此为了防止伤口积血，应在清创的同时妥善止血，并酌情适当安放引流物。

8. 伤口未敞开　有些伤口清创后不应一期缝合，如火器伤、毒蛇咬伤等。正确的做法是：此类伤口应予以敞开，不应缝合，术后酌情清洁换药，直至伤口愈合。

9. 包扎制动不妥　清创术后敷料包扎固定，既可达到保护伤口、防止污染、吸收伤口渗出液的目的，也可起到一定的压迫作用，防止和减轻深部组织渗血和肢体水肿。如果术后不讲究包扎技巧就有可能导致伤口感染、疼痛、伤口愈合不良等。通常伤口缝合完毕后，先放一层凡士林纱布，以防敷料与伤口黏结在一起，然后再覆盖一定数量的无菌干纱布，注意低凹处覆盖纱布多些，以使压力均匀。覆盖面积以超出伤口边缘 5cm 以上为宜。最后用胶布固定绷带加压包扎。

清创术后制动是为了给组织愈合创造条件，尤其当神经、肌腱吻合或皮肤移植后更应给予适当的局部固定，常用材料为石膏或夹板，并设法使伤处保持在一定位置。一般在神经、血管、肌腱吻合后，固定肢体关节于屈曲位或关节过度背伸位，以免吻合处被牵拉。固定时防止束绑压力过大，避免局部或肢体远端肿胀、坏死等并发症。在符合要求的包扎固定前提下，尽量减少包扎固定范围，缩短包扎固定时间，同时注意便于术后检视伤口及局部治疗，还应尽可能注意做到使其轻便、牢固、舒适。

第十二章
游离皮肤移植术

游离皮肤移植术是外科常用的、最基本的组织移植技术。所谓游离皮肤移植，顾名思义指通过手术将部分皮肤完全与身体（供区）分离，再移植到身体另一处（受区），重新建立血液循环使皮肤继续保持活力以达到修复创面、恢复功能或外形的目的。通常被切取的皮肤不论厚薄统称为皮片。所有体表较大面积的皮肤缺损如外伤、深度烧伤、皮肤肿瘤切除后、慢性皮肤溃疡切除后等的皮肤缺损创面，都可用游离皮肤移植修复。

第一节　皮片的分类

按皮肤切取的厚度不同，通常将皮片分为刃厚皮片、中厚皮片和全厚皮片（图 12-1）。近些年来又出现了含真皮下血管网的皮片（图 12-2）。

1. **刃厚皮片**　切取皮片厚度成人为 0.20～0.25mm，包括皮肤表层及少量真皮乳突层。刃厚皮片较薄，移植后易成活，但成活后不耐摩擦，抗感染能力较差，且易挛缩，色素沉着也较明显。主要用于感染创面，如外伤感染肉芽创面、慢性溃疡创面、烧伤后创面等。由于缺点较多，故临床较少采用。

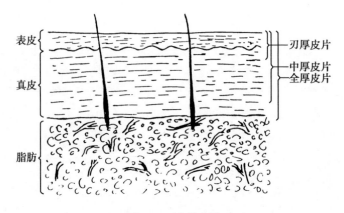

图 12-1　皮片分类

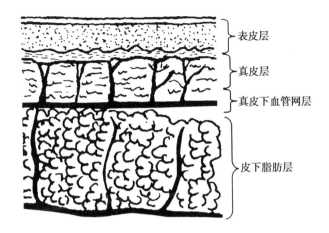

图 12-2　真皮下血管网皮片

2. 中厚皮片　切取皮片厚度成人为 0.30～0.75mm，含表皮及真皮的一部分。临床上习惯将中厚皮片分为薄中厚皮片，约占皮肤厚度的 1/3；中厚皮片，约占皮肤厚度的 1/2；厚中厚皮片，约占皮肤厚度的 2/3。中厚皮片含有较多的皮肤弹力纤维，具有全层皮肤的特点，移植后较易成活，成活后耐摩擦，不易挛缩，抗感染能力较强，皮肤颜色改变较轻。主要用于新鲜创伤所致的皮肤缺损、关节部位瘢痕挛缩切除后和Ⅲ度烧伤早期切痂植皮，也常用于较健康的肉芽创面。由于中厚皮片具有很多优点，故是最常采用的皮片移植。

3. 全厚皮片　全厚皮片是游离皮肤移植中最厚的皮片，被切取的组织包括皮肤的全层。全厚皮片移植要求受区生长条件及技术操作水平较高，肉芽创面不易成活，污染创面也较难成活，但皮片成活后性能最好，耐受摩擦，不易挛缩，皮肤颜色改变轻微。主要用于较小面积的无菌创面和某些重要的功能部位，如关节、面部和手的无菌整形手术。

4. 真皮下血管网皮片　真皮下血管网皮片，即保留真皮下血管网的皮片，并保留脂肪组织约 1～2mm，以免伤及血管网。

5. 不同部位皮肤厚度 全身部位不同，皮肤厚度也不相同，成人与儿童、男性与女性均有区别，最厚处约 4mm，最薄处约 0.5mm。以成人为例，除手掌、足底外，皮肤由厚到薄的顺序为：头部、背部、臀部、股外侧、股内侧、腹部、前胸部、锁骨上区、小腿、前臂伸侧、上臂外侧、前臂屈侧、上臂内侧、眼睑。切取中厚皮片最常用的部位为股内外侧、背部、头皮；切取全厚皮片最常用的部位为锁骨上区、耳后区、上臂内侧、腹部及胸部。

第二节 皮肤移植适应证

皮肤移植主要应用于外伤、感染所致的皮肤缺损创面，也常用于皮肤病变广泛切除后遗留皮肤缺损创面的修复。

1. 外伤性皮肤缺损 新鲜外伤清创后皮肤缺损时，如创面较清洁，可切取整张或网状中厚皮片移植到皮肤缺损区，一期封闭创面，以免伤口感染。

2. 烧伤创面 深Ⅱ度或Ⅲ度烧伤创面切痂术后创面，或溶痂后的肉芽创面，可酌情应用邮票皮片、大张皮片、网状皮片、点状皮片或中厚层皮片移植修复皮肤缺损。

3. 感染创面 各种原因所致的大面积感染创面，如外伤、皮肤感染坏疽创面等，如有皮肤缺损，可酌情采用点状皮片、邮票皮片或网状中厚皮片移植修复。

4. 慢性皮肤溃疡 各种原因皮肤溃疡创面，如小腿溃疡、压疮等经特殊处理，待肉芽组织健康、创面清洁后，可行游离皮肤移植修复。也可将溃疡全部切除，再行游离皮肤移植修复，一般可酌情选用邮票皮片、整张皮片或网状中厚皮片移植。

5. 瘢痕挛缩畸形 影响关节功能的各种瘢痕挛缩畸形，均可应用皮片移植修复，可先将瘢痕松解或切除，再切取整张中厚皮片或全厚皮片移植修复皮肤缺损。手掌、足底负重部位宜用整张全厚皮片移植。

6. 良性病变术后皮肤缺损　大面积黑痣、黑毛痣、毛细血管瘤、神经纤维瘤等切除术后皮肤缺损，其创面可用相应大小的整张中厚皮片移植修复，位于面部的病变切除后可用全厚皮片或含有真皮下血管网的皮片移植修复。

7. 恶性病变术后皮肤缺损　各种皮肤恶性肿瘤，如皮肤癌扩大切除后的较大创面，可酌情选用大张中厚皮片移植修复。

第三节　皮片的切取

一、供区选择

选择供区时应尽量选择与受区皮肤色泽相近、质地相似且较隐蔽，同时有利于皮片切取的部位。通常可选择股部、腹部、胸部、背部、上臂和头部等处（图 12-3）。以下是选择供区的一般原则。

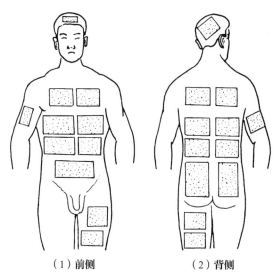

（1）前侧　　　　　　　（2）背侧

图 12-3　皮片供区常用部位

1. **大面积皮肤缺损** 最常见于大面积烧伤，供区有限，宜选择头皮为供区，因为头部皮肤较厚、毛囊较多、血运丰富，切取皮片后供区愈合较快，7～10 天后可重复供皮。因此，有人将头皮称为"皮库"。

2. **一般皮肤缺损** 如外伤、感染等所致的皮肤缺损，一般选择股外侧或股内侧，要求下肢美观者可选择背部。

3. **面部皮肤缺损** 面部讲究容貌美观，皮肤缺损时宜选择耳后、锁骨上或上臂内侧，越接近面部区域的皮肤，成活后颜色改变越轻，外形恢复越好。

4. **肉芽创面或污染创面** 肉芽创面或污染创面植皮时，为减少供区污染则宜远离受区，并且手术时宜先切取皮片，供区包扎完毕后再处理受区创面和植皮，以避免发生交叉感染。

5. **需多次手术取皮** 需多次手术取皮者，应通盘考虑，确定取皮的先后次序，以利于皮肤的合理利用，避免后期手术缺乏合适的供区。

注意：皮肤有急慢性炎症、皮肤病、瘢痕等部位，或已有轻度烧伤的部位，不应作为皮肤移植的供区。

二、供区准备

手术前一天供区应剃去毛发，用肥皂水反复擦洗干净，再以 70% 乙醇涂擦。大腿为供区时，应准备整个大腿，但不剃阴毛；头皮为供区时，宜用发剪剪除头发，不宜剃刮，以免损伤头皮。手术时用 70% 乙醇皮肤消毒，不宜用碘酒，以免降低皮片活力。

三、麻醉

切取皮肤时应在麻醉下进行，如取皮面积较广，且受皮区创面处理也较复杂时，可选用全身麻醉；如取皮面积较小，可用 0.5% 利多卡因局部浸润麻醉；也可根据手术范围大小，选用硬脊膜外麻醉。

取皮时一般常切取矩形皮片，故浸润麻醉时，宜采用二点对角扇形注射法（图 12-4）。用切皮机取皮时，禁止在取皮区针刺注射麻药，以免针孔溢液，影响胶水或取皮胶纸的黏着。

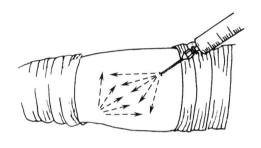

图 12-4　二点对角扇形注射麻药

四、切取皮片

通常用滚轴刀或切皮机取皮，小面积取皮时，也可用剃须刀取皮。

1. **滚轴刀取皮**　适用于切取各种厚度的中、小面积皮片。安装锋利刀片，调节好刀片与滚轴间的距离以此确定切取皮片的厚度。切取皮片时，术者左手持一块木板压住供区皮肤，同时助手拿一块木板置于供区另一端，使木板之间的皮肤紧张而平坦；也可用术者和助手的两手绷紧皮肤。于供区皮肤及刀片上涂少许石蜡油，术者右手持取皮刀，在两木板之间，刀片与皮肤呈 15°～20°，并适当按压刀片作拉锯式移动动作，边切取观察皮片厚度边将木板后退（图 12-5）。做拉锯式动作时，腕部及前臂应保持在相对固定位置，使之成为"一体"，做到前后平直、稳步向左移动，注意用力要均匀、始终使刀在一平面移动，缓缓向前推进，切忌刀片两端上下起伏或忽轻忽重跳行。同时注意，切取时向下按压刀片的力量应均匀一致，必要时也应根据皮片厚度随时作相应调整，否则，切取的皮片厚薄不一。

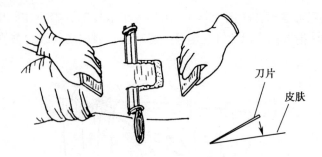

图 12-5　滚轴刀取皮

2. 剃须刀片取皮　适于切取较薄、面积较小的皮片。直血管钳夹住安全剃须刀片，刀片上涂少量无菌石蜡油润滑，助手用木板压紧取皮区一端皮肤，术者左手持木板压紧另一端皮肤使取皮区保持平坦、紧张，术者右手持刀使刀与皮肤呈30°开始切入皮内，然后改用10°~15°做拉锯式动作，逐渐向前移动（图12-6）。切取过程中需用力均匀，避免上下浮动，否则切取过深进入皮下组织或过浅将皮片切断。

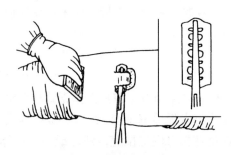

图 12-6　剃须刀片取皮

3. 切皮机取皮　适用于切取大张中厚皮片。将取皮专用刀片安装于切皮机上，调节好所需要的取皮厚度。于切皮机鼓面贴上取皮双面胶纸（图12-7）；如无取皮双面胶纸也可于切皮机鼓面上和供区皮肤上分别均匀地涂刷一层取皮胶水（图12-8），等待5~10分钟胶水干燥后方可开始切取，切取时左手握切皮机轴，右手持刀架把手，将鼓面前缘对准供区相应位置，垂直轻轻压下，等待约20～30秒后，取皮双面胶纸（或取皮胶水）即与皮肤充分黏着，此时使鼓面前缘向前用力、同时向上翘，即可将皮肤粘起；随之将刀架落下，刀刃接近翘起的皮肤，平直方向拉动刀架，即可将皮片切下（图12-9）。边切皮肤边转动鼓面。注意转动时应使鼓面始终向下压、向前推、向上翘，以便皮肤与鼓面粘紧、提起。切割过程中如发现皮片厚度不符合要求，要随时重新调节刻度以纠正之。

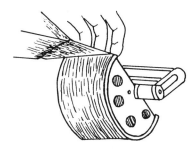

图 12-7　粘贴取皮胶纸

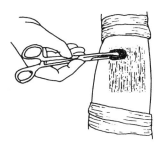

（1）皮肤涂胶水

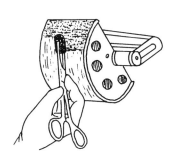

（2）取皮机涂胶水

图 12-8　刷涂胶水

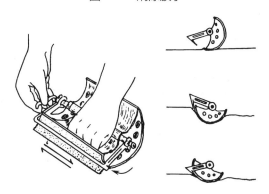

图 12-9　切皮机取皮

注意事项：鼓式取皮机取皮是较难掌握的一项操作技术，需按照要领仔细操作，反复实践才能得心应手。

（1）初学者应正确执拿取皮机，切不可让刀架自由滚动，否则一旦滑落，有可能自伤。

（2）所使用的刀片必须锋利。

（3）铺无菌巾时，供区手术野应较宽大，有利于操作。

（4）在取皮区注入局部麻药时，进针点必须从取皮区以外刺入，以免针孔中渗出液体，影响胶水的黏合力。

（5）在胸壁等不平整处取皮时，应在凹陷部皮下注入生理盐水，以清除凹陷，便于切取皮片。

（6）开始切取时的操作相当重要，如开始不正确，将使取皮无法进行下去，初学者应仔细摸索"起刀"的经验和体会。

（7）开始切取时应小幅度做拉锯动作，稳、轻、快，当切开满意后，可改用较大幅度的拉锯动作并用较快速度前进。

（8）自切皮机上取下皮片时，先用一层生理盐水纱布覆盖，然后由一端将皮片卷入纱布中，以防枯叠与干燥。

4. 手术刀取皮 适用于全厚皮片切取。全厚皮片切取部位多选择下腹、上臂内侧、锁骨上区、耳后作为供区。预先用玻璃纸、塑料纸或无菌干布描绘出皮肤缺损的形状和大小，以此再于供区描画相应大小的图形。将所描画的取皮区皮肤与皮下脂肪于深筋膜浅面切下，然后再剪除全部脂肪，修剪使之成为全厚皮片（图 12-10）。供区潜行分离后拉拢缝合。

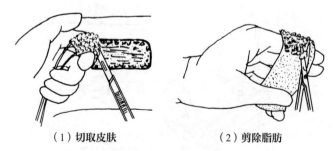

（1）切取皮肤　　　　　（2）剪除脂肪

图 12-10　手术刀取皮

5. **离体皮肤切取法** 外伤后已离体的皮肤组织，如皮肤撕伤无碾挫且有正常存活能力者，可切取成中厚皮片，回植在原皮肤缺损区。方法为：将撕脱的组织及皮下脂肪用生理盐水冲洗干净，然后将脂肪朝外，紧贴在切皮机的鼓面上，不需涂胶水，调整适当刻度，转动取皮刀架，削去脂肪及部分真皮层，即可获得大张的中厚皮片（图 12-11 ）。

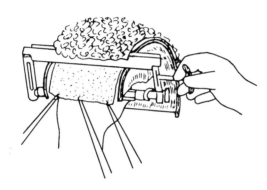

图 12-11　离体皮片切取

五、供区创面处理

供皮区渗血较多时（往往见于切取较厚皮片），可先用温热生理盐水纱垫或干纱垫压迫止血，然后再用一层凡士林纱布覆盖创面，外加干纱布及棉垫，予以加压包扎，纱布和棉垫的厚度一般不少于 3cm，其边缘应超过供区创缘 5cm。

术后如无异常，3～4 天后解除供区敷料，保留凡士林纱布，保持干燥，任其愈合后自然脱落。如天气炎热，也可于术后 2 天解除供区外层敷料，保留凡士林纱布，暴露于空气中，1～2 天后即可干燥，任其愈合后自然脱落。

对于切皮较厚的供区，创面愈合后还要用弹力绷带持续加压包扎 3 个月以上，防止瘢痕增生。注意压力不宜太大。全厚皮片切取处拉拢缝合，无菌敷料包扎，7～9 天拆线。

第四节 受区术前准备及术中处理

一般说来，创面可分为两大类，即感染创面和非感染创面。前者多为外伤后感染、烧伤脱痂后肉芽创面或慢性皮肤溃疡创面；后者多为无菌或污染创面，如无菌手术或新鲜外伤清创后创面。皮肤移植用于前者时，目的以封闭创面为主；用于后者时，目的以修复整形为主，有时封闭创面、修复整形二者兼顾。

一、受区术前准备

1. 感染创面 感染创面植皮时，术前数日应用生理盐水湿敷，脓液多者用生理盐水加抗生素溶液湿敷，水肿的肉芽创面用 3%～5% 高渗盐水湿敷，每天 2～3 次，直至创面较为清洁干净，至分泌物非常少时为止，此时肉芽致密、坚实，呈鲜红色，且边缘已开始有上皮长入，即可进行游离皮肤移植。

2. 非感染创面 非感染创面植皮时，应根据具体情况区别对待，无菌手术后创面不需准备，仅需彻底止血后即可进行植皮；外伤后污染创面需进行常规清创后再进行植皮。瘢痕组织部位进行手术时，应于术前 2～3 天开始做皮肤准备，特别是四肢部位瘢痕挛缩畸形的患者，应于术前 2 天用 1∶5 000 高锰酸钾浸泡，每天 2 次，手术晨再以 1∶1 000 氯己定浸泡 5 分钟，擦干后用消毒巾包扎。

二、受区术中处理

外伤所致新鲜创面经清创后可直接进行中厚或全厚游离皮片移植。受区为坚实、致密、红润、分泌物少的健康肉芽创面，先用干纱布适当擦拭肉芽表面，然后生理盐水抗生素纱布湿敷 10～20 分钟后即可进行薄或中厚皮片移植。过度增生或水肿的肉芽创面可用刀柄将其刮除，直至露出肉芽基底纤维板为止（图 12-12），刮除肉芽时勿穿破基底纤维板，以免露出脂肪影响皮片成活。

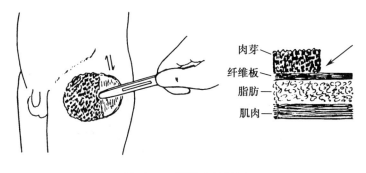

图 12-12　刮除肉芽组织

第五节　皮肤移植操作

　　由于创面皮肤缺损部位、面积大小或其他情况不同，加之供皮区条件、皮源多少不同，因而植皮方法、方式也不相同。现将最常用的几种植皮方法介绍如下。

一、小片状植皮

　　先将切取的大张皮片剪成 0.3～0.5cm 的条状，然后再剪成小块状。为了剪割方便，可将大张皮片皮面黏附于较稠厚的凡士林纱布上进行剪割。将剪割成小块状的皮片再逐个贴附在受区创面上，每个小块皮片的间距以 0.5～1.0cm 为宜。皮片贴附完毕后，其上覆盖整张凡士林纱布，起到固定皮片的作用，然后再铺盖 2～3cm 厚的无菌纱布敷料及纱垫，适当加压包扎（图 12-13）。

　　小片状植皮术用于创面较大，皮源较少的肉芽创面上。其操作简单，要求受皮区条件较低，尤其在抢救大面积烧伤时有一定实用价值。较局限的小面积肉芽创面也可用针挑法切取点状皮片（图 9-14），然后移植贴附于创面上。皮片成活后，可以扩展数倍或十数倍，但术后瘢痕增生较明显，功能欠佳。

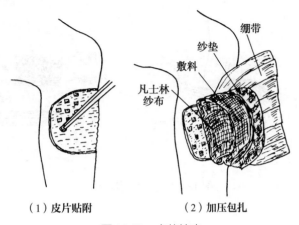

（1）皮片贴附　　　　　（2）加压包扎

图 12-13　点状植皮

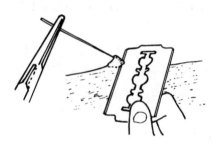

图 12-14　针挑法切取点状皮片

二、邮票植皮

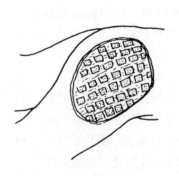

图 12-15　邮票植皮

先将切取的皮片剪割成宽约 1cm 的条状，然后再剪割成正方形，将皮片剪割成约 1cm×1cm 大小，移植于创面上。为便于剪割，可将大张皮片黏附在稠厚的凡士林纱布上，然后进行剪割。移植时将皮片贴附于创面上，皮片之间的距离约 0.5～1.0cm，其余操作同点状植皮（图 12-15）。

邮票植皮术常用于修复面积较大的感染创面，如外伤后肉芽创面、烧伤后肉芽创面等，不宜用于关节部位。操作简单、要求受区条件也较低，临床上较常使用。邮票植皮也较节约皮源。术后外形差，功能恢复尚可。

三、大张植皮

将切取的大张皮片适当裁割或拼接后，整张移植于受区创面。将切取的中厚皮片覆盖受区创面，先缝合数针定位，注意防止张力过松或过紧，其余再作间断缝合。为了利于引流，可于皮片上戳适当小口（图 12-16），用抗生素生理盐水冲洗干净皮片下的血块，覆盖大块凡士林纱布，再覆盖 2~3cm 厚的纱布和纱布垫适当加压包扎，肢体植皮包扎时应外露肢端，以便观察血液循环。不便于加压包扎的部位可行打包加压包扎，将缝合固定皮片的缝线保留线尾（图 12-17），植皮区贴附一层干纱布，将碎纱布堆积其上包裹使呈半球状，对应缝线相互结扎（图 12-18），于打包周围绕置凡士林纱布条及无菌纱布，绷带适当加压缠绕。如此处理，局部既有充分压力，又能起到固定皮片的作用，利于皮片成活。

大张植皮术适用于较新鲜的创面，主要用于修复手、足关节及面部等重要部位的皮肤缺损，也适用于其他小面积皮肤缺损。术后皮肤颜色接近正常，功能恢复也较好。

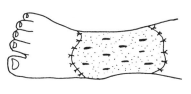

图 12-16 大张植皮

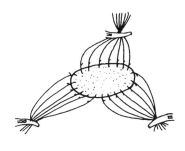

图 12-17 保留线尾

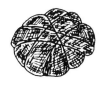

图 12-18 打包加压包扎

四、网状植皮

将大张皮片切割成网状可用较小的皮片覆盖较大的创面。先在大张皮片上用刀戳开纵向交错的小口，注意皮片边缘也要切开，将皮片拉成网状，如此增大皮片面积，然后再将皮片缝合固定在受区（图 12-19），其余操作如打包加压等处理同大张植皮术。

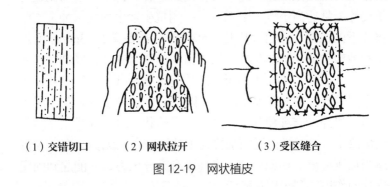

（1）交错切口　　　（2）网状拉开　　　　（3）受区缝合

图 12-19　网状植皮

网状植皮术多用于修复较大的新鲜创面，由于网眼的存在，扩大了皮片边缘长度，有利于上皮向网眼内生长，增加了皮片的伸展面积。术后外形差，功能恢复尚可。

五、包模植皮

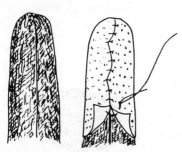

（1）模具　（2）皮片反缝于模具上

图 12-20　包模植皮

对一些不适于加压包扎的穴腔创面，如眼窝、阴道处进行植皮，通常采用包膜植皮术。先用干纱布卷成与穴腔相应大小的模具，将皮片肉面朝外包绕在纱布卷上，用细丝线将皮片创缘缝合，注意勿缝住纱布模具（图12-20）。然后将裹有皮片的模具填入穴腔，外盖纱布敷料妥善包扎固定。皮片成活后有一定的挛缩，需进行一定的抗挛缩治疗，一般可酌情制作模具，坚持长期放入穴腔内扩张。

六、自体微粒皮移植异体皮覆盖

自体微粒皮移植异体皮覆盖是新近发展起来的一门技术，主要用于大面积烧伤的抢救。大面积手术时，患者所剩的正常皮肤很少，由于大量烧伤创面急剧渗出，血浆样液体快速丢失，患者可能很快进入低血容量性休克，尽管及时补液也不能取得理想效果，为了阻止创面丢失液体、预防感染，需尽快封闭创面。

由于自体皮很少，不能覆盖大量的烧伤创面，因此可于3～7天内进行自体微粒皮移植异体皮覆盖。基本方法为：切除烧伤坏死的皮肤，裸露创面，然后切取患者适量自体皮肤（一般取自头皮），用剪刀反复剪切，剪成碎末状（大约为1mm×1mm×1mm），然后将碎末均匀地洒在大张异体皮的肉面上，再将异体皮覆盖于切痂后的烧伤创面上，简单缝合固定。最后加压包扎。

移植后自体皮微粒及异体皮同时成活，微粒皮成活后逐渐扩展；异体皮成活后覆盖创面，暂时阻止创面渗出。约3～4周后微粒皮已生长、扩展、覆盖创面，异体皮自然溶解脱落。

七、植皮成活相关因素

植皮成活程度与各种因素有关，既有局部因素，也有全身因素，还有技术操作方面的原因，这些因素主要包括如下方面。

1. **受区因素** 受区为新鲜外伤创面或感染创面肉芽新鲜密实，皮肤移植易于成活；反之，如外伤创面不新鲜、感染创面肉芽灰暗、糟烂、水肿则不易成活。

2. **植皮方法** 邮票植皮法最易成活，大张植皮法较难成活。

3. **皮片厚薄** 切取的皮片越薄，皮肤移植后越易成活；反之，切取的皮片越厚，皮肤移植后成活难度越大。

4. 止血程度 受区创面止血越彻底，局部越无出血、渗血，皮肤移植成活越好。

5. 局部压力 皮肤移植后需给予一定的加压包扎，适当的压力包扎是皮片移植成活的保证，包扎过紧或过松，均不利于皮片成活。

6. 局部制动 皮片移植后局部适当制动，抬高受区，可减少出血或渗血，有利于皮片成活。

7. 全身营养 患者全身营养状况较好者，皮肤移植后容易成活，反之，皮肤移植后不易成活。

8. 年龄大小 年迈老年患者皮肤移植较难成活，儿童、青年、中年人皮肤移植后易成活。

第六节　皮肤移植术后处理

1. 体位 四肢植皮术后应抬高患肢，促进血液回流，并做适当的体位固定；头部植皮时应防止受压及睡觉时的局部摩擦；面部植皮时应尽量不说话，防止皮片移动，进食时防止局部污染。

2. 止痛 术后酌情给予止痛药，防止因疼痛导致的躁动不安，以免引起继发性皮片下出血、渗血和积血。

3. 局部处理 新鲜创面植皮术后 7~8 天更换敷料，拆除打包线，如皮片下积血、积液，应刺破或切开排液，然后继续加压包扎，每 2~3 天换药一次，术后 2 周拆线。肉芽创面植皮时，术后 3~4 天换药，检查创面，清除分泌物，每 1~2 天换药一次，并继续加压包扎。

4. 加压包扎 下肢植皮创面愈合 2~3 周后，需应用弹力绷带适当加压包扎，然后逐步下地练习行走。

5. 应用抗生素 皮肤移植应酌情应用抗生素，预防感染，一般应于术前 1 天预防应用，术后继续应用 3~5 天。

第七节　植皮成活要点

1. **充分术前准备**　充分的术前准备是植皮成活的一个重要条件，包括全身和局部准备。术前尽量纠正贫血、低蛋白血症、慢性衰竭、营养不良等情况。糖尿病患者应先控制血糖后再行植皮术，肉芽创面术前要及时湿敷、清洗、引流等，加强换药措施。

2. **良好取皮技术**　术者应熟练掌握切皮机或切皮刀的使用方法和技巧，切取适当厚度的合乎需要的理想皮片，既符合创面处外形和功能需要，又易于成活。

3. **创面彻底止血**　创面应彻底、妥善止血，防止血肿形成，血肿形成可分离皮片和受区，使皮片直接失去营养作用，因为在皮片移植后的最初 24 小时内是从受区创面直接吸取营养的，即血浆营养期。如此期皮片下形成血肿，相应区域皮片断绝营养，皮片即将发生坏死（图 12-21）。

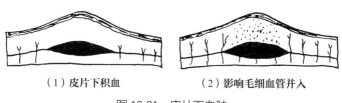

（1）皮片下积血　　　　（2）影响毛细血管并入

图 12-21　皮片下血肿

4. **适当加压包扎**　受皮区应予以妥善适当包扎固定，防止皮片移位，并给予适当的压力，以利于皮片和受区创面之间的紧密接触；包扎固定过松，易使皮片松动移位，影响皮片成活（图 12-22）；包扎过紧，压力过大，又会使皮片受压过度缺乏营养而坏死（图 12-23）。

5. **酌情制动**　为了减少皮片移位，术后皮肤受区需给予一定的制动，一般可给予夹板固定，必要时也用石膏托固定。

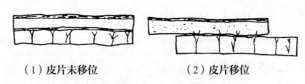

（1）皮片未移位　　　　　（2）皮片移位

图 12-22　皮片移位

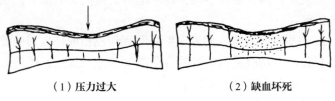

（1）压力过大　　　　　（2）缺血坏死

图 12-23　压力过大

第十三章

皮瓣移植术

　　皮瓣移植术，指将皮瓣从一处转移到另一处修复组织缺损，为外科特别是整形外科、骨外科经常进行的基本操作技术，主要用于修复皮肤缺损创面。皮瓣，指包括皮肤及其附着的皮下脂肪层在内的复合组织块。多数皮瓣移植过程中须有一处或两处皮肤与原处相连，此处称为皮瓣蒂部，以此保证皮瓣移植后暂时的血液供应和静脉回流（图 13-1）；有的皮瓣皮肤处并不与原处相连，而是仅以皮下组织或筋膜为蒂，称为皮下蒂皮瓣（图 13-2）。

　　要想保证皮瓣移植后成活，必须设计、保留足以供应皮瓣血运的蒂部，这是特别需要注意的问题，否则，移植皮瓣将出现坏死。现将临床上最常用的皮瓣移植术适应证、分类及其手术操作步骤介绍如下，掌握这些皮瓣移植技术，即可基本满足一般临床工作需要。

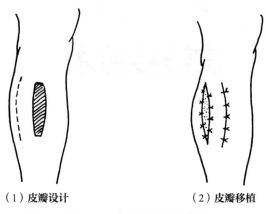

（1）**皮瓣设计**　　　　　　　　　　（2）**皮瓣移植**

图 13-1　皮瓣移植（双蒂）

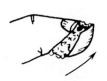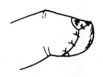

（1）**皮瓣设计**　　　　（2）**形成皮瓣**　　　　（3）**推移缝合**

图 13-2　皮下蒂皮瓣

第一节　皮瓣移植的适应证

皮瓣含有一定量的皮下脂肪组织，除了可用于修复皮肤缺损外，还有保护深层组织的功能，皮瓣移植术后挛缩程度远较游离皮肤移植术后挛缩程度为小，且能耐受摩擦及负重，抗感染能力也较强，皮肤颜色改变较少。其主要适应证有以下几个方面。

1. 重要部位皮肤缺损　各种原因造成的新鲜外伤所致皮肤缺损，导致肌腱、骨骼、关节、大血管、神经干等重要组织裸露时；各种瘢痕切除或松解后肌腱、骨骼、关节、大血管、神经干裸露者。因为这些重要组织裸露时，如单纯应用游离皮肤移植很难成活，或成活后功能恢复也不理想。

2. 器官再造　各种原因导致器官缺损，如手指、脚跟、鼻、唇、眼睑、阴茎、阴道、尿道等器官的修复，都是以皮瓣移植为基础，再配合其他组织移植来完成的。

3. 面部修复　面部皮肤缺损时，由于美容的需要，不宜进行皮片移植者，可进行邻位皮瓣移植修复。

4. 头皮及眉毛缺损　头皮及眉毛缺损时往往需要进行毛发移植，若单纯行全厚皮片移植修复，毛囊可能变性坏死，新长出的毛发往往稀疏，而皮瓣移植则安全可靠，毛囊不会被损伤，可以生长出较理想的毛发。

5. 慢性创面　各种慢性创面，如压疮频繁缺损、放射性溃疡长期不愈等，将病变切除后，用皮瓣移植技术既可修复缺损，又可改善局部血运，较单纯游离皮肤移植成活率高，成活后功能恢复亦佳。

第二节　皮瓣移植分类

皮瓣移植通常分为两大系列，一是普通型皮瓣，即设计皮瓣时不考虑重要血管的分布走行，只是根据缺损情况任意设计皮瓣，又称随意皮瓣或任意皮瓣，皮瓣的长宽比例要求在一定范围，形成皮瓣移植到受区；二是轴型皮瓣，即将一条知名血管设计在皮瓣蒂内，然后形成皮瓣移植到受区，皮瓣长宽比例在有血管分布的区域一般不受限制。

　　临床上最常应用的为普通型皮瓣，其本身又有不同的分类方法。一般说来，临床上习惯按皮瓣移植的距离远近、皮瓣蒂的类型，分为局部皮瓣、近距离皮瓣、远距离皮瓣、皮下蒂皮瓣、L 形皮瓣等。

一、局部皮瓣

　　局部皮瓣，指利用创面一侧或两侧边缘皮肤形成皮瓣，然后移植到皮肤缺损区。根据创面周围情况不同，可有以下几种方式。

　　1. 旋转皮瓣　局部设计、切开、剥离形成皮瓣，将皮瓣经过一定的旋转，移植到皮肤缺损区（图 13-3）。

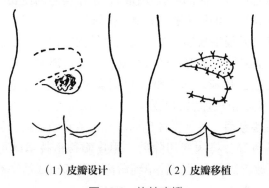

（1）皮瓣设计　　　　　（2）皮瓣移植

图 13-3　旋转皮瓣

　　2. 推进皮瓣　局部设计、切开、剥离形成皮瓣，将皮瓣进行一定的推进，使皮瓣到达皮肤缺损区（图 13-4）。

　　3. 易位皮瓣　一般需设计、切开、剥离形成两个皮瓣，然后进行皮瓣位置互相易位（图 13-5）。易位皮瓣一般用于组织错位或条索状瘢痕松解整形手术。

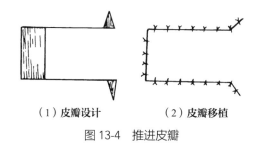

（1）皮瓣设计　　　　　　（2）皮瓣移植

图 13-4　推进皮瓣

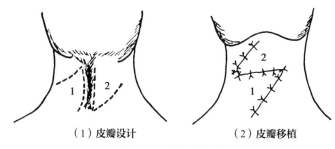

（1）皮瓣设计　　　　　　　（2）皮瓣移植

图 13-5　易位皮瓣

二、近距离皮瓣

近距离皮瓣，指设计、切开、剥离形成的皮瓣与创面有一段近距离健康皮肤间隔（图 13-6）。

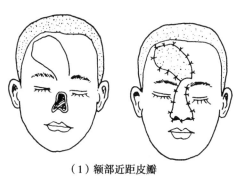

（1）额部近距皮瓣

图 13-6　近距皮瓣

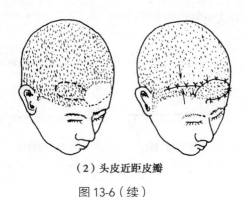

（2）头皮近距皮瓣

图 13-6（续）

三、远距离皮瓣

远距离皮瓣，指皮瓣与创面之间有较远的距离（图 13-7），
远距离皮瓣需进行二期手术断蒂修整。

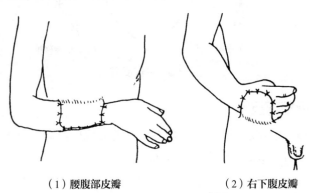

（1）腰腹部皮瓣　　　　　　　　　（2）右下腹皮瓣

图 13-7　远距皮瓣

第三节　皮瓣移植技术操作

不管进行什么皮瓣移植，其基本技术操作步骤大体相似。
首先需按皮肤缺损大小、形状进行皮瓣设计，然后剥离解剖形
成皮瓣，再转移至皮肤缺损区，最后缝合皮瓣与受区边缘，并
进行一定的包扎固定。

1. **皮瓣设计** 选择设计皮瓣时应根据缺损部位大小、形状、创面基选择皮肤质地、颜色与创面相似的部位为供区，一般规律是越靠近创面区，皮瓣移植后质地及颜色改变越少。通常以普通型局部皮瓣、近距离皮瓣为首选，因其操作简单、安全，不需断蒂。面积大小、长宽比例适宜，一般说来，皮瓣设计的面积应较原缺损创面大 10%～20%；长宽比例一般不宜超过 2：1，而面颈部及头皮血液循环丰富，长宽比例可增至（2.5～3.0）：1。

设计普通皮瓣时先确定皮瓣面积大小和形状，可用布片或玻璃纸按缺损面积大小和形状，剪下缺损的相应布样或纸样，并较实际缺损大 10%～20%，置于供区描画出图形。设计局部旋转皮瓣时先确定旋转中心，即轴心线，根据轴心线长度设计皮瓣（图 13-8）。

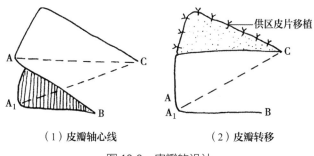

（1）皮瓣轴心线　　　　　（2）皮瓣转移

图 13-8　皮瓣的设计

2. **皮瓣形成** 普通皮瓣形成时，按供区描画的皮瓣图形用锐利刀切开皮肤及其皮下组织，仔细进行皮瓣解剖剥离。一般说来，营养皮瓣的主要血管在皮瓣深层组织中。较小局部皮瓣形成时，可于皮下脂肪层或深筋膜浅面进行剥离；大型皮瓣形成时，为保证充分的血液循环供应，于深筋膜深面进行剥离（图 13-9），剥离形成皮瓣时尽量保护肉眼可见的小血管分支。

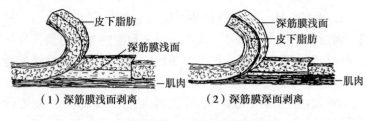

（1）深筋膜浅面剥离　　　（2）深筋膜深面剥离

图 13-9　皮瓣的剥离

3. 皮瓣移植　普通皮瓣剥离形成后，即可进行旋转、推进、易位或远距离移植至受区创面，然后用细丝线将皮瓣与受区创面边缘间断缝合、固定（图 13-10）。缝合时特别注意不应使蒂部过度扭曲或张力过大，如张力过大，必要时再将蒂部适当延长或做其他调整。缝合固定完毕后生理盐水冲洗皮瓣下，以免皮瓣下存留积血，必要时放置橡皮条引流。

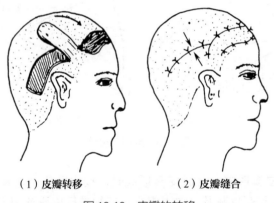

（1）皮瓣转移　　　　　（2）皮瓣缝合

图 13-10　皮瓣的转移

4. 包扎固定　最后用无菌敷料将皮瓣适当包扎，包扎时注意局部应予以适当暴露，便于术后观察皮瓣血运，并避免压迫皮瓣蒂部。必要时可给予石膏或夹板固定，以免皮瓣撕裂。

5. 供区处理　皮瓣移植后，如果供区遗留皮肤缺损较小，周围皮肤又有一定的移动性，即可于皮下脂肪层进行潜行分离，拉拢缝合；如果供瓣区遗留皮肤缺损较大，不宜进行拉拢缝合，则可于其他部位切取中厚皮片，将皮肤缺损区进行皮片移植修复（见图 13-8）。包扎时注意移植皮瓣处不应加压包扎，以防有碍皮瓣血液循环供应。

6. 注意事项　旋转皮瓣时蒂部一侧往往有多余皮肤，俗称"猫耳"，术中不要去除修整，以免修整后影响皮瓣血液循环，可待皮瓣成活后再加以修整。推进皮瓣时可于蒂部两侧分别切除一小块三角组织，以便于缝合后局部平整。易位皮瓣一般用于组织错位或条索状瘢痕松解整形手术，皮瓣易位缝合后注意保持局部边缘平整。

第四节　皮瓣移植术后处理

皮瓣移植术后需进行适当处理，才能保证移植皮瓣成活，有的皮瓣成活后还需等待一定时间才能进行断蒂、修整，以便达到理想的外形和功能恢复。

1. 血运观察　一般来说，术后 4～6 小时即需对皮瓣血运进行评估，若有血运障碍，应及时解除敷料或设法拨开敷料肉眼直视检查，必要时进行相应处理。通常手术后翌日解开敷料，检查皮瓣有无颜色改变及皮瓣下血肿形成。如有颜色改变说明存在血液循环障碍，应及时查明原因并予以纠正，常见原因为蒂部受压、肢体体位不当、皮瓣下积血、包扎过紧等，应针对不同原因酌情处理。术后注意局部保温，有助于改善皮瓣血液循环。皮瓣血液循环欠佳时，可行皮瓣局部轻轻按摩，以促进静脉回流。

2. 皮瓣断蒂　手术后 10～15 天可将缝线拆除。如果是远距离皮瓣，可于手术后 2～3 周进行断蒂试验，先用肠钳或橡皮条夹住皮瓣的蒂部，暂时阻断蒂部血液循环，检查皮瓣远端有无血运障碍。其方法是：完全阻断皮瓣蒂部血流后用手指轻压皮瓣的远端，在手指抬起以后，如果皮瓣远端的白色迅速恢复正常，表示皮瓣与创面之间已有健全的血液循环，即可进行

断蒂手术；反之，如果皮瓣的颜色迟迟不能恢复则表示皮瓣与
创面之间的血运尚未很好建立，此时，应除去皮瓣夹，等待1
周以后再作测验，测验结果如果良好方可进行断蒂，必要时也
可先作部分断蒂，分期完成。

3. **皮瓣修整** 皮瓣移植成活后其外形往往臃肿、肥厚，影
响美观，可再行皮瓣下多余脂肪去除修整术，一般于术后6个
月进行，通常在局部麻醉下切开移植皮瓣一侧或两侧边缘，切
除多余脂肪组织，注意所剩脂肪的厚薄适当以保证皮瓣血运，
然后将皮瓣原位缝合（图13-11）。必要时也可将脂肪去除修整
术分二期进行，以保证去脂后的皮瓣血运。

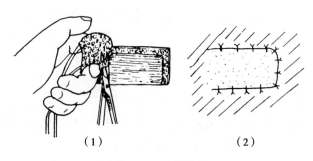

（1） （2）

图 13-11 皮瓣修整

第十四章

常用急救技术

在外科临床工作中经常遇到一些危急情况，若能及时采取正确的抢救措施，往往可迅速控制病情，减少患者痛苦，甚至挽回生命。现将最常用的急救技术介绍如下。

第一节 人工呼吸

【适应证】

1. 患者呼吸已停止，但心脏还在跳动。

2. 心跳停搏不久，但须与心脏按摩配合进行人工呼吸。

3. 触电、溺水、急性中毒、塌方窒息、缢死等原因所致急性呼吸衰竭。

【术前准备】

1. 迅速置患者于空气新鲜、通风良好的硬板床或地面上，头稍后仰。

2. 解开衣扣、裤带。

3. 迅速清除口腔内异物、义齿，并设法（用舌钳）将舌提出口外，以防后坠阻塞喉部。

【操作步骤】

1. **口对口人工呼吸法** 原理为空气由术者口经患者口直接进入肺内，然后利用患者肺脏的自动回缩，再将气体排出。方法：①将患者置于仰卧位，托起颈部，使头后仰；②术者右手将患者下颌推向前，使气管变直；③术者手捏住患者鼻孔，深吸气后用口对准患者的口吹气，直到患者胸廓适当扩张后停止吹气，再利用患者肺脏自动回缩将气体排出（图 14-1），每分钟 12～16 次，如此连续进行。如果患者伴有心跳停止，人工呼吸和心脏按压需同时进行（图 14-7），成人心脏按压与呼吸比为 30：2；儿童和婴儿 15：2，新生儿 3：1。

注意：《2010 美国心脏协会心肺复苏及心血管急救指南》与 2005 年指南比较有所改变：将 ABC〔开放气道（airway）、人工呼吸（breathing）、胸外按压（circulation）〕程序，改变为

CAB（胸外按压、开放气道、人工呼吸）。

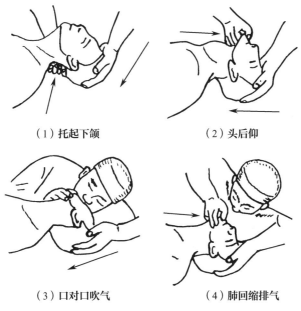

（1）托起下颌　　　　　　（2）头后仰

（3）口对口吹气　　　　　　（4）肺回缩排气

图 14-1　口对口人工呼吸

2. 仰卧压胸人工呼吸法　原理是利用术者体重有规律地、间断地压在患者胸部前下方，以达到推动膈肌的目的。随着压力的间断解除，利用胸廓自然扩张的特点，从而达到呼吸的目的。方法：①患者取仰卧位，背部垫枕，使患者肩及头部略低，头偏向一侧；②术者两腿分开如骑马式，跪在患者两侧，两掌分别置于患者胸廓前下方肋骨上；③术者向下、向前，肘部弯曲，使上身与患者上身近乎平行，借助两掌的支撑，使重力自前下方向后上方持续 2 秒钟，上身直起，两手松开，则胸廓自动扩张；④过 2 秒钟后重复上述动作，每分钟以 16 次为宜（图 14-2）。

3. 俯卧压胸人工呼吸法　原理与仰卧压胸法相似。方法：①先将患者置于俯卧位，并使其一手伸出至头前，另一手屈曲垫于面部，头部偏向一侧；②操作者跨跪于患者两大腿外侧，两手掌分别放于患者下背部，手指自然放于肋骨上，小指置于肋骨最低处，操作者两手伸直，身体徐徐向前摆动，体重逐渐加压于患者，至操作者两肩与掌垂直为止，保持此姿势 2 秒钟；③再将身体摆回原姿势，使压力放松（图 14-3）。过 2 秒钟后重复上述动作，每分钟 12～16 次为宜。

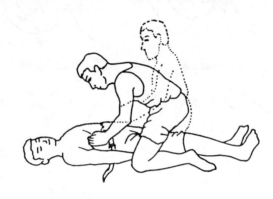

图 14-2　仰卧压胸人工呼吸法

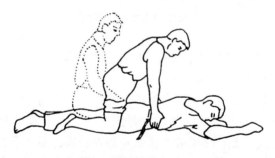

图 14-3　俯卧压胸人工呼吸法

【注意事项】

1. 实践证明，三种人工呼吸方法，以口对口人工呼吸法效果最好，且更适用于呼吸心跳均停止者，在进行人工呼吸的同时可以进行胸外心脏按压。口对口人工呼吸不足之处容易导致胃内胀气，如出现明显胃内胀气可给予插胃管减压。

2. 口对口人工呼吸法吹气时，应将患者口、鼻闭合严密，否则口鼻漏气，吹入的气体不能充分进入患者肺内，达不到气体交换的目的。

3. 仰卧压胸人工呼吸时不要用力过猛，以免造成肋骨骨折。用于老年患者时尤其如此，因老年人骨质松脆，容易发生骨折。注意这种人工方法不宜用于淹溺及胸部创伤患者。

4. 俯卧压胸人工呼吸法主要用于溺水且无心跳停止者。溺水患者如出现呼吸心跳同时停止，应简单倒水后，立即置患者于仰卧位，迅速进行口对口人工呼吸及心脏按压。注意千万不要因倒水耽误过多时间，以免延误人工呼吸，失去抢救生命的宝贵机会。

5. 人工呼吸过程中应随时清除患者口腔或呼吸道内分泌物，以免分泌物阻塞气道，影响通气。

6. 人工呼吸的同时可适当应用呼吸兴奋剂，一般常用洛贝林，成人剂量每次 3 ~ 6mg，小儿剂量每次 0.15 ~ 0.20mg/kg，静脉注射；或尼可刹米成人剂量每次 0.375g，静脉注射，并酌情给予其他抢救药物。

7. 当患者自主呼吸恢复后可停止人工呼吸，但应密切观察病情变化，如呼吸又出现停止可再次进行人工呼吸。

8. 必要时可进行气管切开或气管插管，以便于呼吸道内分泌物清除或正压给氧。

第二节　心脏按压

【适应证】

各种原因所致的心搏突然骤停。

【术前准备】

1. 患者仰卧于硬板床或地面上。

2. 解开衣扣、裤带。

【操作步骤】

1. 经综合判断心搏骤停后，立即置患者于硬板床上或地面上，开通气道，托起颈部，使头后仰、气管变直，清除口腔分泌物。首先确定正确的按压部位，正确的按压部位是患者胸骨下端（图 14-4），而并非患者心前区。

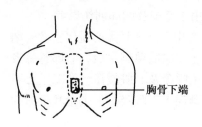

胸骨下端

图 14-4　心脏按压部位

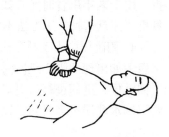

图 14-5　按压方式

2. 术者一手掌放于患者胸骨下端，另一手压在这一手的手背上，两手的手指交叉，并离开胸壁（图 14-5）。按压时要双臂伸直，垂直向下用力，不可左右摆动，依靠上身体重加压，使胸骨向后移位，移位深度成人 4～5cm，5～13 岁儿童 3cm，幼儿 2cm。加压后立即松手，如此反复、平稳、不间断进行（图 14-6），每分钟按压 100 次，并同时配合做人工呼吸（图 14-7）。

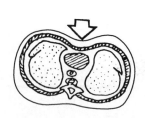

图 14-6　垂直向下用力

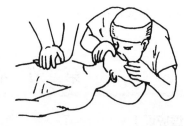

图 14-7　心脏按压人工呼吸同时进行

【注意事项】

1. 按压时应正确掌握按压部位，防止剑突折断致肝脏损伤，也不可左右摇摆，以免引起肋骨骨折。

2. 按压有效指征是：瞳孔由大变小，面色转红，颈动脉出现搏动。考虑停止心脏按压的指征是：已连续进行 30 分钟心脏按压，面色仍发绀，瞳孔散大，无颈动脉搏动。

3. 如有条件可进行气管插管，简易人工呼吸器辅助呼吸，及时用吸引器吸除呼吸道分泌物。如自主呼吸恢复，面罩给氧，并给予其他心肺复苏治疗。为防止咬伤，口内置入牙垫。

【提示】

1. 一般应由 2 名医师同时进行心脏按压及人工呼吸，协调进行，以保障有效性。

2. 心脏按压与呼吸比为成人 30∶2；儿童和婴儿 15∶2；新生儿 3∶1。

第三节 气管切开术

【概念】

气管切开术用以解除各种原因梗阻而导致的严重呼吸困难或用于昏迷患者失去咳痰能力，预防或解除呼吸道分泌物阻塞气管影响通气者。

【适应证】

1. 各种原因引起的喉部梗阻导致严重呼吸困难，或即将危及及已危及生命者，如喉外伤、喉异物、呼吸道烧伤、破伤风频繁抽搐等。

2. 重度昏迷患者失去咳痰能力，呼吸道分泌物存留部分阻塞气管，影响呼吸道通气。

【术前准备】

1. 简单清洁局部皮肤。

2. 在最短时间内准备或消毒必需的特殊器械、药品，包括适当型号的气管套管（金属或硅胶材质）、尖刀、吸引器、吸痰管等。尤其注意气管套管的型号选用要适当，选用口径一般小儿为 4~6mm，12~18 岁青少年及成年女性为 7~8mm，成年男性为 9~10mm（图 14-8）。

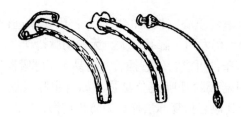

图 14-8　气管套管

【操作步骤】

1. 患者取仰卧位，肩下垫小枕，头部由一助手扶持并后仰固定（图 14-9），通过喉中线使颌正中部对准胸骨切迹正中，不可偏向一侧（图 14-10）。消毒皮肤并铺无菌巾。

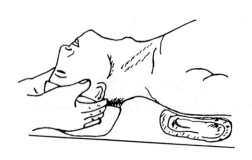

图 14-9　固定头部

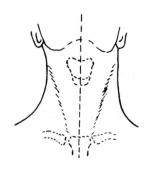

图 14-10　喉部正中线

2. 自甲状软骨至胸骨上缘中点作各层组织浸润麻醉。术者左拇、示指固定喉头及环状软骨，右手持刀行纵切口，上起自环状软骨下缘，下至胸骨上缘（图 14-11），切开皮肤、皮下组织和颈阔肌，拉钩拉开切口，显露舌骨下肌群，并向两侧钝性分离，暴露气管前壁及甲状腺峡部（图 14-12）。

3. 为了便于显露气管，必要时切断甲状腺峡部（图 14-13），寻及并确认第 3、第 4 环状软骨，用尖刀在第 3 至第 4 环状软骨范围内，由下向上、自内向外挑开切断 2 个环状软骨（图 14-14）。切开后会有一阵剧咳，立即用止血钳撑开气管前壁切口，吸净分泌物和血液。

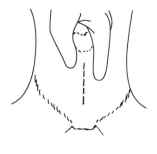

图 14-11 切口

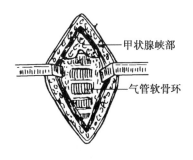

图 14-12 显露气管及甲状腺峡部

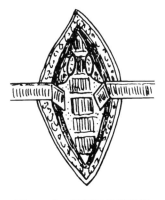

图 14-13 切断甲状腺峡部

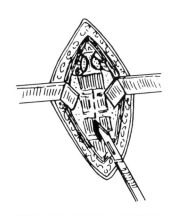

图 14-14 切开 3~4 软骨环

4. 为便于气管套管插入，气管切口两侧各剪除少许气管壁（图 14-15），右手持套管，管口向下，沿气管长轴经气管切口向下方轻轻插入，依套管弯度徐徐向下移动，至全部插入，然后在皮肤切口上端缝合 1 针或 2 针（下端不缝），套管周围用凡士林细纱条轻轻填塞，将系带板带子绕过颈后结扎牢固（图 14-16）。

【术后处理】

1. 术后需有专人护理，时刻保持气管套管通畅，出现分泌物时（可表现为呼吸道阻塞，能听到不畅的异常呼吸音）随时用吸引管吸出气管内分泌物。如套管分泌物黏稠，可适当滴入生理盐水稀释后吸出。

2. 保持室温 20℃，并需采取措施保持房间一定湿度。

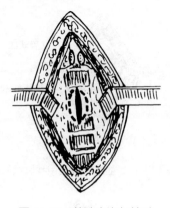 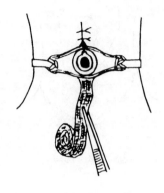

图 14-15　剪除少许气管壁　　　图 14-16　插入固定气管套管

3. 每 4～5 小时取出内管，清洗、消毒 1 次。套管周围纱条可于 48 小时后去除。

4. 经常检查套管系带松紧度，防止脱落，床边常备同型号消毒内管、氧气筒、吸引器、吸痰管（可用细导尿管代替）等器物。

5. 进一步治疗原发疾病。

6. 病情允许时去除套管，方法为先堵套管管口 1/2，练习呼吸道自然呼吸，逐渐将管口全部堵塞，24 小时后如呼吸道通畅，便可去除套管。用蝶形胶布拉紧切口两侧皮肤，盖敷料，每天换药 1 次，至切口全部愈合。

第四节　弹性圆锥穿刺术

【概念】

临床或事故现场，突然出现急性喉梗阻致严重呼吸困难危及患者生命，情况十分危急而又来不及行弹性圆锥（又称：环甲膜）切开或气管切开时，先行弹性圆锥穿刺以暂时缓解危急情况，以便及时改善缺氧症状，赢得抢救机会，挽救患者生命，待条件具备时再进行气管切开术。

【适应证】

1. 急性喉部水肿致严重呼吸困难，情况十分危急。

2. 喉部异物致严重呼吸困难，情况十分危急。

【操作步骤】

1. 患者取仰卧位，肩下垫枕，头部后仰（图 14-17）。弹性圆锥位置表浅，位于环状软骨和甲状软骨之间，将甲状软骨和环状软骨间隙正中点定为穿刺点，予以标记。消毒皮肤并铺无菌巾。十分危急时也可不进行皮肤消毒和铺无菌巾，直接进行穿刺即可。

2. 术者立于患者右侧，左手拇、示指固定环状软骨和局部皮肤，必要时对局部皮肤可注射少量麻药，右手持 15 号粗针头于穿刺点垂直刺入（图 14-18），即有气体自穿刺针内喷出，此时便可将穿刺针予以暂时固定，并将氧气管置于穿刺针孔处进行氧气吸入。穿刺时注意防止误伤其他器官。

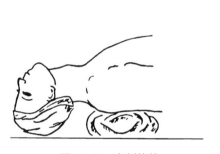

图 14-17　穿刺体位

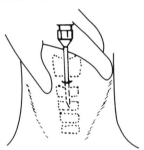

图 14-18　进针穿刺

【术后处理】

弹性圆锥穿刺仅能暂时缓解危急情况；一旦具备条件，应行常规气管切开术，并积极寻找并去除喉梗阻原因。

第五节　弹性圆锥切开术

【概念】

临床或事故现场突然出现喉梗阻致呼吸困难危及患者生

命，条件又不允许做常规气管切开，进行颈部弹性圆锥切开以暂时解除呼吸困难，赢得抢救机会，挽救患者生命，待条件具备时再进行气管切开术。

【适应证】

1. 急性喉部水肿导致患者严重呼吸困难。

2. 喉部异物导致严重呼吸困难，无法经口腔取出、条件又不允许做常规气管切开者。

【操作步骤】

1. 患者取平卧位，肩部垫高约 15～20cm，头部后仰，0.5% 碘伏消毒皮肤，铺无菌巾。

2. 先摸到甲状软骨，男性患者自喉结下摸到甲状软骨下缘，即可触及与环状软骨的间隙（图 14-19），拇、中指固定，0.5% 利多卡因局部浸润麻醉后，用刀横行切开皮肤及皮下组织 2～3cm（图 14-20），左示指伸入切口内，摸清弹性圆锥及环状软骨上缘，用刀沿手指上缘切开弹性圆锥（图 14-21），再用血管钳或手术刀柄适当扩大切口，插入合适的气管套管（图 14-22），如无气管套管也可插入粗细适当的较硬的橡胶管代替。最后将切口适当缝合，妥善固定气管套管。

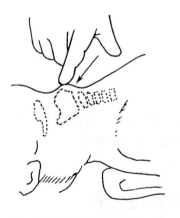

图 14-19　环甲筋膜

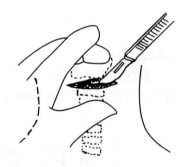

图 14-20　切开组织

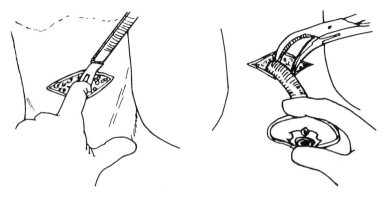

图 14-21 切开环甲筋膜　　　图 14-22　插入气管套管

【术后处理】

1. 加强护理，保持气管套管通畅，随时吸除气管套管内分泌物，防止窒息。

2. 术后 48 小时内改行常规气管切开术，并缝合弹性圆锥以防止过久声门下水肿、环状软骨坏死。

3. 积极处理原发病灶。

4. 其他同气管切开术。

第六节　临时止血

【概念】

临床或事故现场，遇有急性出血，采取临时行之有效的措施，以控制出血、争取时机，防止发生出血性休克或保全患者生命。

【适应证及出血特点】

1. **动脉出血**　特点为出血血色鲜红，有血柱，出血量大，随心脏搏动喷射。

2. **静脉出血**　特点为出血血色暗红，均匀急速地向外涌出。

3. 弥漫性渗血 毛细血管丰富的部位出血，特点为无血柱喷射，也无急速涌出。

【**止血方法**】

1. 动脉出血止血法 动脉出血时可用止血带临时止血或指压临时止血。

（1）止血带止血法：较大动脉出血时，可选用橡皮止血带或绷带、布条类物，束绑于出血处的近端，每隔 45～60 分钟放松一次，以防远端肢体坏死。为了防止长时间绑扎肢体损伤皮肤，可于绑扎之前用柔软物品作垫（图 14-23）。

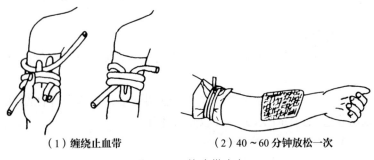

（1）缠绕止血带　　　（2）40～60分钟放松一次

图 14-23　橡皮带止血

（2）指压止血法：用拇指或其余四指将出血处近端血管压在附近骨骼上，达到临时止血的目的。身体各部位压迫点如下（图 14-24）。

2. 静脉出血止血法 首先抬高患肢，减轻静脉充血，伤口近端的衣服如果过紧应予以解除。伤口处覆盖厚层纱布垫，然后加压包扎。压迫的敷料如果被浸湿，不要取掉，可在上面再加一些敷料或纱布垫，然后用绷带用力加压缠绕。

3. 弥漫性渗血止血法 毛细血管出血时主要采取压迫止血，首先抬高患肢，无菌纱条填塞于伤口处，再加盖厚层纱布或纱布垫，绷带加压包扎即可。

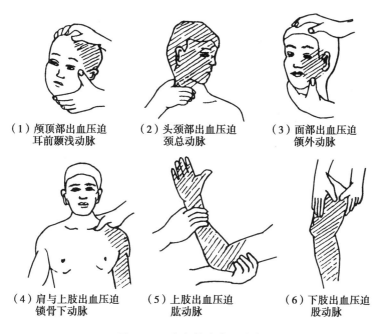

（1）颅顶部出血压迫 （2）头颈部出血压迫 （3）面部出血压迫
 耳前颞浅动脉   颈总动脉   颌外动脉

（4）肩与上肢出血压迫 （5）上肢出血压迫 （6）下肢出血压迫
 锁骨下动脉   肱动脉   股动脉

图 14-24 各部位出血压迫点

第七节 切开减压术

【概念】

  手术切开皮肤或筋膜以解除烧伤、外伤、感染等或骨 - 筋膜室内压力增高所致血液循环障碍。

【适应证】

  1. 四肢或躯干部大面积深度烧伤，皮肤坏死失去弹性，皮肤组织水肿压迫而致循环障碍或妨碍呼吸者。

  2. 各种原因（如外伤、感染等）引起骨 - 筋膜室内压力增高，形成骨 - 筋膜室综合征者。

【操作步骤】

  1. 烧伤焦痂切开减压 一般可不用麻醉，肢体或躯干烧伤时，于一侧或两侧作切口（图 14-25），手指烧伤切开减压时于手指一侧切开（图 14-26），切口长度依焦痂长短而定，切开皮肤至皮下组织，必要时达深筋膜。切口内放置凡士林纱布，覆盖敷料，加压包扎。

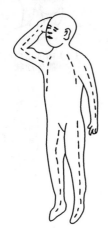 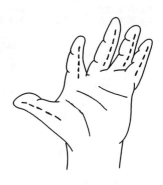

图 14-25　体躯切开减压　　　　　图 14-26　手部切开减压

2. 骨-筋膜室综合征切开减压　手术切开越早越好，在肢体疼痛高峰时或高峰前进行切开减压术，神经功能可望完全恢复，而疼痛缓解后再行切开量压术为时已晚，因为神经功能已经严重受损。减压应充匆彻底，在肿胀和压痛最明显处做纵向皮肤切口（图 14-27），切开皮肤、皮下组织，显露相应骨筋膜区域，纵向完全切开筋膜（图 14-28）。已有肌肉坏死须彻底清除，同时清除间隔内血肿以免招致感染。由于压力解除，小血管扩张可致创面渗血或出血，可用纱布条填塞，敷料加压包扎，3 天后分次取出填塞物。

【术后处理】

1. 抬高患肢，加强护理。

2. 敷料浸透后应及时更换外层敷料，伤口换药时要严格执行无菌操作原则。

3. 酌情给予抗生素预防和控制感染。

4. 给予输液、输血等支持治疗。

5. 根据原发疾病，积极采取其他相应治疗措施。

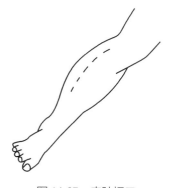

图 14-27　皮肤切口

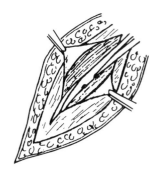

图 14-28　切开筋膜

第八节　颈外动脉结扎术

【概念】

颈外动脉结扎用以控制鼻、咽、口腔、颌面部大出血，或进行巨大肿瘤切除前先行手术侧颈外动脉结扎，以减少术中出血。

【适应证】

1. 鼻、咽、口腔及颌面部大量出血，用其他方法不能止血者。

2. 鼻、咽、口腔及颌面部进行巨大肿瘤或恶性肿瘤广泛切除术前，估计术中出血量多，可先行手术侧颈外动脉结扎术。

【操作步骤】

1. **体位**　患者选择合适体位，对于颈动脉的显露十分重要，一般取仰卧位，肩部垫高，头偏向对侧并稍后仰。

2. **消毒铺巾**　消毒颜面下 1/3 及颈部皮肤，于颈部两侧各放一球状无菌巾，铺无菌巾。

3. **麻醉**　0.5% 利多卡因局部浸润麻醉或其他麻醉下手术。

4. **解剖结扎颈外动脉**　在下颌角下方 2.5cm 处做平行颈纹

4cm 切口（图 14-29），切开皮肤、颈阔肌，显露胸锁乳突肌、耳大神经及颈内静脉（图 14-30），牵开乳突肌显露颈外动脉，于甲状腺上动脉及舌动脉之间钝性分离颈外动脉（图 14-31），血管钳钳夹，绕过两根丝线双重结扎（图 14-32）。依次缝合筋膜、颈阔肌、皮下组织及皮肤，敷料包扎固定。

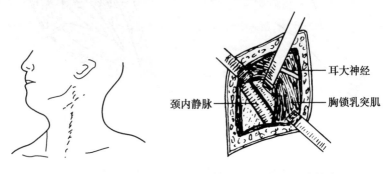

图 14-29　颈部切口　　　　图 14-30　显露颈内静脉

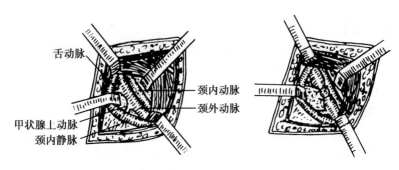

图 14-31　显露颈外动脉　　　图 14-32　结扎颈外动脉

【术后处理】

1. 避免颈部过度活动。

2. 术后 5～7 天拆线。

3. 积极治疗原发疾病。

【注意事项】

1. 防止误扎颈内动脉，如结扎颈内动脉，部分患者可出现偏瘫或脑软化症，甚至死亡。术中注意颈内动脉的解剖特点：

颈内动脉在颈部没有分支，并位于颈外动脉的后内方；而颈外动脉则有甲状腺上动脉及舌动脉分支。

2. 防止损伤颈内静脉、迷走神经，细致地解剖和分离组织，轻巧地进行操作，是防止重要神经、血管损伤的保证。

第九节　开放性气胸的紧急处理

【概念】

开放性气胸时胸膜腔与外界相通，空气自由出入，胸膜腔内负压消失，伤侧肺萎缩，吸气时气体进入胸腔，纵隔向健侧移位；呼气时空气由伤口排出，纵隔又移向伤侧，使肺内气体交换和静脉血回流受到严重影响，患者可很快出现呼吸循环衰竭。故如发生开放性气胸应予以紧急处理，使开放性气胸变为闭合性气胸。

【急救处理】

普通填塞压迫适用于小的伤口，可用无菌纱布或纱布垫覆盖，然后用宽胶布加压粘贴固定（图14-33），伤口较大、胸壁缺损较多、疑有肋间血管出血者，可用葫芦形纱布填塞压迫：即用一块双层凡士林纱布经伤口填塞胸腔内，再于其中心部位填塞纱布（图14-34），外加敷料或纱布垫，胶布粘贴加压固定。

如有条件迅速准备进行后续处理；如无条件可转送上级医院治疗。

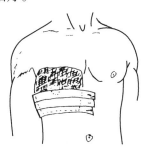

图 14-33　加压包扎

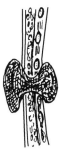

图 14-34　葫芦形纱布填塞压迫

【后续处理】

1. 清创缝合 条件允许时迅速进行清创缝合处理，如无肺损伤及大量气胸，可行胸壁伤口清创缝合术，必要时同时行胸腔闭式引流。术后给抗生素，并及时观察病情变化。

2. 胸腔闭式引流 如有轻度肺损伤漏气，可经锁骨中线外侧第2肋间行胸腔闭式引流术；如有胸腔积血，可于腋后线第7、8肋间做胸腔闭式引流术。

3. 剖胸探查 如有胸腔内脏损伤或持续出血应作剖胸探查，针对不同情况做相应处理。

第十节　开放性腹部损伤的紧急处理

【概念】

开放性腹部损伤往往合并肠管、肠系膜、大网膜等内脏损伤，需先进行适当的紧急处理，以减少污染和感染机会。

【急救处理】

1. 加压包扎 适于伤口较小、无内脏脱出者，用0.1%氯己定棉球擦拭伤口周围后，覆盖多层无菌敷料，适当加压包扎，严密观察治疗。

2. 保护脱出物 如发现伤口有肠管或大网膜部分脱出，不应将脱出物放回腹腔，用无菌敷料覆盖再用绷带包扎固定，然后积极进行术前准备剖腹探查。如自伤口脱出的内脏较多，估计情况复杂，本单位又无条件进行剖腹探查时，可用一无菌换药碗将脱出物盖住，然后包扎固定（图14-35），并尽快转送有条件的医院进行治疗。

【后续处理】

1. 开放性腹部损伤紧急处理后，根据情况再进行后续治疗，可行剖腹探查术，以便进行相应处理。

2. 腹部开放性损伤难以判断是否有内脏损伤时，经适当观察后如无好转，便可酌情考虑行剖腹探查术。

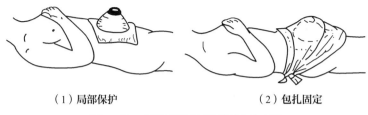

（1）局部保护　　　　　　　　（2）包扎固定

图 14-35　无菌碗临时保护脱出的内脏

第十一节　开放性颅脑损伤的紧急处理

【概念】

开放性颅脑损伤指头皮、颅骨和硬脑膜同时受到损伤，或深达脑组织，并与外界相通。颅底骨折时可形成脑脊液漏，称为内开放性颅脑损伤，如脑脊液自外耳道流出，称为脑脊液耳漏；脑脊液自鼻腔流出，称为脑脊液鼻漏。

开放性颅脑损伤急救处理正确与否，对于下一步治疗效果将产生直接影响。虽然开放性颅脑损伤最终应由专科医师处理，但首诊医师也应该掌握基本的急救处理原则及措施。

【急救处理】

1. **临时包扎处理**　开放性颅脑损伤可先用无菌纱布覆盖伤口，适当包扎以减少污染，然后迅速转送专科医疗单位救治。注意伤口一般不应加压包扎，特别是遇有复杂性凹陷性颅骨骨折时尤应如此，以防止进一步压迫脑组织，加重损伤。

2. **保护脑组织**　开放性颅脑损伤如有脑组织脱出伤口外或有复杂性凹陷骨折，紧急处理时不可将脑组织送入颅内，更不可将脑组织切除，可先用无菌纱布覆盖脑组织，再于伤口周围用无菌纱布或纱布垫垫高，将脑组织予以保护，也可用无菌纱布或无菌巾做一纱布保护圈，套在脱出的脑组织周围，然后予以适当包扎（图 14-36）。如不便如此处理，也可用一无菌换药碗盖在伤口上，然后用三角巾包扎固定（图 14-37），以暂时减少污染。

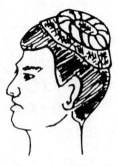
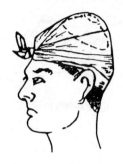

图 14-36　放置保护圈　　　图 14-37　包扎固定

　　3. 内开放性颅脑损伤的处理　如颅底骨折，让患者静卧休息，耳鼻流脑脊液或出血时，让其自然流淌，不要填塞外耳道和鼻孔，也不应予以冲洗，以免引起颅内感染，同时全身应用易通过血脑屏障的抗生素（如磺胺类药物），并酌情应用甘露醇药物，以降低颅内压。

【后续处理】

　　1. 开放性颅脑损伤急救处理后，为安全起见，一般应转送到具有专科医师的医疗单位进行进一步治疗。

　　2. 内开放性颅脑损伤，如有明显颅内压增高的症状，或脑脊液耳漏、鼻漏长时间流淌不止者，也应转交专业医师处理。

第十二节　骨折的紧急处理

【概念】

　　外伤骨折患者在现场可有剧烈疼痛，为了减轻疼痛、防止休克、预防感染、便于转院，需进行一定的紧急处理。

【紧急处理】

　　1. 局部保护　疑有骨折应按骨折处理，力求不必要的搬动，防止闭合性骨折刺破皮肤变为开放性骨折或进一步损伤血管、神经。

　　2. 局部包扎　如骨折端已露出伤口外不可使之复位，以免污染伤口深处，可用无菌纱布覆盖、包扎即可。

3. 简单固定 予以简单固定尽快转院，固定材料可用专用夹板将骨折处临时固定，不必进行骨折复位（图 14-38），如无专用夹板也可就地取材，用木板、扁担等替代夹板固定（图 14-39）。脊柱骨折时将患者固定于木板上（图 14-40）。必要时也可用健侧肢体固定（图 14-41）。

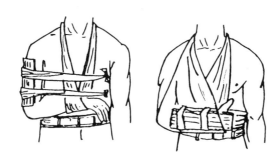

图 14-38　专用夹板固定

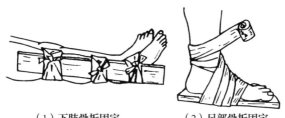

（1）下肢骨折固定　　　　　（2）足部骨折固定

图 14-39　木板固定

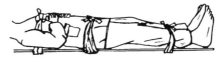

图 14-40　脊柱骨折木板固定

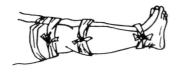

图 14-41　健侧肢体固定

【后续处理】

　　紧急处理后，立即组织转送患者去有条件的医院进一步处理，注意转运途中应保持平稳，尽量减轻疼痛，避免加重损伤。

第十三节　晕厥的紧急处理

【概念】

　　晕厥，指突然发生的知觉丧失，发生原理为脑部暂时缺血、缺氧致肌张力消失，不能保持正常姿势而倒地。多见于精神紧张、剧烈疼痛等引起（又称昏厥，如俗称"晕血"、"晕针"、"吓晕"、"痛昏"）。典型表现为头晕、眼黑、面色苍白、出冷汗，继而不能维持姿势张力而昏倒，脉搏速弱、血压下降，持续数秒至数分钟。注意需与昏迷鉴别，后者是较持久的意识丧失；有人将晕厥称作休克，也是不正确的。出现晕厥需进行紧急处理，防止倒地摔伤或继发其他病症。

【紧急处理】

　　1. 调整体位　患者或陪护人员出现头晕、眼黑、面色苍白等最初症状时，即刻原地平卧，置患者于头低足高位。

　　2. 保持呼吸道通畅　解开衣领、衣扣，保持呼吸道通畅。

　　3. 其他处理　神志清醒者给少量饮水，一般很快即可恢复正常。如出现神志不清、脉搏细弱者，可立即静脉注射50%葡萄糖40ml，同时注意保温。

【后续处理】

　　1. 酌情安静休息。

　　2. 处理原发疾病。

第十五章
常用外科门诊手术

常用外科门诊手术是用于治疗外科门诊疾病的主要方法。门诊手术所治疗的伤病绝大多数位于体表，操作简单、安全性较大，术后不需住院治疗，或仅需术后观察数小时即可。通常可在局部麻醉下手术，一名医师即可独立完成。术者本人自行注射麻药，不需求助专业麻醉师。

第一节　伤口拆线

【适应证】

1. 伤口感染　缝合后一般于术后 2～3 天更换伤口敷料，如伤口有明显红肿、压痛，局部张力增高等感染征象时，则应及早间断拆线或拆除有关部位的缝线。

2. 伤口无感染　一般可根据手术部位不同，酌情决定拆线时间。常见部位手术拆线时间见表 15-1。

表 15-1　常见部位手术拆线时间表

伤口部位 / 类别	拆线天数 / 天
头、颈、面部	5～7
胸、腹、背、臀部	7～10
双上肢	9～10
双下肢	9～11
手、足背	10～12
足底部	10～15
减张伤口	12～16
腹壁伤口裂开再次全层缝合伤口	15～18

【术前准备】

1. 提前告诉患者拆线过程非常简单，痛苦微小或基本上没有痛苦，以解除患者紧张心理。

2. 小儿患者位于颜面部的多针精细缝合伤口，可于时间短暂的全身麻醉下进行，如氯胺酮麻醉，以免患者哭闹造成误伤。必须注意，全身麻醉应在适当的场所由专业麻醉医师施行。

【操作步骤】

1. 局部消毒 操作间光线充足，选择适当体位，一般部位皮肤用 70% 乙醇棉球消毒，颜面部、会阴部、黏膜、婴幼儿皮肤用 0.1% 氯己定棉球消毒，也可用 0.5% 碘伏消毒皮肤。先用生理盐水洗净伤口血迹，浸湿干燥的血痂及线头，使线头不粘在皮肤上。注意充分湿润外露缝线是减轻拆线疼痛的关键。局部擦拭 2% 利多卡因，停留 2 ~ 4 分钟可减轻拆线疼痛感。

2. 拆除缝线 操作者左手持镊子，夹住线头，然后轻轻向上提起露出少许皮内缝线，用线剪剪断一侧，向对侧拉出（图15-1）。全部拆完后，用消毒液棉球再擦拭一遍，覆盖无菌敷料包扎固定。也可利用止血钳代替镊子夹住线头，轻轻向上提起，剪断缝线并随之拉出。

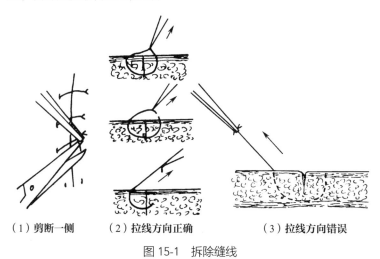

（1）剪断一侧　　　（2）拉线方向正确　　　（3）拉线方向错误

图 15-1　拆除缝线

如伤口缝线针孔明显红肿说明有线孔炎的情况，可用10 ~ 12 层 70% 乙醇纱布湿敷，再用凡士林纱布覆盖，以减缓乙醇挥发。最后用绷带适当加压包扎。以后每天换药一次。

【术后处理】

1. 局部敷料酌情适当加压包扎，如无特殊一般不必行其他处理。

2. 整形美容术后酌情加压塑形，或穿弹力服、佩戴弹力套、外用抗瘢痕药。

第二节　鸡眼切除术

【适应证】

1. 经非手术治疗无效的顽固性足底鸡眼。

2. 鸡眼疼痛明显、影响活动者。

3. 鸡眼局部无感染。

【术前准备】

1. 术前 10 天局部不用任何药物治疗。

2. 充分浸泡、清洗局部皮肤，去除老化的角化上皮、厚茧。

【操作步骤】

1. **消毒铺巾**　患者取俯卧位，足掌向上。2% 碘酒 -70% 乙醇皮肤消毒，或 0.5% 碘伏消毒皮肤，铺无菌孔巾。

2. **局部麻醉**　于鸡眼周围和基底用 0.5% 利多卡因局部浸润麻醉。

3. **切除鸡眼**　以鸡眼为中心做梭形切口，切口边缘距鸡眼最近 0.2～0.3cm，切开皮肤、皮下组织，组织钳夹住鸡眼边牵拉边切除直达深筋膜，切除一圆锥形组织块，间断缝合皮肤切口，注意不可遗留死腔（图 15-2）。顽固性鸡眼往往有骨性隆起，可适当切除一部分隆起骨质（图 15-3），局部覆盖敷料，包扎固定。

【术后处理】

1. 术后绝对卧床休息，抬高患肢。

2. 适当应用止痛剂。

3. 术后 10～12 天拆线。

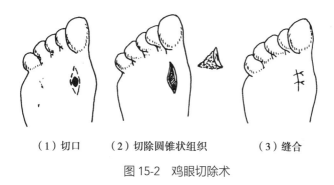

（1）切口　　　（2）切除圆锥状组织　　　（3）缝合

图 15-2　鸡眼切除术

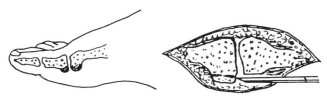

图 15-3　切除多余骨质

第三节　皮脂腺囊肿切除术

【适应证】

1. 各部位皮脂腺囊肿（粉瘤）。

2. 局部无红、肿、疼痛等感染症状者。

【术前准备】

1. 清洁皮肤、剃除毛发。

2. 合并感染者控制感染后再进行手术。

【操作步骤】

1. 消毒铺巾　患者取舒适、有利于肿物暴露的体位。2% 碘酒 -70% 乙醇或 0.5% 碘伏消毒皮肤，铺无菌巾，黏膜或黏膜附近可用 0.5% 碘伏或 0.1% 氯己定擦洗 3 遍消毒，铺无菌巾。

2. 局部麻醉　成人患者一般可采用 0.5% 利多卡因局部浸润麻醉。

3. 切除囊肿 以肿物为中心，沿皮纹方向做梭形切口，切除皮肤的宽度以缝合后皮肤平整为宜。切开皮肤，显露囊壁，紧贴囊壁外面进行分离，注意不可切破囊壁，使囊壁逐渐与周围组织分离，直至囊肿完整摘除（图 15-4）。

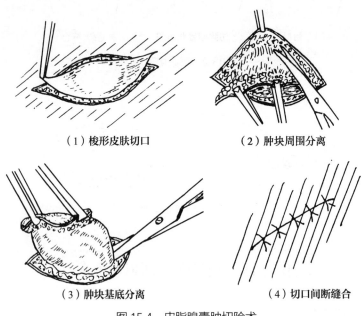

（1）梭形皮肤切口　　　　　　（2）肿块周围分离

（3）肿块基底分离　　　　　　（4）切口间断缝合

图 15-4　皮脂腺囊肿切除术

4. 切口缝合 间断缝合皮肤切口，缝合时可带少许基底部组织以减少死腔。大的囊肿可于皮下放橡皮条引流。切口覆盖无菌敷料，适当加压包扎。

【**术后处理**】

1. 切口内置橡皮引流条者术后 24 ~ 48 小时拔除，适当加压包扎。

2. 若缝合张力较大局部又无感染征象时，可适当延长拆线时间。

3. 一般不必应用抗生素治疗。

第四节　脂肪瘤切除术

【适应证】

1. 各部位皮下脂肪瘤。

2. 多发脂肪瘤可选择影响美观或局部疼痛者进行切除。

【术前准备】

1. 清洁局部皮肤。

2. 毛发区适当剃除毛发。

【操作步骤】

1. 消毒铺巾　取适当体位，2% 碘酒 -70% 乙醇或 0.5% 碘伏消毒皮肤，铺无菌巾。

2. 局部麻醉　一般采用 0.5% 利多卡因局部浸润麻醉。

3. 切除肿块　于肿块处按皮纹方向做切口，其长度与肿瘤直径相当。逐层切开皮肤、皮下组织，显露肿块，血管钳或示指沿肿块包膜外分离，也可用组织钳将肿块夹住，继续分离肿块四周，直至肿块完整切除（图 15-5）。

4. 缝合切口　分层缝合皮下组织及皮肤，切口较浅时可将皮下组织与皮肤一起缝合，如切口较大较深时切口内应放置橡皮条引流。局部覆盖无菌敷料，适当加压包扎。

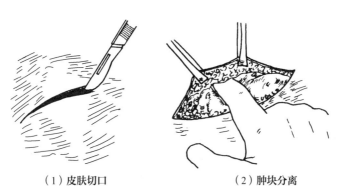

（1）皮肤切口　　　　　　　　（2）肿块分离

图 15-5　脂肪瘤切除术

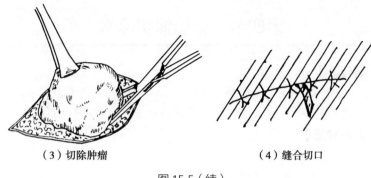

（3）切除肿瘤　　　　　　　　（4）缝合切口

图 15-5（续）

【术后处理】

1. 切口放置橡皮条引流者，术后 24～36 小时拔除。

2. 将切除肿块送病理室做病理检查。

3. 术后一般不必应用抗生素，如手术损伤较大，操作时间较长，可酌情应用抗生素，预防感染。

第五节　腋臭切除术

【适应证】

1. 成人重度腋臭经非手术疗法无效者。

2. 青少年腋臭需待发育基本成熟后方可进行手术，否则随年龄增长腋臭有可能复发。

【术前准备】

1. 剃净腋毛。

2. 肥皂水清洗局部皮肤。

【操作步骤】

1. **消毒铺巾**　患者取平卧位，术侧上肢外展，肩背部适当垫高，以便充分显露腋部，利于手术操作。2% 碘酒 -70% 乙醇或 0.5% 碘伏消毒皮肤，铺无菌巾。

2. **局部麻醉**　局部皮下 0.5% 利多卡因浸润麻醉。

3. **切除方法**　腋臭切除有多种方法，现介绍如下两种手术方法。

（1）梭形皮肤切除法：沿腋毛边缘做梭形切口，组织钳夹住拟切除皮肤的一端，用刀于皮下浅层水平切割分离，切除梭形区域皮肤及皮下浅层脂肪组织，注意切割勿过深，以免伤及深部腋血管和神经，创面严密止血后，细丝线间断缝合皮肤切口（图 15-6）。如皮肤缝合张力过大，可于切口两侧边缘皮下潜行分离，拉拢两侧切口边缘皮肤，注意无张力下缝合。局部覆盖敷料，妥善加压包扎固定。

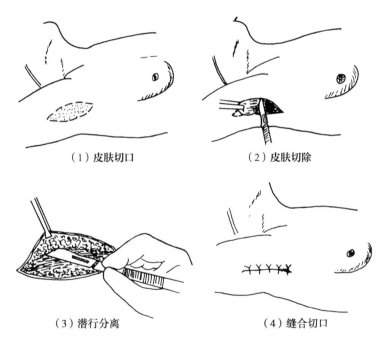

（1）皮肤切口　　　　　　　　　（2）皮肤切除

（3）潜行分离　　　　　　　　　（4）缝合切口

图 15-6　腋臭切除术（梭形皮肤切除法）

（2）切除剥离法：从美学角度考虑可用切除剥离法。于腋窝腋毛最集中处顺腋皱褶设计梭形切除区，沿腋毛边缘设计皮下剥离区（图 15-7）。首先切除中部皮肤全层，然后翻转剥离皮瓣至周围标记线，剪刀紧贴皮下浅层剪除皮瓣上的全部脂肪以破坏毛囊及汗腺，创面止血后拉拢皮缘缝合。皮下用生理盐水冲洗，覆盖敷料，腋窝置团状纱布，横 8 字绷带缠绕，妥善加压包扎。

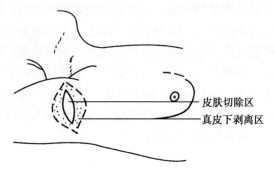

图 15-7 皮肤切除真皮下剥离腋臭切口设计

应特别注意的是：切除剥离法腋臭切除术具有皮片坏死的风险，因为术后剥离区皮肤皮下血管网基本被剪除，剥离区皮肤缺血类似于游离皮片移植，术后早期主要依靠创面渗出液维持营养，因此必须予以适当加压包扎。术者需具有一定的组织移植经验，充分估计分析术后成活因素，确保剥离区皮肤成活，方可实施本手术。

【术后处理】

1. 术后注意休息。

2. 适当应用抗生素，预防感染。

3. 梭形切除腋窝皮肤者，术后 8 ~ 9 天拆线，切除剥离法术后 10 ~ 12 天拆线。

4. 伤口完全愈合后，逐渐练习上肢外展及上举活动，注意活动幅度不宜太大，以防伤口裂开。

第六节 副耳切除术

【适应证】

1. 影响美观的副耳发育畸形。

2. 如有耳前瘘管应无急性感染。

【术前准备】

1. 清洗局部皮肤。

2. 一般不需要剔除发际。

【操作步骤】

1. **消毒铺巾** 取侧卧位，患侧面部向上，2% 碘酒 -70% 乙醇或 0.5% 碘伏消毒皮肤，铺无菌巾。

2. **局部麻醉** 0.5% 利多卡因局部浸润麻醉。

3. **切除副耳** 围绕副耳做梭形切口，切开皮肤、皮下组织，连同其内的软骨一并切除（图 15-8）。

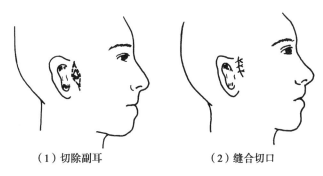

（1）切除副耳　　　　　　　　　（2）缝合切口

图 15-8　副耳切除

4. **缝合切口** 细丝线间断缝合皮肤切口，必要时切口内放橡皮条引流。局部覆盖敷料，适当包扎固定。

【术后处理】

1. 术后 3 天伤口换药。

2. 一般术后 5 ~ 6 天伤口拆线。

第七节　耳前瘘管切除术

【适应证】

1. 反复发生感染的耳前瘘管非急性炎症期。

2. 如合并副耳可一并切除。

【术前准备】

1. 局部有炎症感染时应待急性炎症控制后再行手术。

2. 术前用探针探查瘘管深度，再从瘘口处注入甲紫，以显示瘘管的走行方向与途径。

【操作步骤】

1. **消毒铺巾**　取适当体位，2% 碘酒 -70% 乙醇或 0.5% 碘伏皮肤消毒，包头法铺无菌巾。

2. **局部麻醉**　1% 利多卡因局部区域阻滞麻醉。

3. **切除瘘管**　插入探针，沿瘘管口周围做梭形切口，按插入探针方向，解剖剥离瘘管周围软组织，直至切除全部瘘管，然后缝合皮下组织、皮肤（图 15-9）。如瘘管深达耳软骨时，应连同部分软骨一并切除，但应注意勿穿通外耳道。

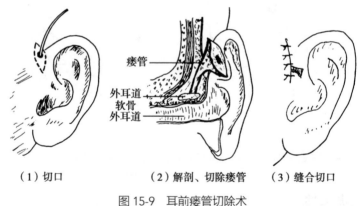

瘘管
外耳道
软骨
外耳道

（1）切口　　　　（2）解剖、切除瘘管　　（3）缝合切口

图 15-9　耳前瘘管切除术

4. **缝合切口**　冲洗创腔，彻底止血，分层缝合，消除死腔，间断缝合皮肤切口，必要时放橡皮条引流。局部覆盖敷料，妥善加压包扎。

【术后处理】

1. 适当应用抗生素防治感染。

2. 放置橡皮条引流者，术后 24～36 小时拔除。酌情切口清洁换药。

第八节　拔甲术

【适应证】

1. 外伤致甲下积血或指（趾）与甲床分离。
2. 甲沟炎引起弥漫性甲下积脓。
3. 指（趾）甲癣经药物及其他局部治疗无效者。

【术前准备】

1. 局部感染者清洁换药。
2. 清洗干净局部皮肤。

【操作步骤】

1. 消毒铺巾　患者取坐位或平卧位，手置于托手架上。2% 碘酒 -70% 乙醇或 0.5% 碘伏消毒皮肤，铺无菌孔巾。

2. 局部麻醉　采用 1% 利多卡因指（趾）根神经阻滞麻醉。切记不应采用局部浸润麻醉，因为局部浸润麻醉注药时可有剧痛。

3. 拔除指甲　患指神经阻滞麻醉生效后，术者左手固定患指，用 11 号尖刀片将甲根部皮肤分离，平行插入甲床下分离，注意紧贴甲下插入勿损伤甲床，全部分离后用血管钳夹住甲板平行拔出。如甲板宽大可先剪成左右两部分再分别拔除（图 15-10）。甲床处覆盖凡士林纱条，敷料适当加压包扎。

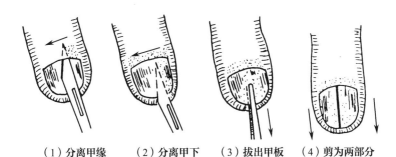

（1）分离甲缘　　（2）分离甲下　　（3）拔出甲板　　（4）剪为两部分

图 15-10　拔甲术

【术后处理】

1. 适当抬高患肢，拔除趾甲后，应注意少行走。

2. 酌情应用止痛药。

3. 术后 3 天换药，换药前用生理盐水浸泡 10 ~ 15 分钟，充分湿润后，取下凡士林纱条，清洗干净，重新覆盖凡士林纱条，敷料包扎。

第九节　嵌甲根治术

【适应证】

1. 趾甲嵌入性生长致甲旁软组织损伤、疼痛或反复感染者。

2. 甲沟炎经一般拔甲处理后，新生甲重新嵌入、疼痛者。

【术前准备】

1. 清洗皮肤、剪短指甲。

2. 局部红肿炎症明显者应待急性炎症控制后再行手术治疗。

【操作步骤】

1. **消毒铺巾**　患者取平卧位，2% 碘酒 -70% 乙醇或 0.5% 碘伏皮肤消毒，铺无菌孔巾。

2. **局部麻醉**　1% 利多卡因趾根神经阻滞麻醉。

3. **拔除嵌甲**　足趾根部神经阻滞麻醉生效后，于趾甲底角处作一斜形切口，再于甲侧缘趾甲的 1/4 ~ 1/3 处插入剪刀，纵行剪开，11 号尖刀片插入拟切除的甲与甲床间分离，直血管钳夹住拟切除部分，平行拔出，尖刀彻底刮除甲床、甲根及肉芽组织，敞开引流（图 15-11）。创面覆盖凡士林纱条，敷料妥善加压包扎。

【术后处理】

同拔甲术后处理。

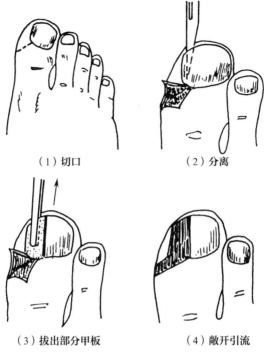

（1）切口　　　　　　　　　　（2）分离

（3）拔出部分甲板　　　　　　（4）敞开引流

图 15-11　嵌甲根治术

第十节　腱鞘囊肿切除术

【适应证】

1. 腱鞘囊肿引起疼痛或功能障碍者。

2. 腱鞘囊肿经抽吸、封闭注射及其他方法治疗失败者。

【术前准备】

1. 清洗局部皮肤，修剪指（趾）甲。

2. 术前 1 个月停止其他治疗方法。

【操作步骤】

以腕部腱鞘囊肿切除术为例。

1. 消毒铺巾　取易于暴露、便于手术操作的体位，2% 碘酒 -70% 乙醇或 0.5% 碘伏消毒皮肤，铺无菌巾。

2. **局部麻醉**　0.5% 利多卡因局部浸润麻醉，于皮肤、皮下组织内注射麻药。

3. **切除囊肿**　首先沿关节皮纹方向做与囊肿等长切口，通常关节处做横切口或 S 形切口。切开皮肤、皮下组织、腕背韧带，显露囊肿壁，牵开切口，血管钳于囊壁周围钝性分离直至囊肿基底部，必要时连同部分筋膜及骨膜一并切除，为防止复发需将囊壁全部切除。注意尽量不切破囊壁，一旦切破囊壁内容物流出，则难以切除干净。如不慎将囊壁切破可将破溃处用血管钳夹闭，于囊壁外继续解剖剥离；若破溃的囊壁不易夹闭，可将所有遗留的囊壁全部剪除干净。操作中注意勿损伤血管、神经、肌腱等重要组织。

4. **缝合切口**　妥善止血，细丝线间断缝合腕背韧带和皮肤切口（图 15-12）。切口较大较深时可放橡皮条引流。局部覆盖敷料，妥善加压包扎。

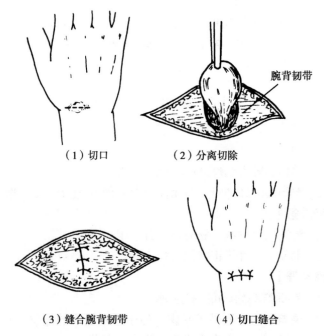

（1）切口　　　（2）分离切除

（3）缝合腕背韧带　　　（4）切口缝合

图 15-12　腱鞘囊肿切除术

【术后处理】

1. 术后抬高患肢，若为上肢可适当悬吊。

2. 放橡皮引流条者术后 24 小时拔除。

3. 早期适量功能活动，防止肌腱粘连。

第十一节　腘窝囊肿切除术

【适应证】

1. 腘窝囊肿伴有局部酸痛、患肢沉重感等自觉症状者。

2. 腘窝囊肿较大，影响美观者。

【术前准备】

1. 术前 1 个月停止局部抽吸、封闭注射等其他治疗。

2. 清洗局部皮肤。

【操作步骤】

1. 消毒铺巾　患者取俯卧位，2% 碘酒 -70% 乙醇或 0.5% 碘伏消毒皮肤，铺无菌巾。

2. 局部麻醉　一般采用 0.5% 利多卡因局部浸润麻醉。

3. 切除囊肿　在腘窝囊肿表面做 S 形切口或横切口，切开皮肤、皮下组织，血管钳分离显露囊肿，沿囊肿壁游离，如囊肿来自腱鞘，应适当切除基底部部分腱鞘，完整切除囊肿。注意勿损伤血管、神经；如囊肿与关节腔相通，可将囊肿底部切断，并将残余囊壁周边敞开，与周围组织缝合固定，勿将基底结扎或缝闭。

4. 缝合切口　妥善止血，间断缝合皮肤切口（图 15-13），必要时放橡皮条引流。局部覆盖敷料，绷带缠绕适当加压包扎固定。

【术后处理】

1. 术后卧床休息，伸直膝关节，抬高患肢。

2. 适当应用抗生素，预防感染。

3. 放置橡皮条引流者，术后 24～48 小时拔除。

4. 术后 10 天左右拆除缝线，拆线后及早进行下肢活动，防止肌腱粘连。

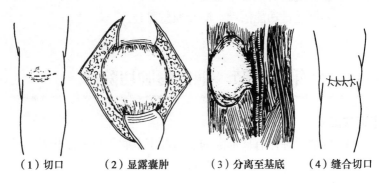

（1）切口　　　（2）显露囊肿　　　（3）分离至基底　　　（4）缝合切口

图 15-13　腘窝囊肿切除术

第十二节　多指或多趾切除术

【适应证】

1. 无关节的分叉状先天性多指或多趾畸形，年龄在 1 岁以上者。

2. 有关节的先天性多指或多趾畸形，年龄在 6 个月以上者。

【术前准备】

1. 多指（趾）根部关节不分明者，应拍摄手指 X 线片，以明确解剖关系。

2. 年幼不合作者在全身麻醉下手术，应做全身麻醉前准备。年长儿合作者可在局部麻醉下进行手术。

【操作步骤】

以手部多指切除为例。

1. **消毒铺巾**　患者取平卧位，2% 碘酒 -70% 乙醇或 0.5% 碘伏消毒皮肤（小儿不用 2% 碘酒），铺无菌巾。

2. **局部麻醉**　年长儿童用 0.5% 利多卡因局部浸润麻醉；年幼儿应在全身麻醉下手术。

3. 切除多指 于多指根部做梭形切口，切开皮肤、皮下组织，妥善止血，钝性分离至多指骨根部，如有关节相连则于关节处离断，如无关节则用咬骨钳于其分叉处截断，平整断面。

4. 缝合切口 仔细止血后全层缝合皮下组织及皮肤（图15-14）。局部覆盖敷料，妥善包扎固定。

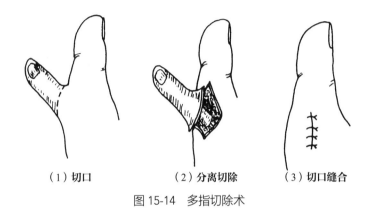

（1）切口　　　　　（2）分离切除　　　　（3）切口缝合

图 15-14 多指切除术

【术后处理】

1. 酌情应用抗生素预防感染。

2. 抬高患肢以减轻水肿及疼痛。

3. 适当应用止痛剂。

4. 术后 7 ~ 10 天拆线。

第十三节　并指或并趾分离术

【适应证】

1. 先天性并指畸形，年龄 3 岁以上者。

2. 轻度并趾畸形，一般可不予以手术治疗。

【术前准备】

1. 清洗局部皮肤，剪短指（趾）甲，如需进行皮肤移植，供皮区皮肤亦需进行皮肤准备。

2. 一般年幼儿不合作应在全身麻醉下手术，按全身麻醉准备。年长儿及成年人可在局部麻醉下行手术治疗。

3. 儿童患者或需进行皮肤移植者，一般应住院手术。

【操作步骤】

1. **消毒铺巾**　患者取平卧位，患手置于托手架上，前臂上段或上臂中段束止血带以减少出血，保持术野清晰。2% 碘酒 -70% 乙醇或 0.5% 碘伏消毒皮肤，铺无菌巾。

2. **实施麻醉**　酌情选择局部麻醉或全身麻醉。

3. **分离并指**　并指的指背与指掌侧，用甲紫标记锯齿状切口线，注意在指蹼处分别设计两个三角形皮瓣。麻醉成功后，依切口标记线于掌面、背面分别切开皮肤，解剖分离双侧皮瓣，指蹼处掌面和背面各形成一个三角形皮瓣。

4. **缝合修复**　如果分离开的手指皮肤足够，可将指背、掌面皮肤锯齿状切缘互相交叉缝合，并使指蹼处两个三角瓣互相嵌叉重建指蹼（图 15-15）。若皮肤紧张，缺损较宽，可进行皮肤移植术，适当切取中厚皮片或全厚皮片，进行一侧缝合一侧植皮或双侧植皮（图 15-16）。将两指分开加压包扎，固定于轻度屈曲姿势。

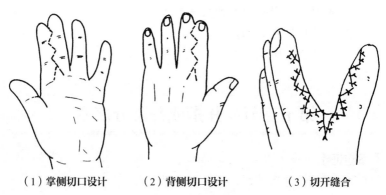

（1）掌侧切口设计　　（2）背侧切口设计　　（3）切开缝合

图 15-15　并指切开缝合

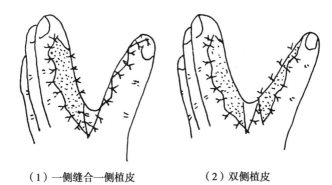

（1）一侧缝合一侧植皮　　　　（2）双侧植皮

图 15-16　并指切开植皮

【术后处理】

1. 适当抬高患肢，利于静脉回流，减轻肿胀。

2. 必要时适当应用抗生素预防感染。

3. 酌情应用止痛剂。

4. 未植皮者术后 7～10 天拆线，植皮者 9～12 天拆线，拆线后继续加压包扎防止指蹼粘连。

5. 适当应用抗挛缩措施，如佩戴弹力手套等。

第十四节　手指狭窄性腱鞘炎松解术

【适应证】

1. 手指狭窄性腱鞘炎，经非手术治疗无效、伴手指疼痛、功能障碍者。

2. 狭窄性腱鞘炎的典型表现为"扳机指"，具有典型的病理改变及"扳机"现象（图 15-17）。

【术前准备】

1. 清洗局部皮肤、剪短指甲。

2. 术前 2 周局部停止封闭注射等其他治疗。

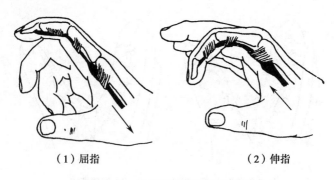

（1）屈指 （2）伸指

图 15-17　狭窄性腱鞘炎病理改变

【操作步骤】

1. **消毒铺巾**　患者取适当体位，将手置于托手架上。2%碘酒 -70% 乙醇或 0.5% 碘伏消毒皮肤，铺无菌巾。

2. **局部麻醉**　于掌侧掌指关节处 0.5% 利多卡因局部浸润麻醉，麻醉前此处往往可以扪及高粱粒大小的结节。

3. **切开腱鞘**　于相应的掌指关节掌面横纹增厚的结节处做横切口长 1.0 ~ 1.5cm，切开皮肤、皮下组织，显露狭窄的腱鞘，轻轻牵开两侧神经血管，于腱鞘侧面纵行切开狭窄的腱鞘，令患者活动手指至肌腱能够正常滑动为止（图 15-18）。

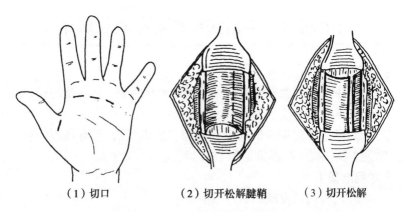

（1）切口 （2）切开松解腱鞘 （3）切开松解

图 15-18　狭窄性腱鞘炎切开松解术

4. **缝合切口** 间断缝合皮肤切口 1～2 针。局部覆盖敷料，妥善加压包扎。

如果腱鞘明显增厚，估计术后有可能重新愈合粘连、狭窄者，可行部分腱鞘切除术（图 15-19）。

如果腱鞘局部增厚不明显也可用挑割疗法，局部麻醉后用弧形尖刀直接刺入皮下，探及腱鞘，再刺入腱鞘，然后逐渐挑割、切开腱鞘，直至完全松解（图 15-20），此时令患者屈伸手指，其活动自如。一般切口长约 0.5cm，不必缝合。

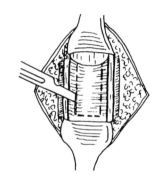 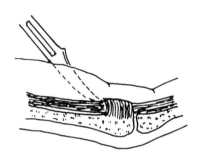

图 15-19 部分腱鞘切除　　　　图 15-20 狭窄性腱鞘炎挑割疗法

【术后处理】

1. 抬高患肢，可减轻肿胀和疼痛。
2. 应用抗生素，预防感染。
3. 适当应用止痛剂。
4. 术后 2 天开始练习轻度手指伸屈活动，以防肌腱粘连。

第十五节　桡骨茎突狭窄性腱鞘炎松解术

【适应证】

1. 桡骨茎突狭窄性腱鞘炎经保守治疗长期不愈者。
2. 本症是由于拇短伸肌、拇长展肌的共同腱鞘增厚及狭窄

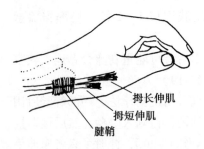

拇长伸肌

拇短伸肌

腱鞘

图 15-21　桡骨茎突狭窄性腱鞘炎病
理改变

而致的拇指功能障碍（图 15-21），注意不得将其误认为是拇指狭窄性腱鞘炎。

【术前准备】

1. 清洗局部皮肤，剪短指甲。

2. 术前 2 周停止局部封闭注射及其他局部治疗。

【操作步骤】

1. **消毒铺巾**　取适当体位，患肢外展 90°。2% 碘酒 -70% 乙醇或 0.5% 碘伏消毒皮肤，铺无菌巾。

2. **局部麻醉**　0.5% 利多卡因局部浸润麻醉。

3. **切开松解**　于桡骨茎突处作 2 ~ 3cm 长的纵行切口，切开皮肤、皮下组织、深筋膜，即可见伸肌支持带及拇短伸肌、拇长展肌处增厚的腱鞘，此时注意勿损伤恰好通过切口的头静脉及桡神经皮支，将增厚的腱鞘切断松解（图 15-22）。

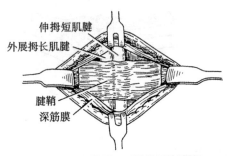

伸拇短肌腱

外展拇长肌腱

腱鞘

深筋膜

（1）切开深筋膜，显露增厚的腱鞘

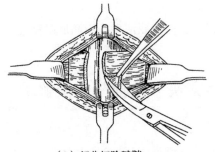

（2）部分切除腱鞘

图 15-22　桡骨茎突部狭窄性腱鞘炎切开术

4. **缝合切口**　间断缝合皮肤切口，必要时放橡皮条引流。覆盖敷料，包扎固定。

【术后处理】

1. 抬高患肢，注意休息。

2. 适当应用抗生素及止痛剂。

3. 术后 3～4 天开始练习活动，以防肌腱粘连。

第十六节 乳腺纤维瘤切除术

【适应证】

1. 诊断明确的乳腺纤维瘤。

2. 多发性乳腺纤维瘤可选择较大者行手术切除。

【术前准备】

1. 剃除同侧腋毛，清洗局部皮肤。

2. 肿瘤较小者取平卧位，扪及肿瘤后，用甲紫标记肿瘤所在，并画出放射状切口线，以便术中寻找肿瘤。

【操作步骤】

1. **消毒铺巾** 患者取仰卧位，病侧上肢外展 90°，同侧肩部垫高。2% 碘酒 -70% 乙醇或 0.5% 碘伏消毒皮肤，铺无菌巾。

2. **局部麻醉** 可酌情采用 0.5% 利多卡因局部浸润麻醉或区域阻滞麻醉。

3. **切除肿瘤** 肿瘤表面放射状切口，切开皮肤、皮下组织至乳腺组织浅面。切开、分离乳腺组织直至显露肿瘤包膜，用组织钳提起瘤体，用弯剪刀于包膜外逐渐分离并摘除肿瘤。若肿瘤无明显包膜或包膜外不易剥离时，则可于肿瘤周围连同部分正常乳腺组织扩大切除或作楔形切除。腺体组织中的小血管应逐一妥善结扎止血，不宜单纯钳夹止血，以防术后出血。

4. **缝合切口** 间断缝合乳腺组织、皮下组织及皮肤。若腔隙较大，必要时切口底部放橡皮条引流（图 15-23）。局部覆盖敷料，妥善包扎固定。

【术后处理】

1. 适当应用抗生素，预防感染。

2. 放橡皮条引流者术后 24～36 小时拔除。

3. 切下的肿瘤标本及时送病理室行病理检查。

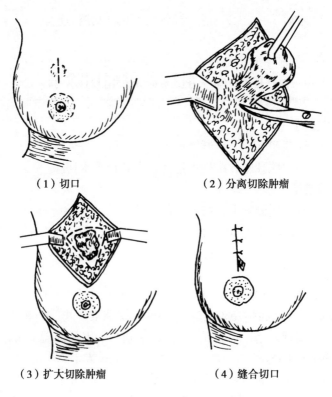

（1）切口　　　　　　　　　　（2）分离切除肿瘤

（3）扩大切除肿瘤　　　　　　　（4）缝合切口

图 15-23　乳腺纤维腺瘤切除术

第十七节　乳腺导管瘤切除术

【适应证】

1. 乳腺导管瘤乳头经常有血性溢液，细胞学检查未查到恶变细胞者。

2. 排除乳腺癌者。

【术前准备】

1. 剃除同侧腋毛，清洗局部皮肤。

2. 仔细扪摸乳晕周围，若能扪到肿块，用甲紫做出标记，以便术中参考。

【操作步骤】

1. **消毒铺巾**　患者取平卧位，病侧上肢外展 90°，同侧肩部垫高，2% 碘酒 -70% 乙醇或 0.5% 碘伏消毒皮肤，铺无菌巾。

2. **局部麻醉**　一般可用区域阻滞麻醉。

3. **切除肿瘤**　沿乳晕顺序轻压，常可在乳头处溢出少许血性液体，用缝合针的末端顺溢液孔插入，徐徐探索推进至稍有阻力，固定不移，然后在针体较表浅处作皮肤放射状切口，同时切开乳头组织，以针做引导，勿切开腺管，在乳晕下游离出乳腺导管，3-0 丝线结扎。因乳管内乳头状瘤往往是多发性的或有分支，故可连其周围正常组织一起做适当范围扩大切除（图 15-24）。

4. **缝合切口**　细丝线间断缝合乳腺、乳头组织及皮肤切口，并注意尽量修复乳头外形。局部覆盖敷料，妥善包扎固定。

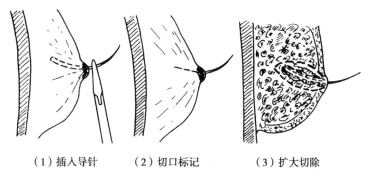

（1）插入导针　　　（2）切口标记　　　（3）扩大切除

图 15-24　乳管内乳头状瘤切除术

【术后处理】

1. 适当应用抗生素，预防感染。

2. 将切除的标本妥善处理固定，送病理室行病理检查。

3. 术后 7 天拆除缝线。

第十八节　胸腔闭式引流术

【适应证】

1. 急、慢性脓胸，脓液黏稠穿刺抽脓无效者。

2. 支气管胸膜瘘有胸腔积液者。

【术前准备】

1. 术前拍摄胸部正侧位 X 线片。

2. 清洗局部皮肤。

3. 术前应用抗生素。

【操作步骤】

1. 消毒铺巾　患者取反坐椅位，体质差者可取低坡卧位。根据 X 线片确定切口位置，一般切口位于腋后线第 8 肋骨，用甲紫画标志线。2% 碘酒 -70% 乙醇或 0.5% 碘伏消毒皮肤，铺无菌巾。

2. 局部麻醉　通常可用 0.5% 利多卡因局部浸润麻醉。

3. 切开置管　沿切口标记线做长 5～6cm 切口，切开皮肤、皮下组织、肌肉层，切开肋骨骨膜，用骨膜剥离器剥离骨膜，咬骨剪截除肋骨 3～4cm，空针穿刺肋床深部，若有液体抽出，便用刀切开胸膜，进入脓腔，放出脓液。如脓液稠厚，必要时也可将手指伸入脓腔，分离间隔，选择长短、口径适当的硅胶管或橡胶管，顶端剪成斜面，侧壁剪 1～2 个侧孔，插入胸膜腔约 2～3cm。

4. 缝合切口　间断缝合胸膜、肌肉层、皮下组织及皮肤。靠近引流管的缝线固定引流管，外接闭式引流装置（图15-25）。切口处覆盖敷料，并妥善包扎固定。

【术后处理】

1. 术后取半卧位，引流瓶低于胸腔位置，接引流管的瓶内玻璃管必须插在液面以下 3～4cm。

2. 每天记引流量，更换瓶内液体，倾倒引流液时应将引流管夹闭，以免空气进入胸腔。

3. 随时注意引流管是否通畅,如瓶内玻璃管液平面不随呼吸移动,说明引流管堵塞,需找出原因,并予以排除。

4. 切口及时清洁换药。

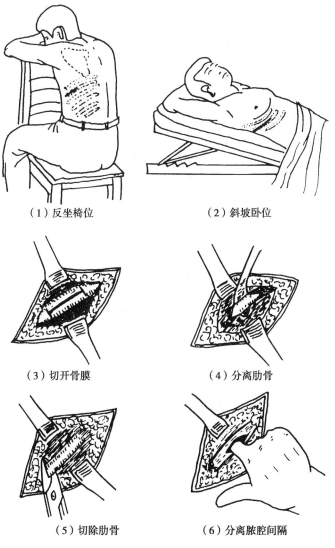

（1）反坐椅位　　　　　　　　　（2）斜坡卧位

（3）切开骨膜　　　　　　　　　（4）分离肋骨

（5）切除肋骨　　　　　　　　　（6）分离脓腔间隔

图 15-25　胸腔闭式引流术

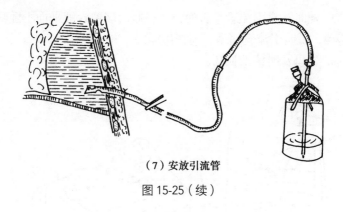

（7）安放引流管

图 15-25（续）

5. 术后 7～9 天拆除皮肤切口缝线，固定引流管的缝线拆除后，改用胶布或其他方法固定引流管。

6. 继续应用抗生素。

7. 必要时可用生理盐水抗生素冲洗胸腔。

第十九节　静脉切开术

【适应证】

1. 病情危急需大量快速输液、输血者，如大面积烧伤、严重外伤性出血、各种失血性休克等。

2. 普通静脉穿刺困难或失败者。

3. 大型手术需保持术中输液、输血通畅者，可于术前进行静脉切开置管输液。

【静脉选择】

一般选择四肢表浅静脉，如低位大隐静脉，于内踝前上方 1～2cm 处做切口；头静脉于上臂外侧肱二头肌与三角肌交界的沟处做切口；肘正中静脉于肘窝部做切口；贵要静脉于肘关节内侧横纹至腋窝前缘连线中点做切口；必要时也可选择高位大隐静脉切开，于腹股沟韧带中点内下方卵圆窝处做切口（图 15-26）。

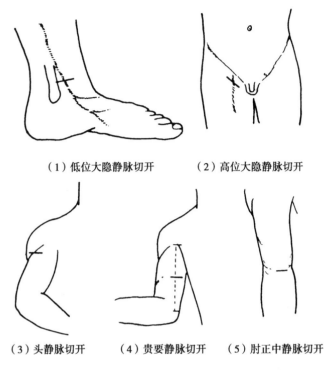

（1）低位大隐静脉切开　　　（2）高位大隐静脉切开

（3）头静脉切开　　　（4）贵要静脉切开　　　（5）肘正中静脉切开

图 15-26　各部位静脉切开切口

【术前准备】

1. 选择合适的切开部位，清洗局部皮肤。

2. 备好合适的静脉插管，一般可选一次性输液用硅胶管。

【操作步骤】

以踝部低位大隐静脉切开置管为例。

1. 消毒铺巾　患者取仰卧位，两下肢稍分开，术侧下肢适当外旋，2% 碘酒 -70% 乙醇或 0.5% 碘伏消毒皮肤，铺无菌巾。

2. 局部麻醉　0.5% 利多卡因局部浸润麻醉，昏迷患者不必麻醉。

3. 切开置管　于内踝前上方大隐静脉走行处作横行或纵行切口，长约 1.5cm。切开皮肤、皮下组织，止血钳分离皮下组织，大隐静脉位于脂肪组织深层内，于脂肪深层内寻及大隐静脉，将切口下的大隐静脉与周围组织分离，游离长约 1.0 ～ 1.5cm。自游离的静脉下面穿过两条细丝线，结扎远侧丝线，以阻断静脉远端，近侧丝线暂不结扎，左手向下轻轻牵拉结扎静脉的丝线，于静脉前壁全层剪开一小口，一般剪开静脉周径的 1/4 ～ 1/3，不可剪开过多而致静脉断裂。将已充满生理盐水的细硅胶管，自剪口处轻轻插入静脉腔内 3 ～ 4cm 以上，并结扎固定，接好输液装置，开始输液。

4. 缝合切口 间断缝合皮肤，并将其中一线结扎固定硅胶管以防脱出（图 15-27）。覆盖敷料，妥善包扎固定。

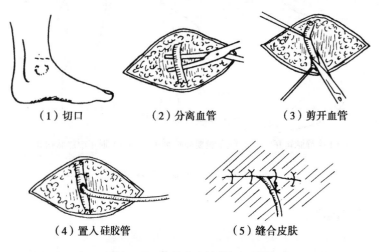

（1）切口　　　　　（2）分离血管　　　　　（3）剪开血管

（4）置入硅胶管　　　　　（5）缝合皮肤

图 15-27　低位大隐静脉切开置管

【术后处理】

1. 保持输液通畅，中途不可停止输液，以防针头堵塞。

2. 注意保持局部清洁，酌情更换敷料。

3. 静脉切开维持输液以 72 小时以内为宜，最多不应超过 1 周，以免发生静脉炎或形成血栓。

4. 术后 7 ～ 8 天拆除切口缝线。

第二十节　活组织切取术

【适应证】

1. 体表肿物、慢性病灶性质诊断不明者。

2. 了解癌肿有无淋巴结转移。

3. 可疑为高度恶性肿瘤时，如恶性黑色素瘤、睾丸精原细胞瘤等，不应做局部切取活组织检查，而应将病灶扩大切除后送病理检查。

【术前准备】

1. 慢性病灶如长期不愈的皮肤溃疡，术前1天要仔细认真地清洁换药，临术时还要再次清洗病灶周围皮肤。

2. 肛门周围皮肤切取活组织，术前2天酌情口服泻药，术前 1∶5 000 高锰酸钾液坐浴10分钟。

3. 切取淋巴结时术前应定位标记拟切除的淋巴结，以免术中注射麻药后水肿不易寻找。

4. 皮下肿物切取活检时一般采用 0.5% 利多卡因局部浸润麻醉，皮肤肿物切取活检时采用区域阻滞麻醉。

【操作步骤】

1. **消毒铺巾**　取适当体位，2% 碘酒 -70% 乙醇或 0.5% 碘伏皮肤消毒，颜面部、黏膜或黏膜附近用 0.1% 氯己定擦洗3遍消毒，铺无菌巾。

2. **局部麻醉**　0.5% 利多卡因局部浸润麻醉或区域阻滞麻醉，注射麻药时注意勿将麻药直接注入拟切取的肿物内，以免被切取的组织肿胀影响病理诊断结果。

3. **切取组织**　病变位于皮肤时可于较典型的部位楔状切下一小块组织，一般于肿物或溃疡质地较硬、隆起不规则部位且与正常组织交界处切取（图 15-28），切除组织块 1.0cm×1.5cm 即可。如拟切取的组织位于皮下深层，应逐层切开皮肤、皮下组织，暴露肿块，用尖刀楔形切取一块组织（图 15-29）。

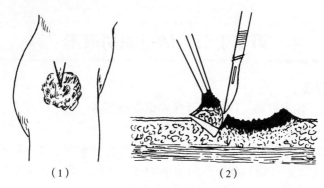

（1）　　　　　　　　　　（2）

图 15-28　皮肤肿物切取活组织

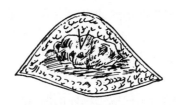

图 15-29　皮下深层肿物切取活组织

如拟切取组织为淋巴结时则应仔细解剖分离，完整摘除。被切取的组织应妥善保护，勿用止血钳夹持以防组织挤压变形。切取后的组织标本移出手术野即装入盛有 10% 甲醛或 90% 乙醇的瓶内固定。

4. 切口处理　位于皮肤的肿物切取标本后的创面可压迫止血，伤口覆盖敷料加压包扎；位于皮下深层的肿物切取活组织后，充分止血，间断缝合皮肤切口，覆盖敷料，妥善加压包扎。

【术后处理】

1. 术后 2 天更换敷料，观察伤口有无出血、感染。

2. 将切除的标本及时送病理室进行病理检查。填写病理报告单时注意做到项目齐全，标记清楚。

第二十一节　皮肤病变分次切除术

【适应证】

1. 先天性小面积皮肤良性病变如片状皮肤痣、黑毛痣、片状毛细血管瘤等。

2. 外伤后面部色素沉着、影响容貌者。

3. 面部局限性片状萎缩性瘢痕影响容貌者。

以上情况一次性切除创面缝合困难者,可行分次切除缝合术。值得注意的是,怀疑有恶性变时禁忌做分次切除缝合术,而应做扩大切除植皮或皮瓣移植术。

【术前准备】

1. 清洁局部皮肤。

2. 位于面部者术前照面部彩色正位像,以便手术前后对比。

3. 设计首次切除病变大小及形状,应以切除缝合后局部皮肤保持基本平整、周围器官不移位为原则。一般可采用梭形切除法,即于病变中间切除一定量的梭形病变组织,然后缝合切口。由于术后切口缘由弧形曲线变成直线,故一般会使瘢痕较原病变加长,术前需向患者交代清楚。如果采用纵、横向切除法或星状切除法则可使术后瘢痕变短(图 15-30)。可用甲紫描画出首次拟切除的梭形病变组织,碘酒涂擦固定。

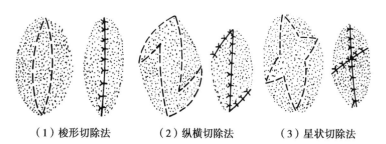

（1）梭形切除法　　　（2）纵横切除法　　　（3）星状切除法

图 15-30　分次切除设计

【操作步骤】

以面部梭形切除法为例。

1. **消毒铺巾** 取适当体位，2% 碘酒 -70% 乙醇或 0.5% 碘伏消毒皮肤，铺无菌巾。

2. **局部麻醉** 一般采用 0.5% 利多卡因局部浸润麻醉，麻醉药中加入适量肾上腺素。

3. **切除缝合** 用锋利刀片沿切口线切开病变皮肤至皮下组织，于皮下组织层解剖剥离，逐渐切除梭形病变组织，切口两侧皮下潜行剥离以减轻张力，拉拢切口两侧间断缝合皮下组织，建立"皮下平台"，细丝线间断缝合皮肤切口（图 15-31），注意缝合后不应使局部有太大张力。覆盖敷料，妥善包扎。

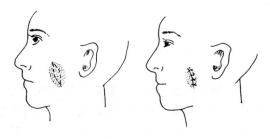

图 15-31 首次切除缝合

术后半年可行二次手术，将病变全部切除后缝合（图 15-32）。如估计二次切除缝合仍有困难者，可行三次手术切除。皮肤病变若为黑痣，最后一次切除时切口缘应距病变 1～2mm，以免切除不彻底复发或细胞脱落切口种植。

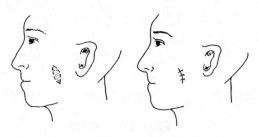

图 15-32 二次切除缝合

【术后处理】

1. 位于面部等重要部位者适当应用抗生素预防感染。

2. 病变皮肤为黑痣或肿瘤性疾患时，术后切除标本应送病理检查。

3. 术后病理检查如有组织增生活跃或为恶性病变则及时再行病变扩大切除或其他相应处理。

第二十二节 包皮粘连分离术

【适应证】

1. 上翻包皮时包皮与阴茎头粘连者。

2. 患儿透过包皮看到或摸到包皮腔内有包皮垢存留者。

【术前准备】

1. 排净尿液。

2. 清洗干净局部皮肤。

【操作步骤】

1. **消毒铺巾** 取适当体位，用 0.1% 氯己定消毒局部皮肤，或用 0.5% 碘伏消毒皮肤，铺无菌孔巾。

2. **局部麻醉** 阴茎根部神经阻滞麻醉或阴茎头包皮局部浸润麻醉。有的患者可不用麻醉。

3. **分离粘连** 将阴茎置于术者左拇、示指之间，并将包皮徐徐向上翻起至包皮阴茎头粘连处，右手执血管钳逐渐向上分离粘连，必要时也可钳夹一小纱布球，沿阴茎头表面逐渐上推包皮分离粘连至冠状沟（图 15-33），分离时阴茎头表面可有少量渗血，适当压迫止血即可。

【术后处理】

1. 术后用 1：5 000 高锰酸钾液每天清洗一次，包括包皮内板及阴茎头，擦洗干净，自然晾干，涂少许红霉素眼药膏，再翻下包皮，直至包皮阴茎头创面完全愈合为止。

2. 术后卧床休息 2～3 天。

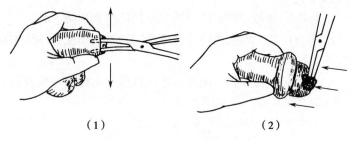

（1）　　　　　　　　　　　　　（2）

图 15-33　包皮龟头粘连松解术

第二十三节　包皮嵌顿手法复位术

【适应证】

由于阴茎包皮口狭小，包皮上翻后紧勒在冠状沟处，造成一紧缩环影响阴茎头血液循环，并引起疼痛者，可行包皮手法复位术。

【术前准备】

1. 嘱患者排净尿液。

2. 清洗局部皮肤。

【操作步骤】

1. 手术体位　患者取半卧位或仰卧位均可。

2. 消毒铺巾　取适当体位，用 0.1% 氯己定局部消毒铺巾、擦拭。

3. 局部麻醉阴茎根部神经阻滞麻醉。

4. 包皮复位　阴茎头及包皮处涂少许石蜡油或植物油润滑，术者手握阴茎头挤压持续数分钟使水肿逐渐减轻；阴茎头明显肿胀不易复位者，可先用注射针头于阴茎头上戳数个小孔减压，再用手指挤压阴茎头使其流出液体以减轻肿胀便于还纳复位。术者双手示、中指分别置于包皮紧缩环以上，双手拇指指尖置于阴茎头顶端按图中所示方向逐渐用力（图 15-34），直至包皮复位。

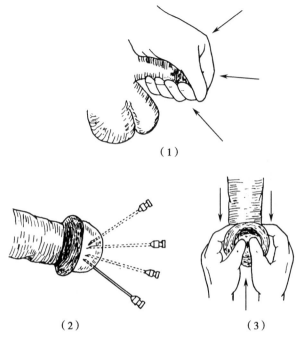

（1）

（2）　　　　　　　　　　（3）

图 15-34　包皮嵌顿手法复位

【术后处理】

1. 注意休息，成人包皮复位后 2 周内禁止性生活。
2. 1 : 5 000 高锰酸钾液清洗局部，每天 2 次。
3. 炎症水肿消退后应及早做包皮环切术。

第二十四节　包皮背侧切开术

【适应证】

1. 包皮嵌顿手法复位失败、年幼儿不宜进行包皮环切者。
2. 小儿包茎影响排尿、不宜进行包皮环切术者。

【术前准备】

1. 清洗局部皮肤。

2. 一般选用局部麻醉，小儿配合镇静止痛剂。

【操作步骤】

　　1. 消毒铺巾　患者取平卧位，0.1% 氯己定消毒局部皮肤，铺无菌孔巾。

　　2. 局部麻醉　单纯包茎切开者可用 0.5% 利多卡因局部浸润麻醉。

　　3. 切开缝合　阴茎背侧正中纵行切开上翻的包皮紧缩环，解除其环周张力，随之将松解的包皮翻下，再将切口横向拉开，细丝线间断缝合，保留线尾，然后将凡士林纱布结扎于伤口处（图 15-35）。覆盖敷料妥善，妥善包扎固定。

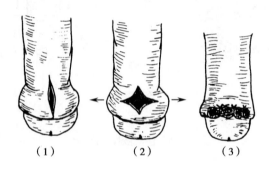

（1）　　　　　（2）　　　　　（3）

图 15-35　包皮嵌顿背侧切开复位术

【术后处理】

　　1. 酌情应用抗生素。

　　2. 保持局部清洁，防止大小便污染。

　　3. 术后 6 ~ 8 天拆除缝线。

　　4. 切口愈合后，如有必要，可再择期行包皮环切术。

第二十五节　包皮环切术

【适应证】

　　1. 包茎或包皮过长且反复发生包皮阴茎头炎者。

2. 包皮过长经常发生包皮嵌顿者。

【术前准备】

1. 剃除阴毛。

2. 1:5 000 高锰酸钾液清洗局部皮肤。

3. 不合作的小儿可用全身麻醉，按全身麻醉准备。

【操作步骤】

1. 消毒铺巾　患者取仰卧位，双下肢稍向外分开。0.1%氯己定皮肤消毒，铺无菌巾。

2. 麻醉选择　阴茎神经阻滞麻醉或阴茎头处包皮环状浸润麻醉。不合作小儿全身麻醉。

3. 切除包皮　用 4 把止血钳分别夹住包皮口 11 点、1 点、5 点和 7 点处，距冠状沟 0.5～1.0cm 处剪刀剪开背侧包皮，再分别向两侧环形剪除包皮，注意腹侧包皮系带处至少保留1cm，以免阴茎勃起时紧张。

4. 缝合包皮　包皮创缘钳夹结扎止血或电凝，将内外板对齐细丝线间断缝合，保留线尾，注意缝合组织不可过多，取一条凡士林纱条贴附包皮创缘环周，保留线将凡士林纱条结扎以保护创缘（图 15-36）。无菌敷料妥善包扎，并使阴茎头外露。

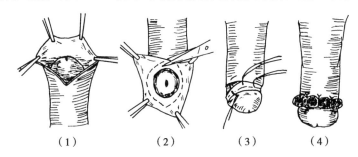

（1）　　　　（2）　　　　（3）　　　　（4）

图 15-36　包皮环切术

对于有的包皮过长者，为了保持自然的包皮外口，也可环周切除阴茎中、后部皮肤 2～4cm，然后拉拢缝合上下创缘皮肤（图 15-37）。

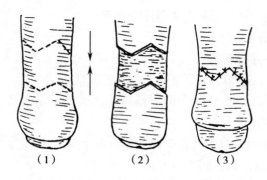

图 15-37　改良法阴茎皮肤环切术

【术后处理】

1. 术后卧床休息，防止摩擦阴茎头，最好将阴茎托起以减轻水肿。

2. 适当应用镇静药以防阴茎勃起而引起疼痛或继发出血。

3. 保持敷料干燥，防止尿液浸湿，如被浸湿应及时更换。

4. 一般术后都有包皮水肿，3～5 天后自行消退。若切口红肿明显，可用 1：5 000 高锰酸钾液清洗局部，每天 2 次。

5. 术后 5～7 天拆线。如果水肿明显愈合缓慢者，可延至8～9 天拆线。

第二十六节　尿道外口成形术

【适应证】

1. 阴茎头包皮炎反复发作导致尿道外口狭窄、影响排尿者。

2. 其他原因所致尿道外口狭窄影响排尿者。

【术前准备】

局部红肿、包皮口内流脓者应进行清洗、控制炎症后再行手术治疗。

【操作步骤】

    1. **消毒铺巾** 患者取平卧位，双下肢稍分开，用 0.1% 氯己定或 0.5% 碘伏消毒皮肤，铺无菌巾。

    2. **局部麻醉** 阴茎根部阻滞麻醉或局部浸润阻滞麻醉。

    3. **切开缝合** 于尿道口内插入剪刀将腹侧纵行切开 0.3 ~ 0.6cm，然后用 5-0 丝线将切口两侧缘与尿道黏膜切缘相互缝合，使呈 V 形（图 15-38）。局部切口缝合后，不必包扎。

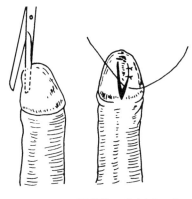

图 15-38　尿道外口狭窄矫正术

【术后处理】

    1. 卧床休息，保持局部干燥。

    2. 1：5 000 高锰酸钾液清洗局部，每天 2 次。

    3. 术后 7 天拆线。

第二十七节　窦道扩大切开引流术

【适应证】

    1. 各种外伤感染后伤口长期不愈合遗留窦道。

    2. 腹部或其他手术后切口感染、异物存留等所致的慢性窦道。

【术前准备】

    1. 窦道分泌物多者，加强术前局部换药。

    2. 改善患者全身营养状态。

    3. 适当应用抗生素。

【操作步骤】

    1. **消毒铺巾** 取适当体位，2% 碘酒 -70% 乙醇或 0.5% 碘伏消毒皮肤，铺无菌巾。

2. 局部麻醉　通常采用局部区域阻滞麻醉。

3. 扩大切开　先用探针探明窦道走向及深度，沿探针方向扩大切开窦道，刮匙搔刮窦道内肉芽组织，清除线结等异物；也可用刀将伤口壁、创底纤维瘢痕组织全部切除，不留任何非健康组织，并使伤口底小口大呈漏斗状，分层填塞引流物，注意底部松松填塞凡士林纱布，创腔中部及口部填塞干纱布，填塞适当紧实（图 15-39）。

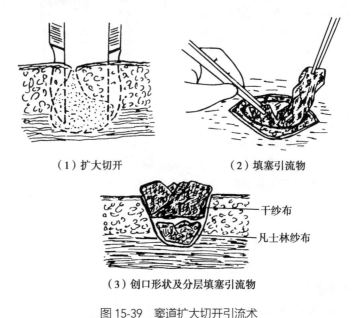

（1）扩大切开　　　　　　　　（2）填塞引流物

—— 干纱布

—— 凡士林纱布

（3）创口形状及分层填塞引流物

图 15-39　窦道扩大切开引流术

注意：创腔底部松松填塞凡士林纱条有止血和促进肉芽生长的作用；而创腔中、上部填塞干纱布，目的在于扩张伤口、防止过早收缩闭合，同时还有吸附引流的作用。伤口覆盖敷料，妥善包扎固定，预计渗出物较多者宜增加敷料厚度。

【术后处理】

1. 术后应用抗生素治疗。

2. 酌情应用镇静止痛剂。

3. 术后 2 天换药，以后根据伤口分泌物多少确定换药间隔时间。

第二十八节　外痔切除术

【适应证】

经非手术治疗无效且无急性感染、水肿、坏死的位于肛门齿状线以下的外痔（图 15-40）。

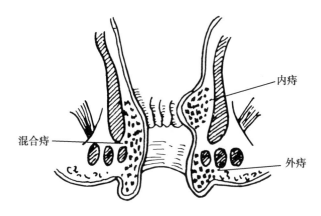

图 15-40　痔的分类

【术前准备】

1. 术前 2 天进少渣饮食。

2. 临术前排净大便，剪除肛毛，1：5 000 高锰酸钾液肛门坐浴。

【操作步骤】

1. **消毒铺巾**　一般取截石位或膝胸卧位，0.1% 氯己定消毒肛门周围皮肤，铺无菌巾。

2. **局部麻醉**　一般 0.5% 利多卡因局部浸润麻醉。

3. **切除痔块**　围绕痔块做放射状梭形切口，切开皮肤、皮下组织，组织钳夹住拟切除梭形皮肤外端，于皮下组织及痔块基底分离，将曲张的静脉团或增生结缔组织一并切除，创面一般不做缝合以利引流，若切口过大也可于切口外端部分缝合数针（图 15-41）。

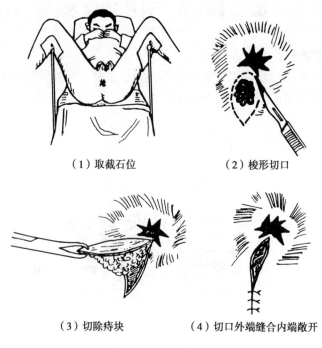

（1）取截石位　　　　　　（2）梭形切口

（3）切除痔块　　　　（4）切口外端缝合内端敞开

图 15-41　外痔切除术

突然出现的外痔血栓块，主要表现为肛门突然出现肿物，有时呈紫蓝色，疼痛明显。可仅将皮肤切开，取出血栓，剪除适量皮肤，以扩大敞开切口，切口内填塞少量凡士林纱布压迫止血、引流。

【术后处理】

1. 保持大便通畅，忌食辛辣食物，多吃新鲜水果。

2. 卧床休息，适当应用止痛药。

3. 每天 1 ：5 000 高锰酸钾液坐浴 2 次，每次大便前后再分别增加坐浴一次。

第二十九节　内痔切除术

【适应证】

经过药物或其他非手术疗法治疗无效的位于肛门齿状线以上的 II ～ III 期内痔（图 15-40）。

【术前准备】

1. 术前 2 天进少渣饮食，术前 1 天进流质饮食。

2. 术前常规直肠指检，必须除外直肠癌。

3. 术前晚肥皂水灌肠 1 次，术前 4 小时温热盐水清洁灌肠。

4. 1 : 5 000 高锰酸钾液坐浴，清洁局部皮肤，剪除肛毛。

5. 一般采用肛门周围区域阻滞麻醉。

【操作步骤】

1. **消毒铺巾**　一般取截石位，臀部垫高，也可取膝胸卧位，0.1% 氯己定或 0.5% 碘伏肛门消毒周围皮肤，铺无菌巾。

2. **局部麻醉**　一般可用肛门周围区域阻滞麻醉。

3. **痔块切除**　用双示指插入肛门"背靠背"扩张，使肛门松弛，放入肛门拉钩，再用 0.1% 氯己定消毒会阴部皮肤及直肠腔内，显露内痔肿块，用组织钳夹住痔块向外牵拉，手指扪摸痔块上方的动脉搏动处，用 2-0 肠线将动脉连同黏膜一起缝扎，再用弯血管钳夹住痔核基底，并切除痔块，然后用中号丝线连续缝合黏膜组织（图 15-42），肛缘上皮肤切口不予缝合。肛门处可填入凡士林纱条，以便观察引流。每次痔块切除最多不超过 3 个，以免引起肛门狭窄。

【术后处理】

1. 卧床休息，适当应用抗生素、止痛药物。

2. 术后继续流质饮食 2 天，以后改为软食或普通饮食，忌食刺激性食物，多吃新鲜蔬菜水果。

3. 术后 1 ～ 2 天拔除肛门凡士林纱条，每天 1 : 5 000 高锰酸钾液坐浴 2 ～ 3 次，大便前后再分别增加坐浴一次。

4. 术后控制大便 2 天，第 3 天每晚服液体石蜡油 20ml，以便大便通畅。

5. 缝线一般自行脱落，不必拆除。

6. 术后患者可出现尿潴留，系麻醉或肛门括约肌痉挛所致，可给膀胱区热敷、按摩，仍不能排尿者，需行导尿术。

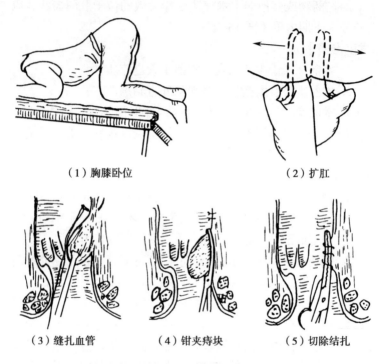

（1）胸膝卧位　　　　　　　　　（2）扩肛

（3）缝扎血管　　　　（4）钳夹痔块　　　　（5）切除结扎

图 15-42　内痔切除术

第三十节　混合痔切除术

【适应证】

1. 经各种非手术疗法治疗无效的波及肛门齿状线上、下的混合痔（图 15-40），应及早手术治疗。

2. 如为环周混合痔，应分期手术，以免术后出现肛门狭窄。

【术前准备】

同内痔切除术。

【操作步骤】

1. 消毒铺巾 一般取截石位或侧卧位，0.1%氯己定或 0.5%碘伏消毒肛门周围皮肤，铺无菌巾。

2. 局部麻醉 肛门周围区域阻滞麻醉，也可用 0.5%利多卡因局部浸润麻醉。

3. 痔块切除 双手示指伸入肛门"背靠背"扩肛（图 15-41），拉钩暴露直肠并消毒，显露内外混合痔块。一般采用"内扎外剥法"，于外痔处 V 形切开皮肤，痔静脉丛下剥离、显露出外括约肌纤维，将切口向齿状线方向延伸越过齿状线，再用弯血管钳夹住内痔部分剥离至痔块根部，圆针中号线贯穿结扎（图 15-43），然后将 V 形皮肤、外痔块和结扎的内痔组织一并剪除，剪除内痔时不应太靠近结扎线。术中注意仔细止血，保留结扎线头宜长些，皮肤切口完全开放以减轻术后疼痛和肿胀，适当放置凡士林纱条。同法再切除其他痔块，一次切除不超过 3 处。

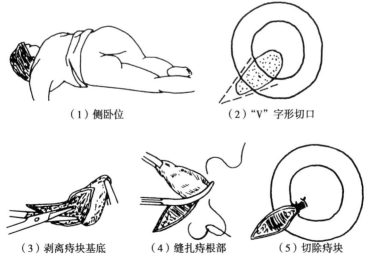

（1）侧卧位　　　　　（2）"V"字形切口

（3）剥离痔块基底　　（4）缝扎痔根部　　（5）切除痔块

图 15-43　混合痔切除术

【术后处理】

1. 卧床休息，适当应用抗生素、止痛药物。

2. 继续流质饮食 2 天，以后逐渐改为软食或普通饮食，忌食刺激性食物。

3. 术后 1～2 天拔除肛门凡士林纱条，1：5 000 高锰酸钾液坐浴每天 2～3 次，大便前后再分别增加坐浴一次。

4. 缝线可自行脱落，不必拆除。

5. 术后患者如出现尿潴留，可给膀胱区热敷、按摩，仍不能排尿者需行导尿术。

第三十一节　肛瘘切开术

【适应证】

1. 低位单纯性肛瘘或低位复杂性肛瘘。

2. 低位肛瘘局部瘢痕组织较多者。

肛瘘位置分类如图 15-44。

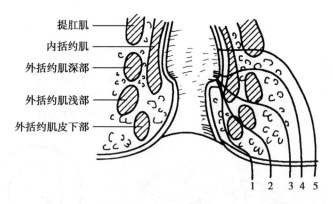

提肛肌
内括约肌
外括约肌深部
外括约肌浅部
外括约肌皮下部

1　2　3 4 5

图 15-44　肛瘘的分类（1、2、3. 低位瘘，4、5. 高位瘘）

【术前准备】

1. 局部有急性炎症者，应待急性炎症控制后再行手术。

2. 术前 1 天进流质饮食。

3. 临术前肥皂水灌肠 1 次，1∶5 000 高锰酸钾液中坐浴，剪除肛毛。

【操作步骤】

1. **消毒铺巾** 根据肛瘘位置和患者体质情况，取膀胱截石位或膝胸卧位。0.1% 氯己定或 0.5% 碘伏消毒肛门周围皮肤，铺无菌巾。

2. **局部麻醉** 通常用 0.5% 利多卡因局部浸润麻醉。

3. **肛瘘切开术** 术者右示指慢慢伸入肛门内，左手持有槽探针自外口插入，凭右示指在肛管、直肠内的感觉引导，将探针徐徐推进，自内口穿出，注意插入过程中用力勿过大，以免造成假道或假内口，肛管直肠内的手指设法将有槽探针头端移出肛门外，用刀将探针槽沟上的瘘管表浅部分切开（图 15-45），用刮匙将瘘管内的肉芽组织刮净，渗血时用纱布压迫止血，为使瘘管从底部向外生长，可将切口边缘皮肤切除少许，以免皮缘生长过快，敞开的切口内填入凡士林纱条。

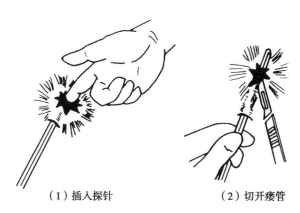

（1）插入探针　　　　　（2）切开瘘管

图 15-45　肛瘘切开术

【术后处理】

1. 进流质饮食，忌食辛辣食物，保持大便通畅，必要时适当口服导泻药。

2. 酌情口服抗生素及镇静止痛药。

3. 术后1～2天伤口清洁换药，伤口内重新填入凡士林纱条。

4. 术后3～4天开始1∶5 000高锰酸钾液坐浴，每天2次，每次10分钟，大便前后再分别增加坐浴一次。

第三十二节　肛瘘切除术

【适应证】

1. 低位单纯性肛瘘或低位复杂性肛瘘，周围瘢痕组织较少者。

2. 低位单纯性肛瘘，外口距肛门较远、单纯切开愈合时间较长者。

【术前准备】

1. 术前2天进少渣饮食，术前1天进流质饮食，术前4～6小时温热盐水清洁灌肠。

2. 术前2天每天口服链霉素1g及甲硝唑（灭滴灵）0.2g。

3. 1∶5 000高锰酸钾液中坐浴，清洗局部皮肤，剪除肛毛。

【操作步骤】

1. 消毒铺巾　取截石位或膝胸卧位。用0.1%氯己定或0.5%碘伏消毒肛门周围皮肤，铺无菌巾。

2. 局部麻醉　通常肛门0.5%利多卡因局部浸润麻醉。

3. 切除瘘管　自外口向瘘管注入少量亚甲蓝（美蓝），以便寻找内口或复杂性肛瘘时寻找支管。肛门扩张器或拉钩扩开肛门，将有槽探针自外口沿瘘管方向缓慢探入，逐渐由内口穿出，用刀将探针槽沟上的瘘管组织全部切开，如为两个以上弯曲复杂瘘管则将探针分别探入，分次切开直至内口，并于瘘管边缘切开部分正常皮肤，用组织钳夹住、提起瘘管外端，将瘘管、支管及其周围瘢痕组织全部切除直至显露健康组织，随时予以结扎出血点以免血管回缩，创面敞开，填塞凡士林纱布。外口距肛门较远的瘘管或复杂肛瘘时，切除瘘管后可将切口外

422

侧部分缝合，内侧创面敞开引流，即半开放半缝合（图 15-46），以缩短愈合过程。注意缝合时须从创面底部开始，缝线穿过底层健康组织，全层缝合皮下组织和皮肤，不可留有死腔。

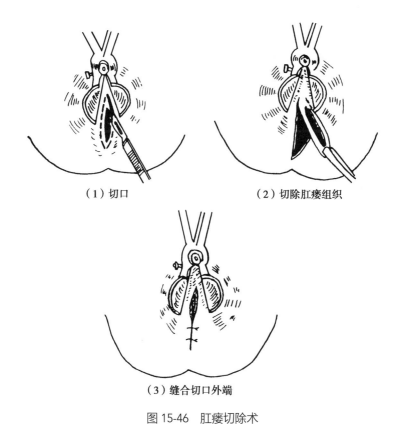

（1）切口

（2）切除肛瘘组织

（3）缝合切口外端

图 15-46　肛瘘切除术

【术后处理】

1. 继续流质饮食，2 天后改为普通饭。

2. 术后 2 天内最好控制大便，以避免排便疼痛和出血。

3. 适当应用抗生素，预防感染。

4. 术后 2 天换药，观察伤口生长情况，每天 1 次。

5. 第一次大便后，每天用 1∶5 000 高锰酸钾液坐浴 2 次，每次 10 分钟，大便前后再分别增加坐浴一次。

第三十三节　肛裂切除术

【适应证】

1. 慢性陈旧性肛裂，经调节生活、饮食及排便习惯，应用其他非手术疗法无效者，均可行肛裂切除术。

2. 慢性陈旧性肛裂合并慢性肛窦炎，可同时进行切开引流。

3. 慢性陈旧性肛裂合并较大哨兵痔者可一并切除哨兵痔。

【术前准备】

1. 术前 1 天进流质饮食。

2. 临术前排净大便，然后 1∶5 000 高锰酸钾液坐浴，并剪除肛毛。

【操作步骤】

1. **消毒铺巾**　肛裂位于肛门前方时取膝胸卧位，位于肛门后方时取膀胱截石位。用 0.1% 氯己定或 0.5% 碘伏消毒肛门及会阴部皮肤，铺无菌巾。

2. **局部麻醉**　通常 0.5% 利多卡因局部浸润麻醉。

3. **肛裂切除**　双手示指伸入肛门内"背靠背"缓缓扩肛使肛门松弛。拉钩拉开肛门，消毒直肠下段，沿裂隙边缘正常皮肤、黏膜处做尖端向内、底部向外的近似三角形切口，切至裂隙肉芽底层，组织钳夹住外端，剪刀于肉芽底层适当分离，连同皮肤、黏膜及裂隙周围增生的瘢痕组织一并切除；此时再适当向下分离便可发现横行索条状纤维，此为肛门外括约肌皮下组纤维，于齿状线处将该组纤维束垂直切断（图 15-47），以解除括约肌挛缩。伤口不必缝合，妥善止血后覆盖凡士林纱条即可。

【术后处理】

1. 少渣饮食，忌食辛辣。

2. 注意保持大便通畅，必要时适当口服导泻药。

3. 术后第 2 天去除凡士林纱条，1∶5 000 高锰酸钾温水坐浴，每天 2~3 次，每次 10 分钟，每次大便前后再分别增加坐浴一次。

4. 适当口服抗生素及止痛药。

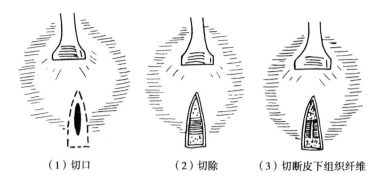

（1）切口　　　　　（2）切除　　　　（3）切断皮下组织纤维

图 15-47　肛裂切除术

第三十四节　直肠息肉切除术

【适应证】

1. 脱出肛门外的单发或多发的直肠下段息肉，须排除结肠息肉病。

2. 大便带血、肛门指诊可触及的直肠下段息肉。

【术前准备】

1. 术前 1 天进流质饮食。

2. 临术前排大便，并用肥皂水 600 ~ 800ml 灌肠。

【操作步骤】

1. **消毒铺巾**　一般采用膝胸卧位，用 0.1% 氯己定消毒肛门周围皮肤，铺无菌巾。

2. **局部麻醉**　通常可采用 0.25% ~ 0.50% 利多卡因肛门周围阻滞麻醉。

3. **切除息肉**　插入扩张器扩开肛门，显露息肉所在部位，用卵圆钳或组织钳夹住息肉，逐渐用力向外牵拉，用消毒液消毒直肠腔内及息肉，在息肉基底部用圆针中号丝线贯穿缝扎

（图 15-48），然后在结扎线以外切断息肉。如为 2 个以上息肉，用同法进行其他息肉的处理。

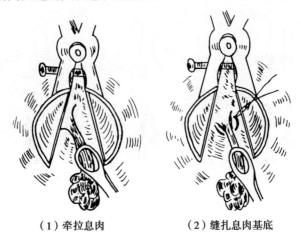

（1）牵拉息肉　　　　　（2）缝扎息肉基底

图 15-48　直肠下段息肉切除术

【术后处理】

1. 少渣饮食，保持大便通畅。

2. 切除的息肉必须送病理检查。

3. 息肉切除后应定期随访，以观察息肉有无复发。

第三十五节　一般异物取出术

【适应证】

1. 进入体表的一般异物，如铁钉、缝针、注射针、砂石、气枪子弹、铁屑等。

2. 陈旧性异物，如已出现纤维性包裹，无感染、疼痛等不适症状，一般不再手术治疗。

【术前准备】

1. 不可触及的异物应做 X 线透视或摄片检查。

2. 应做好在 X 线下取出术的思想准备，如果常规下寻找困难，可借助 X 线寻找。

【操作步骤】

1. 手术体位　取适当体位，用 0.5% 碘伏皮肤消毒铺无菌巾。

2. 局部麻醉　根据异物入口估计异物位置，0.5% 利多卡因局部浸润麻醉或指（趾）端神经阻滞麻醉。

3. 取出异物　除根据异物入口、X 线透视或 X 线片确定异物所在，如能在皮肤表面扣及，便可于表面做一切口标记画线，切开皮肤、皮下组织直至显露异物，并取出；若不能扣及异物则可采用针戳定位法，即手术者右手持一注射针头，于异物可能所处的部位皮肤表面刺入，通过反复提插针头，多次改变进针方向，依靠针头阻挡感可听到与异物碰触声，即将针头位置固定，于针头固定处切开皮肤，沿针体直接切入，达异物处，改用剪刀剥离周围组织，暴露异物并取出（图 15-49）。

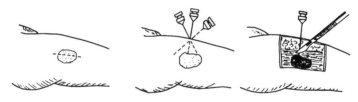

（1）表浅可扣及者做切口标记　（2）深在异物针戳定位　（3）切开取出异物

图 15-49　异物取出术

4. 缝合切口　逐层缝合皮肤切口，必要时切口内放橡皮条引流。局部覆盖敷料，妥善包扎固定。

【术后处理】

1. 根据污染情况，酌情应用抗生素。

2. 肌内注射破伤风抗毒素 1 500 单位。

【注意事项】

存留在体内的异物有时很难取出，要有充分的思想准备。尤其是缝针、注射针头折断进入体内，随着体位的改变或肢体活动，往往游走到他处，使定位较为困难。此类情况拍摄 X 线片显得十分重要。若术前定位不准确切开组织后必显得被动。因此，切开之前正确定位是非常重要的，切不可盲目行事。

第三十六节　鱼钩状异物取出术

【适应证】

带倒刺鱼钩状金属异物尖端遗留于手指软组织内时，可用此法取出。

【术前准备】

应向患者或其亲属了解异物进入体内部分的形状或深度。

【操作步骤】

1. 消毒铺巾　2% 碘酒 -70% 乙醇或 0.5% 碘伏消毒皮肤，包括异物外露部分也应严格消毒，铺无菌巾。

2. 局部麻醉　局部神经阻滞麻醉或浸润麻醉。

3. 取出异物　用持针器夹住异物外露部使体内部的尖端朝向皮肤表面，顺异物的自然弧度用力、缓慢地使尖端穿出皮肤表面，再取另一持针器夹住尖端倒刺部分固定之，然后用克氏钳将外露的部分剪除，持针器牵动异物尖端沿其自然弯曲方向徐徐取出（图 15-50）。如果此方法取出困难，可改用切开法。局部覆盖敷料，妥善包扎。

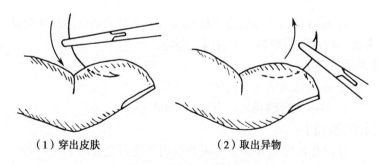

（1）穿出皮肤　　　　　（2）取出异物

图 15-50　鱼钩状异物顺牵取出术

【术后处理】

1. 注射破伤风抗毒素 1 500 单位。

2. 酌情应用抗生素。

3. 术后如出现患处红肿、疼痛，有感染征兆时，应及时采取其他补救措施或切开引流。

第三十七节　瘢痕切除 Z 成形术

【适应证】

1. 各种索条状瘢痕，影响美观或功能者。

2. 关节部位的索条状瘢痕挛缩，致关节功能障碍者。

3. 瘢痕充血、增生期或瘢痕体质者禁忌手术。

以上各种适应证，其瘢痕组织周围皮肤正常、松弛、移动性好者方能手术。

【术前准备】

1. **术前摄影**　拍摄符合要求的局部医学摄影，以便手术前后对比。

2. **清洁皮肤**　特别注意清洗瘢痕皱襞处污垢。

3. **手术设计**　根据瘢痕长短按照 Z 成形原则，设计单 Z 或多 Z 切口线（图 15-51），甲紫描画，碘酒固定。

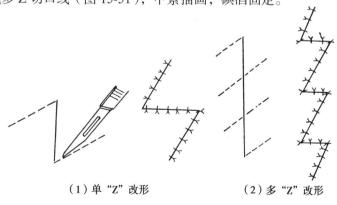

（1）单"Z"改形　　　　（2）多"Z"改形

图 15-51　"Z"改形设计

【操作步骤】

以瘢痕切除单 Z 成形术为例。

1. 消毒铺巾 取适当体位，2% 碘酒 -70% 乙醇或 0.5% 碘伏消毒皮肤，铺无菌巾。

2. 局部麻醉 一般采用 0.5% 利多卡因局部浸润麻醉。

3. 切除瘢痕 锐利刀片沿瘢痕边缘，切开皮肤、皮下组织，全部切除条索状瘢痕。

4. Z 成形 按设计线切开 Z 的短臂，皮下组织层解剖分离，形成两个方向相反的三角皮肤瓣，互相易位嵌叉缝合固定（图 15-52），必要时适当修剪多余组织使缝合后平整。注意针距、边距宽窄适当，必要时切口内放置橡皮条引流。覆盖敷料，适当加压包扎固定。

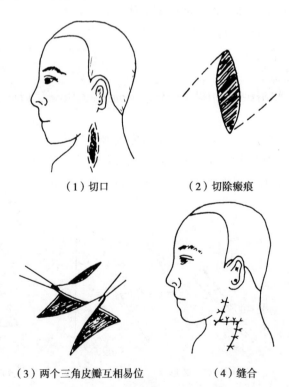

（1）切口　　　　　　（2）切除瘢痕

（3）两个三角皮瓣互相易位　　　（4）缝合

图 15-52　瘢痕切除"Z"成形术

【术后处理】

1. 适当应用抗生素，预防感染。

2. 放置橡皮条引流者，术后 24 小时予以拔除。

3. 术后 8 ~ 10 天拆除缝线。

第三十八节　瘢痕切除植皮术

【适应证】

1. 面积较广泛的片状瘢痕，影响周围器官功能或明显影响容貌者。

2. 瘢痕组织痒、痛，经常因摩擦破损或形成溃疡者。

3. 怀疑瘢痕癌变者。

【术前准备】

1. 清洗局部皮肤，破溃感染者应清洁换药，待炎症消退后再行手术治疗。

2. 清洗供皮区皮肤，剃毛，术前用乙醇擦洗皮肤并用无菌巾包裹。

【操作步骤】

1. **消毒铺巾**　取适当体位，2% 碘酒 -70% 乙醇或 0.5% 碘伏消毒皮肤，供区用 70% 乙醇消毒皮肤，分别铺盖无菌巾。

2. **局部麻醉**　一般采用 0.5% 利多卡因局部浸润麻醉或区域阻滞麻醉，手术范围较大时可用其他相应麻醉方法。

3. **切除瘢痕**　沿瘢痕边缘切口，怀疑瘢痕癌变时距瘢痕缘 2.5cm 切口，切开皮肤、瘢痕下组织，彻底松解，创面妥善止血。

4. **创面植皮**　依照皮肤缺损大小切取中厚或全厚皮片移植于皮肤缺损区，边缘间断缝合固定，可保留线尾打包、加压包扎，也可直接覆盖厚层敷料加压包扎固定（图 15-53）。

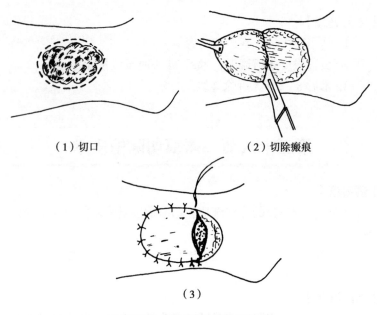

（1）切口　　　　　　　　　　（2）切除瘢痕

（3）

图 15-53　瘢痕切除植皮修复术

5. 封闭供皮区　切取中厚皮片时可覆盖凡士林纱布；切取小面积全厚皮片时直接拉拢缝合。最后覆盖敷料加压包扎。

【术后处理】

1. 应用抗生素，预防感染。

2. 注意保护植皮区，防止敷料移位松脱。

3. 适当应用镇静止痛剂。

4. 植皮区术后 8～10 天拆线，拆线后继续加压包扎。

第三十九节　肋骨骨折胶布固定术

【适应证】

用于单纯肋骨骨折为适当限制患侧胸廓活动，减轻疼痛者。

【操作步骤】

1. 体位　清洗干净胸部皮肤，取端坐位，显露胸壁。

2. 固定 用胶布 3 ~ 4 条，每条宽约 7 ~ 8cm，长度为患者胸廓周径的 2/3。在患者最大呼气后屏气时，用第一条胶布从患者健侧肩胛骨下部贴起，由后向前，边拉紧边贴，至健侧锁骨中线为止（图 15-54）。让患者恢复呼吸后稍休息一会，再按同法依次自下而上粘贴其余胶布条，上下胶布重叠 2 ~ 3cm。

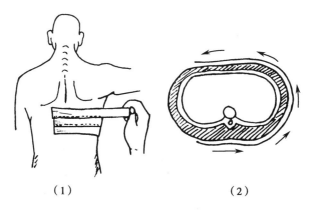

（1） （2）

图 15-54 肋骨骨折胶布固定术

固定时间为 2 ~ 3 周，此方法简单易行，单纯肋骨骨折可常规应用。

【术后处理】

1. 一般可采用半卧位。
2. 适当应用镇咳祛痰药，以减轻咳嗽引起胸痛。
3. 酌情应用抗生素，预防肺部感染。

第四十节　踝关节扭伤胶布固定术

【适应证】

踝关节扭伤后伴有较严重的韧带损伤时，可行胶布固定术。

【操作步骤】

用 4cm 宽的胶布敷贴踝部，自小腿内侧下 1/3 处起，绕过足底使足外翻，贴于小腿外侧下 1/3 处，互相重叠宽度的一半，再外贴横胶布条，敞开前方（图 15-55），勿粘贴过紧，避免阻碍血液循环。外用绷带包扎，固定 2～3 周。

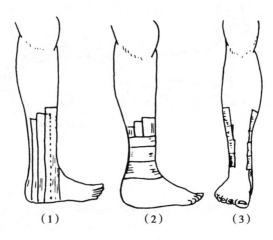

（1）　　　　　（2）　　　　　（3）

图 15-55　踝关节扭伤胶布固定术

【术后处理】

1. 卧床休息 2 周，抬高患肢。

2. 适当应用抗生素，预防感染。

3. 对症处理。

第四十一节　下肢胶布皮牵引术

【适应证】

1. 髂窝脓肿切开引流后防止患侧肢体肌肉挛缩。

2. 下肢骨折复位后、某些不稳定骨折，如股骨螺旋骨折或粉碎骨折等牵引复位。

【操作步骤】

1. **清洁皮肤**　将患肢皮肤用肥皂水洗净、擦干。

2. **制备胶布**　长度为骨折平面以上约 4cm 处，向下距足跟远端约 2cm 处折回，胶布的中间粘一小块方木板，木板中央有直径约 0.5cm 小孔，备穿绳牵拉，胶布两端各撕成 2~3 个窄条，直达膝上平面。

3. **牵引固定**　由上而下分开，粘在小腿内外两侧，再用绷带包扎，由木板孔道穿过坚韧线绳，打结牵引，再将下肢放于牵引架上，通过滑车装置进行牵引（图 15-56）。线绳远端悬系重锤或砖块，一般重约 2~4kg。

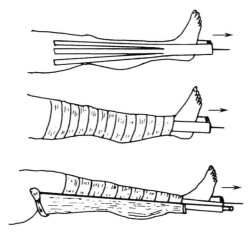

图 15-56　下肢胶布皮牵引术

【术后处理】

1. 用普通床做牵引时可适当垫高床尾部。

2. 酌情应用抗生素，积极治疗原发病，防治感染。

3. 骨折时可配合应用活血化瘀中药治疗。

4. 随时调节牵引重量。

第十六章
常规手术举要

许多手术方式经过外科医师多年的临床实践摸索和总结，证明是安全有效的治疗方法，因而被大家公认并被固定下来，成为经典的术式。每位外科医师如能够熟练掌握这些常规外科手术，就可基本胜任日常医疗工作，并在此基础上举一反三，扩展延伸完成其他相应的手术。现将部分常规手术及其手术操作要点予以介绍。

第一节　甲状舌管囊肿或瘘管切除术

【术式概念】

甲状舌管囊肿或瘘管切除术，主要指切除发育异常的甲状舌管囊肿或瘘管，包括切除部分中段舌骨。

【适应证】

1. 明确诊断为甲状舌管囊肿或瘘管而无急性炎症者。

2. 一般可于青春期后手术治疗。

【病理解剖】

胚胎时期甲状舌管从舌根盲孔向下延伸，在中线部位走行于舌骨之前或穿过舌骨而位于舌骨之后，经甲状软骨前方继续下行，其下端逐渐发育形成甲状腺（图16-1）。正常情况下当胚胎发育至第 5~6 周时此管即萎缩、退化、消失。若退化不全即可发生甲状舌管囊肿，如因感染破溃或切开引流即可形成甲状舌管瘘（图16-2）。

【术前准备】

1. 清洗局部皮肤。

2. 如甲状舌管囊肿或瘘合并感染，则应用抗生素控制感染后再行手术治疗。

3. 成人一般采用 0.5% 利多卡因局部浸润麻醉，儿

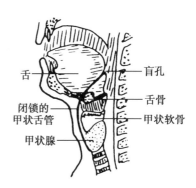

图 16-1　正常甲状腺发育

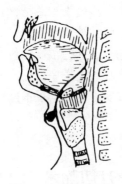

图 16-2　甲状腺舌管
囊肿形成

童期需手术者可采用全身麻醉，按全身麻醉手术准备。

【操作步骤】

1. **消毒铺巾**　患者取仰卧位，肩下及颈后适当垫高，使头部后仰。用 0.5% 碘伏消毒颈部及胡须部皮肤，颈部两侧各放一团成球状的无菌巾，然后铺无菌巾及手术单。

2. **切开显露囊肿**　麻醉成功后，在囊肿部位作与舌骨平行的弧形切口，长约 5 ~ 6cm（图 16-3），切开皮肤及颈阔肌，向上、下分离形成两个皮瓣，显露囊肿（图 16-4），如为甲状舌骨瘘管可先于瘘管内注入甲紫，做横行梭形切口。

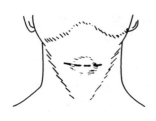

图 16-3　切口

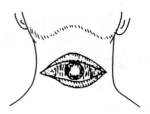

图 16-4　显露囊肿

3. **切除囊肿**　游离囊肿两侧及其上下缘，提起囊肿向后上分离，找出并分离与囊肿相连的甲状舌管至舌骨（图 16-5），向上提起舌骨，切断附着在舌骨体中部的肌肉并切除一部分中段舌骨（图 16-6），继续向深部分离甲状舌管至舌盲孔，最后于其根部切断，结扎残端。

为防止分离甲状舌管时造成其断裂，可将甲状舌管周围附着的部分肌纤维一并分离切除。助手用一示指伸入患者口腔内舌根部，将舌根压向手术野，有助于甲状舌管的显露和彻底切除（图 16-7）。

4. **缝合切口**　先将舌骨切除处上、下方肌肉用丝线间断缝合，不需缝合舌骨，再将颈阔肌及皮肤用细丝线一次性间断缝合，切口内放橡皮条引流（图16-8）。覆盖敷料，蝶形胶布适当加压包扎。

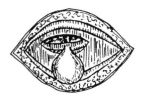

图 16-5　分离至舌骨

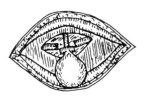

图 16-6　切除一段舌骨

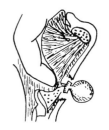

图 16-7　将舌根部压向术野

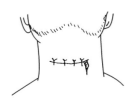

图 16-8　缝合切口

【术后处理】

1. 患者取半卧位，保持颈前部松弛，避免用力咳嗽，防止切口渗血。

2. 术后 24 小时拔除橡皮引流条。

3. 术后进半流质或软食 3 天，其后进普通饮食。

4. 酌情应用抗生素预防感染。

5. 将切除之肿块送病理检查。

第二节　甲状腺腺瘤或囊肿摘除术

【术式概念】

甲状腺腺瘤或囊肿摘除术，指将甲状腺内的腺瘤或囊肿予以解剖、分离、摘除后而完整保留所有甲状腺组织。

【适应证】

1. 单发的良性甲状腺腺瘤或甲状腺囊肿。

2. 肿物活动度良好、周围无粘连者。

【术前准备】

1. 清洗颈部皮肤。

2. 成人一般采用 0.5% 利多卡因局部浸润麻醉或配合颈丛神经阻滞麻醉。

3. 尽管手术操作简单，也应开放静脉输液以便必要时术中用药。

【操作步骤】

1. **消毒铺巾**　患者取平卧位，头枕部置一头圈，肩下适当垫高使头部后仰（图 16-9）。0.5% 碘伏消毒皮肤，铺无菌巾，颈部两侧各放一团状无菌巾，患者口鼻置一铁丝口罩或竖一麻醉架，便于铺无菌巾后患者呼吸，然后铺无菌巾及手术单。

2. **切开显露肿瘤**　麻醉成功后，于胸骨上缘两横指处偏向患侧做略向下弯曲的横切口，切口一端超过患侧胸锁乳突肌内侧缘（图 16-10）。切开皮肤、皮下组织、颈阔肌，于颈阔肌深面疏松结缔组织层潜行剥离，形成上、下两个皮瓣（图 16-11）。于颈中线纵行切开深筋膜，向两侧分开气管前肌群，显露甲状腺及腺瘤（图 16-12），为了显露清晰必要时也可将气管前肌群横行钳夹、切断（图 16-13）。

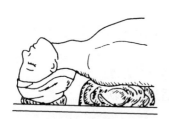

图 16-9　体位

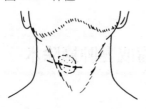

图 16-10　切口

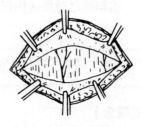

图 16-11　剥离皮瓣

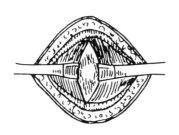

图 16-12　显露甲状腺及腺瘤

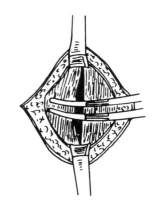

图 16-13　钳夹切断气管前肌群

3. 切除肿瘤　切开甲状腺被膜及瘤体表面的甲状腺组织，用弯血管钳或示指于瘤体外仔细钝性剥离（图 16-14），将腺瘤或囊肿逐渐完整摘除（图 16-15）。若肿块包膜不完整或与周围组织粘连，可于肿块周围正常腺体组织处用多把小血管钳钳夹，连同部分腺体组织一并切除（图 16-16）。

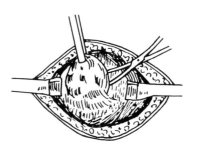

图 16-14　分离肿瘤

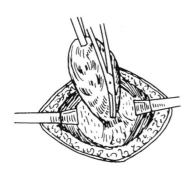

图 16-15　摘除肿瘤

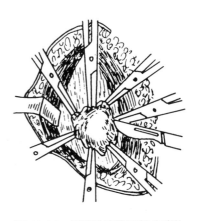

图 16-16　切除肿瘤连同部分腺体

4. 缝合切口 术区仔细止血，冲洗创面，放橡皮引流条，间断缝合甲状腺被膜。去除肩部下面的衬垫，头部适当抬高，间断缝合气管前肌群和深筋膜（图 16-17），再一次性缝合颈阔肌和皮肤切口。

覆盖敷料，用蝶形胶布粘贴固定（图 16-18）。

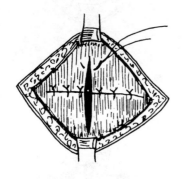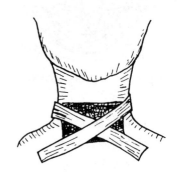

图 16-17　缝合气管前肌群　　　　图 16-18　蝶形胶布固定

【术后处理】

1. 术后取半坐位。
2. 术后 36～48 小时拔除橡皮引流条。
3. 进流质饮食 1 天，第 2 天改半流质或软食。
4. 将切除之肿块送病理检查。

第三节　甲状腺叶切除术

【术式概念】

甲状腺叶切除术，指分离解剖一侧甲状腺组织逐一结扎、切断甲状腺血管，将甲状腺病变组织与其同侧甲状腺和部分甲状腺峡部整块切除。

【适应证】

1. 多发性甲状腺腺瘤或囊肿局限于一侧腺叶者。

2. 单发的甲状腺腺瘤较大或疑有恶性变者。

3. 术中发现单发甲状腺腺瘤与周围组织粘连紧密，不易行甲状腺腺瘤摘除者。

【术前准备】

同甲状腺腺瘤摘除术。估计手术难度较大时应在气管插管全身麻醉下进行手术，同时应开放静脉输液、备好电凝器、吸引器等。

【操作步骤】

1. **消毒铺巾** 体位、消毒铺巾、颈部切口、皮瓣剥离及甲状腺的显露同甲状腺腺瘤摘除术（参阅本章第二节）。

2. **解剖分离** 于甲状腺被膜深面将甲状腺侧叶钝性解剖分离，然后向下方缓慢牵拉、分离，并显露甲状腺上动、静脉，分别予以钳夹、切断、结扎（图16-19），将甲状腺侧叶适当向颈部中线牵拉，分离、显露、钳夹、切断、结扎甲状腺中静脉（图16-20），再将甲状腺侧叶适当牵向内上方，分离、显露、钳夹、切断、结扎甲状腺下动、静脉（图16-21）。此时甲状腺侧叶已基本游离完毕。

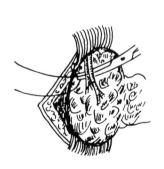
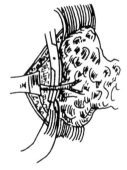

图16-19　结扎甲状腺上动、静脉　　图16-20　结扎甲状腺中静脉

注意：解剖分离甲状腺时一定要在甲状腺被膜深面进行，否则解剖困难，并易引起出血。处理以上各血管时须时刻注意谨防损伤喉返神经。术中应仔细结扎、止血。为了安全起见，一般应紧靠甲状腺组织钳夹、结扎、切断血管。

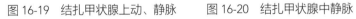

3. 切除腺叶 显露甲状腺峡部，在峡部上缘切开筋膜，并用弯血管钳分离其深面，然后将峡部切断（图16-22），最后将整个甲状腺侧叶连同部分峡部整块切除。

4. 缝合切口 术区仔细止血，冲洗创面后，肩部去枕垫，适当抬高头部，缝合切口各层组织。其后操作步骤同甲状腺瘤摘除术（参考本章第二节）。术区深部放橡皮引流条，也可放橡胶管引流。

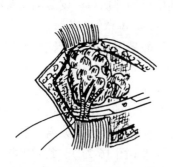 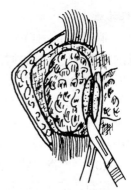

图 16-21　结扎甲状腺下动、静脉　　图 16-22　切断甲状腺峡部

覆盖敷料，蝶形胶布粘贴固定。

【术后处理】

同甲状腺腺瘤摘除术。

第四节　单纯乳房切除术

【术式概念】

单纯乳房切除术，指将一侧乳腺病变及其同侧乳腺组织、乳房皮肤全部切除，必要时也可将包括胸大肌筋膜及部分胸大肌组织一起切除。

【适应证】

1. 早期乳腺癌。

2. 晚期乳腺癌局部破溃或年迈不能耐受乳腺癌根治术者。

3. 经活检证实增生活跃的多发性乳腺纤维瘤。

4. 巨大良性肿瘤，如巨大乳腺纤维腺瘤、巨大乳腺血管瘤。

5. 病变广泛且经长期保守治疗不愈的乳房结核。

【术前准备】

1. 清洗局部皮肤，剃净腋毛。

2. 一般可选用乳腺区域阻滞麻醉，也可采用硬脊膜外麻醉或全身麻醉。全身麻醉时则做好全身麻醉术前准备。

3. 以乳头为中心结合肿块位置画棱形切口线，用手捏起乳房及肿块，观察乳房切除后的皮肤对合情况，以此估计皮肤切除的多少，切口上端偏向外上方，一般切口上至第 2 肋，下至第 6 肋，如为恶性病变，还应画出皮瓣剥离范围（图 16-23）。

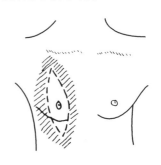

图 16-23 切口及皮瓣剥离范围

【操作步骤】

1. **消毒铺巾** 患者取仰卧位，患侧上肢外展 90°，固定于托板上，同侧肩背部垫高 10cm。0.5% 碘伏消毒皮肤。铺无菌巾及手术单。

2. **切开分离** 按切口标记线切开皮肤，如已确定为恶性病变，于皮下组织浅层向两侧潜行分离皮瓣，皮瓣上仅保留少许皮下脂肪（图16-24），一侧分离完后，用湿纱布垫填塞压迫，再分离另一侧。若为良性病变，切开脂肪组织，于乳腺腺体表面分离，尽量保留皮下组织。

3. **切除乳房** 自乳腺一侧边缘开始，于乳腺深面和胸大肌筋膜之间解剖分离，边解剖边止血。如病变已侵及胸大肌，应将胸大肌膜和被侵犯的

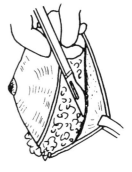

图 16-24 剥离皮瓣

胸大肌部分纤维切除（图 16-25）。再解剖分离乳腺另一侧，将全部乳腺整块切除（图 16-26）。

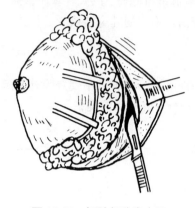
图 16-25 切除部分胸大肌

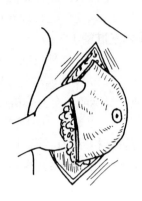
图 16-26 切除乳腺

4. 缝合切口 乳腺切除后，随即用湿纱布垫覆盖并压迫创面止血，对较大出血点可钳夹、结扎或缝扎止血。如为良性病变，则间断缝合皮肤、皮下组织，并于切口深部放橡皮引流条（图 16-27）；如为恶性病变，皮瓣分离范围广泛，估计术后渗出物较多，也可于皮下放一软橡皮管引流，外接负压引流瓶（图 16-28）。覆盖敷料，妥善加压包扎，必要时用胸带包扎。

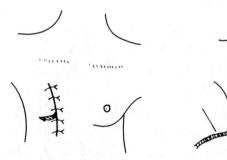
图 16-27 缝合切口

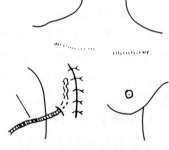
图 16-28 术区皮瓣下放引流管

【术后处理】

1. 酌情应用抗生素，预防感染。

2. 术后 36 ~ 48 小时去除引流物，继续加压包扎。

3. 如为乳腺癌应行抗癌化疗或放疗。

4. 将切除乳房送病理检查。

第五节 乳腺癌根治术

【术式概念】

乳腺癌根治术，指将全部乳腺及其周围组织、同侧胸大肌、胸小肌、腋窝和锁骨下脂肪、淋巴组织整块切除。

【适应证】

1. 临床上确诊为乳腺癌，除腋窝外无其他部位淋巴结转移且能耐受手术者，均可行乳腺癌根治术。

2. 发生于乳腺或胸大肌内的其他恶性肿瘤，如乳腺肉瘤，胸大肌纤维肉瘤。

【术前准备】

1. 全面查体了解患者能否耐受手术治疗。

2. 必要的术前辅助检查，如血常规、凝血功能、肝肾功能、心脏检查等。

3. 清洗局部皮肤，剃除患侧腋毛，如需要取皮封闭创面，应做好大腿内侧皮肤供区准备。

4. 适当备血。

5. 一般采用高位硬脊膜外腔阻滞麻醉，也可采用全身麻醉。

【操作步骤】

1. **消毒铺巾** 患者取平卧位，面部偏向对侧，患侧上肢外展 90°，患侧肩脚下垫砂袋，抬高 5 ~ 10cm（图 16-29）。0.5% 碘伏消毒皮肤，注意消毒范围应足够大，患侧上肢用消毒巾包裹后铺无菌巾单及手术单。

2. 切口设计 以肿瘤为中心距肿瘤边缘至少 5cm，用甲紫描画梭形切口线，上端起自胸大肌边缘与锁骨之间，下端达肋缘。描画出皮瓣分离范围，上起锁骨，下至肋缘下，内抵胸骨正中线，外达背阔肌前缘（图 16-30）。

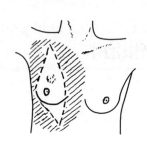
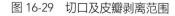
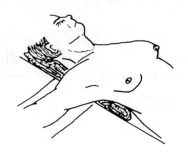

图 16-29 切口及皮瓣剥离范围   图 16-30 体位

若肿瘤穿破皮肤，外面用干纱布遮盖后再用橡皮片覆盖，周边缝合固定以减少切口污染和瘤细胞种植于创面的机会。

3. 切开分离皮瓣 沿切口线切开皮肤，按皮瓣分离标记分别向两侧分离皮瓣，为了防止皮瓣坏死距肿瘤稍远处的皮瓣可留一层 3～4mm 的脂肪组织（图 16-31）。

4. 处理胸大、小肌 沿锁骨下缘切开脂肪和深筋膜，显露胸大肌，再向外延伸至肱骨大结节处，解剖出头静脉，分离腋窝部胸大肌下缘，手指伸入胸大肌深面，将胸大肌紧靠肱骨止点处切断（图 16-32），弯止血钳夹住胸大肌断端，并切断胸大肌在锁骨和胸骨的附着部，将胸大肌翻向下方，显露胸小肌，示指插入其下面，贴近喙突附着处切断胸小肌（图 16-33）。

5. 清除腋窝淋巴组织 将胸大、小肌向下牵开，显露腋窝和锁骨下区，分离喙锁胸筋膜，沿腋血管表面将这些筋膜连同腋窝的脂肪和淋巴组织向内下方解剖分离（图 16-34），使腋血管和臂丛神经完全显露。

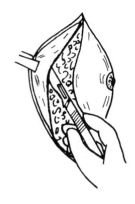

图 16-31 剥离皮瓣

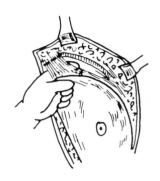

图 16-32 切断胸大肌止点

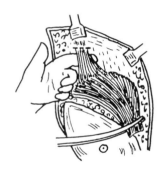

图 16-33 切断胸小肌止点

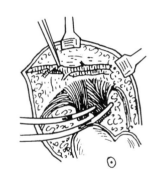

图 16-34 切除腋窝淋巴及脂肪组织

6. 整块切除 腋窝和锁骨下区脂肪淋巴组织清扫干净后，再将胸大、小肌附着于胸壁的部分用刀切断，自上而下、自内向外整块切除（图 16-35）。此时应对所有肋间穿支血管钳夹、切断、结扎。

7. 缝合切口 用生理盐水冲洗创面，于腋下 8cm 处皮肤戳一小口，安放已剪侧孔的橡皮引流管；必要时也可于切口两侧皮下各放一根橡皮引流管，连接负压吸引瓶，缝合皮肤切口，使皮瓣借助负压吸引紧贴胸壁（图 16-36）。覆盖敷料，妥善包扎固定，必要时可用胸带包扎。

若皮肤切口难以拉拢缝合，可切取同侧大腿内侧中厚皮片移植修复（图 16-37）。必要时保留线尾，打包加压包扎。

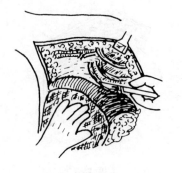

图 16-35　整块切除

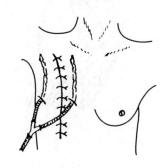

图 16-36　缝合切口安放引流管

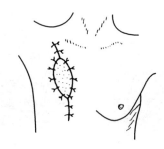

图 16-37　游离皮肤移植修复皮肤缺损

【术后处理】

1. 酌情应用抗生素预防感染。
2. 持续负压引流，待伤口完全愈合后再考虑化疗或放疗。
3. 鼓励患者早期作上肢抬举活动。
4. 切除组织送病理检查。

第六节　腹股沟斜疝疝囊高位结扎术

【术式概念】

腹股沟斜疝疝囊高位结扎术，指将腹股沟斜疝疝囊解剖分离，于其颈部高位结扎。

【适应证】

1. 1岁以上患腹股沟斜疝的儿童。

2. 成人小型疝，腹壁无明显缺损者。

3. 任何年龄的嵌顿性疝经手法复位未能奏效者，应立即手术予以疝囊高位结扎或再加疝修补术。

【术前准备】

1. 去除哮喘、咳嗽等增加腹压的因素。

2. 术前近日小儿健康状况良好。

3. 必要的术前辅助检查，如血常规、凝血功能等。

4. 成人剃去阴毛，清洗手术区皮肤。

5. 手术前禁食6小时。

6. 术前排尿。

7. 嵌顿性疝者术前应补液，放置胃管等。

8. 小儿采用全身麻醉，年长儿、成人可采用腹股沟区域阻滞麻醉。

【操作步骤】

1. **消毒铺巾** 患者取平卧位，0.5%碘伏消毒皮肤，小儿患者、外生殖器会阴部用0.1%氯己定消毒皮肤，铺无菌巾及手术单。

2. **切开分离** 自腹股沟韧带中点上方约2cm处与腹股沟韧带平行至耻骨结节切口（图16-38），切开皮肤、皮下脂肪组织，显露腹外斜肌腱膜，抠摸到外环口沿腹外斜肌腱膜纤维方向切开至外环口（图16-39），注意勿损伤其深面的髂腹股沟神经和髂腹下神经，两把组织钳分别夹住腹外斜肌腱膜两创缘，在其深面向两侧钝性分离外侧至腹股沟韧带，内侧达联合肌腱和腹内斜肌（图16-40）。

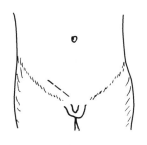

图16-38 切口

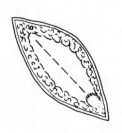

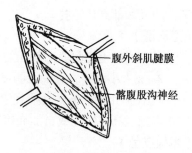

腹外斜肌腱膜

髂腹股沟神经

图 16-39 切开腹外斜肌腱膜   图 16-40 腹外斜肌腱膜深面分离

3. 结扎疝囊 在腹内斜肌下切开提睾肌和筋膜，并向两侧分开可见到白色膜状疝囊，有时较厚、较韧，斜疝疝囊一般位于精索前内方。如为成人患者令其咳嗽可见疝囊处隆起（图16-41），如疝囊内有腹腔内容物先还纳入腹腔，两把血管钳夹住疝囊前壁切一小口，将示指经内口处伸入腹腔，依据疝囊与腹壁下动脉的关系进一步证实是斜疝还是直疝。左示指伸入疝囊内顶起，右手示指裹盐水纱布将疝囊与周围组织钝性分离至疝囊颈（图16-42），然后于疝囊颈高位贯穿结扎（图16-43），此时注意勿结扎住腹腔内容物及精索。距结扎线0.5cm处剪除多余疝囊（图16-44），任由疝囊残端自动向上缩至腹内斜肌后方。

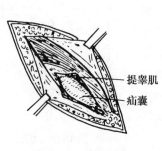

提睾肌

疝囊

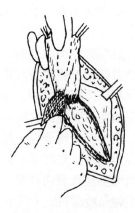

图 16-41 寻及疝囊   图 16-42 分离疝囊

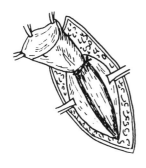

图 16-43 高位结扎疝囊

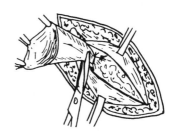

图 16-44 剪除疝囊

4. 缝合腹外斜肌腱膜 完善止血后间断缝合提睾肌（图 16-45），再缝合腹外斜肌腱膜，腹外斜肌腱膜下端保留小指尖大小裂隙为新建外环口（图 16-46）。

5. 缝合切口 清理术区，清点核对纱布器械无误，间断缝合皮下脂肪、皮肤切口（图 16-47）。局部覆盖敷料，妥善包扎固定。

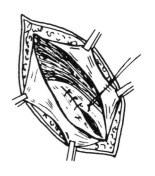

图 16-45 间断缝合提睾肌

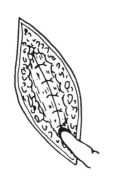

图 16-46 重建外环口

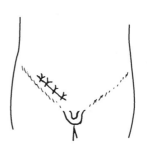

图 16-47 缝合切口

【术后处理】

1. 术后垫高阴囊以减少水肿，抬高手术侧膝部可减轻疼痛。

2. 切口敷料处压适当重量的沙袋（300g 左右）12 小时，可减少切口渗血。

3. 酌情应用抗生素，预防感染。

4. 术后腹胀不能进饮食者适量补液。

5. 鼓励患者术后早期离床活动。

6. 防止增加腹压因素，如咳嗽、便秘、排尿困难。

7. 术后休息 20 天，3 个月内禁止重体力劳动。

第七节　腹股沟斜疝修补术

【术式概念】

腹股沟斜疝修补术，指将疝囊高位结扎再将联合肌腱缝合于腹肌韧带上，并重叠缝合腹外斜肌腱膜，以加强腹股沟管前壁或后壁。

【适应证】

1. 成年人腹股沟斜疝或年长儿腹股沟斜疝疝囊较大者，均可采用加强腹股沟管前壁疝修补术。

2. 老年人腹股沟斜疝或青壮年腹股沟斜疝疝囊较大时以加强腹股沟管后壁为宜。

【术前准备】

同腹股沟斜疝疝囊高位结扎术。

【操作步骤】

1. **加强腹股沟管前壁疝修补术**　疝囊高位结扎、间断缝毕提睾肌后（参阅腹股沟斜疝疝囊高位结扎操作步骤），于精索前用较粗丝线间断将联合腱缝于腹股沟韧带上，注意缝合张力不应太大，缝线不要结扎太紧，缝合后的下端裂孔以能容一小指尖为度（图 16-48），用中号丝线重叠缝合腹外斜肌腱膜（图

16-49）及其游离缘（图 16-50）。最后分别缝合切口皮下组织
与皮肤切口。

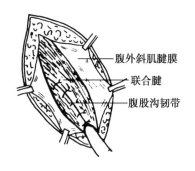

腹外斜肌腱膜
联合腱
腹股沟韧带

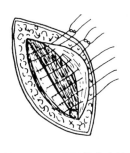

图 16-49　重叠缝合腹外
斜肌腱膜

图 16-48　缝合联合腱于腹股沟韧带上

2. 加强腹股沟管后壁疝修补术
疝囊高位结扎后（参阅腹股沟斜疝疝
囊高位结扎操作步骤），将精索游离
适当长度，于精索后方将联合腱缝合
于腹股沟韧带上（图 16-51），继之适
当重叠缝合腹外斜肌腱膜（图 16-52）。
此时精索位于腹外斜肌膜外、皮下组
织内。注意上移的精索出口大小适度
以使精索不受到挤压为原则。

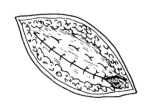

图 16-50　缝合腹外斜肌
腱膜游离缘

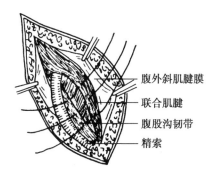

腹外斜肌腱膜
联合肌腱
腹股沟韧带
精索

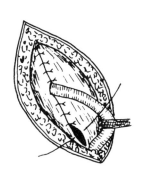

图 16-51　缝合联合腱于腹股沟韧带上　　图 16-52　缝合腹外斜肌腱膜

3. 缝合切口 清理术区，清点核对纱布、器械无误，分别缝合皮下组织和皮肤。局部覆盖敷料，妥善包扎固定。

【术后处理】

同疝囊高位结扎术。

第八节 阑尾切除术

【术式概念】

阑尾切除术，指解剖、游离、结扎阑尾系膜及其血管，将病变阑尾切除，并将阑尾残端荷包包埋缝合。

【适应证】

1. 急性单纯性阑尾炎。

2. 急性阑尾炎非手术治疗无效者。

3. 急性化脓性阑尾炎合并腹膜炎症状者。

4. 反复发作的慢性阑尾炎。

【术前准备】

1. 急性阑尾炎或慢性阑尾炎急性发作者，术前酌情应用抗生素。

2. 如患者较长时间不能进食或呕吐严重者应静脉输液，补充营养。

3. 常规术前备皮。

4. 通常应用脊椎麻醉或硬脊膜外腔阻滞麻醉，单纯性阑尾炎腹壁薄弱者也可用 0.5% 利多卡因局部浸润麻醉，如为小儿可用全身麻醉或基础麻醉加 0.25% 利多卡因局部浸润麻醉。

【操作步骤】

1. 消毒铺巾 患者取仰卧位，0.5% 碘伏皮肤消毒，铺无菌巾及手术单。

2. 切口选择 常用阑尾切口有两种，一种是阑尾切口即斜切口（图16-53），适用于诊断明确，体征局限于右下腹的阑尾炎；另一种是经腹直肌外缘的右下腹直切口（图16-54），适用于诊断不十分明确或腹膜炎体征较广泛者，以便于术中检查其他脏器、清除脓液或有可能作切口延长者。切口长短取决于阑尾的位置和腹壁厚薄，通常为 5 ~ 8cm。

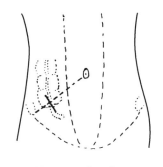
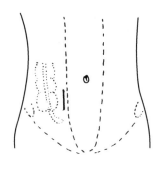

图 16-53　阑尾切口　　　　　图 16-54　右下腹直切口

3. 切开腹壁　现以阑尾切口为例，切开皮肤和皮下组织，显露腹外斜肌腱膜，先于腹外斜肌腱膜中间切开一小口，然后沿腱膜纤维方向剪与皮肤切口长度相等的口（图 16-55）。术者和助手各持一把中弯血管钳插入腹内斜肌和腹横肌纤维内，交替撑开分离达腹膜（图 16-56），用两只小直角拉钩拉开腹内斜肌和腹横肌，显露腹膜并用两把血管钳夹住腹膜，轻轻提起，注意不要把内脏一起夹住，用刀切开少许腹膜（图 16-57），再换用剪刀沿皮肤切口方向剪开腹膜（图 16-58），剪开腹膜时避免损伤腹腔内脏器，如有脓液溢出则用吸引器及时吸净或用干纱布蘸除。

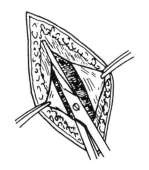
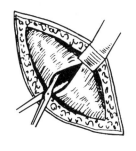

图 16-55　切开腹外斜肌腱膜　　图 16-56　分离腹内斜肌和腹横肌

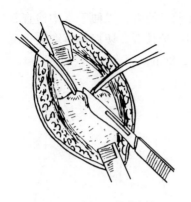

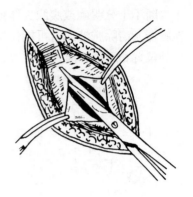

图 16-57　切开腹膜少许 　　　　　图 16-58　剪开腹膜

4. 切除阑尾　进入腹腔后先于右髂窝用手指或卵圆钳提起盲肠，沿结肠带盲肠末端寻及阑尾（图 16-59），如小肠或大网膜遮盖则用拉钩向左牵开，或用手指将粘连分开，用卵圆钳或组织钳将阑尾轻轻提出腹腔外，显露阑尾系膜，血管钳于阑尾系膜根部无血管区戳孔，引出两根丝线（图 16-60），上下各结扎一道，于两结扎线之间剪断阑尾系膜。血管钳压榨阑尾根部并用 1号丝线结扎两道（图 16-61），注意两道结扎线应稍有距离。在距结扎线远端约 0.5cm 处用血管钳钳夹，紧靠血管钳切断阑尾（图16-62），注意切断前纱布妥善保护不使阑尾残端污染周围组织。

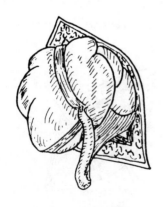

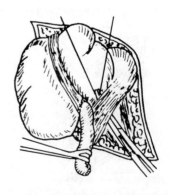

图 16-59　寻及阑尾　　　图 16-60　系膜根部引出二根结扎线

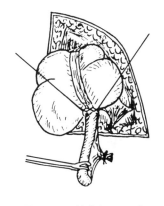

图 16-61 结扎阑尾系膜

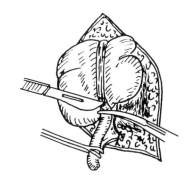

图 16-62 切除阑尾

阑尾残端用 70% 乙醇棉球擦拭消毒后在盲肠上距阑尾根部约 0.5cm 丝线荷包缝合一圈，助手用血管钳将阑尾残端向内推入，收紧荷包缝线并结扎（图 16-63），必要时再于局部作浆肌层加固缝合 2 ～ 3 针（图 16-64）。

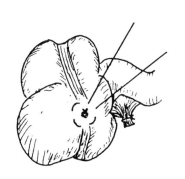

图 16-63 荷包缝合包埋阑尾残端

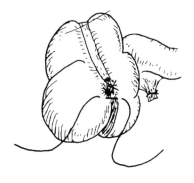

图 16-64 浆肌层加固缝合

如阑尾存在局部粘连不能游离和提出切口外，则可逆行切除阑尾，先牵拉盲肠显露阑尾根部（图 16-65），紧靠阑尾壁用血管钳穿过阑尾系膜，钳夹压榨阑尾根部并穿过丝线（图16-66），双重结扎阑尾根部。结扎线远端 0.5cm 处夹血管钳，切断阑尾根部（图 16-67）。乙醇棉球擦拭阑尾断端后，再用血管钳依次分段钳夹、切断阑尾系膜（图 16-68），直至阑尾切除。

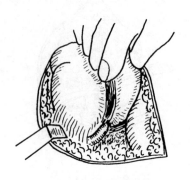

图 16-65　显露阑尾根部

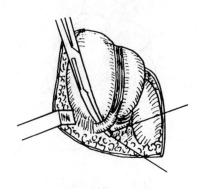

图 16-66　阑尾根部穿过结扎线

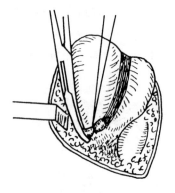

图 16-67　结扎、切断阑尾

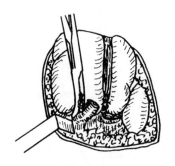

图 16-68　逐渐切断阑尾系膜

　　如阑尾位于盲肠后、腹膜外时，则于盲肠外侧切开腹膜（图 16-69），游离盲肠后壁并显露阑尾（图 16-70），然后再行阑尾切除。

　　5. 缝合切口　检查阑尾残端和系膜结扎处无出血，1 号丝线间断缝合腹膜（图 16-71），一般未穿孔或穿孔早期腹腔脓液不多时吸尽脓液后不必放引流。反之，如腹膜炎严重、脓液较多，术毕则应放硅胶管或橡胶管引流。清理腹腔、清点纱布器械无误，依次缝合腹外斜肌腱膜（图 16-72）、皮下组织及皮肤切口。

460

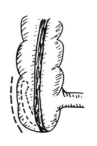

图 16-69　盲肠外侧切开腹膜

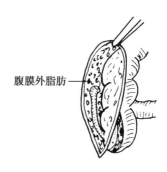

腹膜外脂肪

图 16-70　显露阑尾

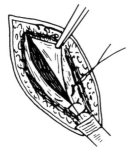

图 16-71　缝合腹膜

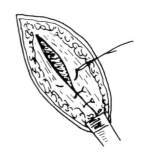

图 16-72　缝合腹外斜肌腱膜

【术后处理】

1. 酌情静脉输液，全身应用抗生素。
2. 腹膜炎严重者应禁食，静脉输液维持水电解质平衡。
3. 放置引流管者，术后 3～5 天去除引流管。

第九节　阑尾周围脓肿切开引流术

【术式概念】

　　阑尾周围脓肿切开引流术，是指对急性阑尾炎形成阑尾周围脓肿患者单纯进行脓肿切开引流，而不是急于处理阑尾本身，待脓肿引流干净、局部炎症基本消除、隔 3～6 个月再行阑尾切除术。当然，如有可能也可同时进行阑尾切除术。

【适应证】

1. 急性阑尾炎经非手术治疗右下腹炎性肿块或继续增大，经 B 超检查探及液性暗区者。

2. 肿块虽无增大，但体温、脉率及白细胞计数继续升高者。

3. 老年人或儿童阑尾周围脓肿患者，一般以及早切开引流为宜。

【术前准备】

同阑尾切除术。

【操作步骤】

1. **消毒铺巾** 患者取平卧位，0.5% 碘伏消毒皮肤，铺无菌巾及手术单。

2. **切口** 皮肤切开与阑尾切除术相同，但切口可略小。

3. **引流脓液** 小心切开水肿的腹膜，两只拉钩拉开腹膜边缘，手指扪摸了解肿块周围界限，纱布围绕肿块周围，于波动感明显处穿刺抽得脓液，并切一小口，手指轻轻插入脓腔内并适当扩大切口即可有脓液溢出（图 16-73），经此孔插入吸引器头吸净脓液，如阑尾显露于脓腔内可将其切除，否则不宜勉强分离粘连寻找阑尾。吸净脓液后脓腔自动缩小，再用生理盐水冲洗脓腔，最后于脓腔内放置烟卷引流 1~2 根（图 16-74），也可放入双套管引流。分离脓肿时避免分开其余脓腔壁，以防脓液流向腹腔其他部位。

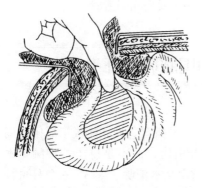
图 16-73 手指伸入脓腔内

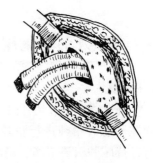
图 16-74 置入烟卷引流

4. 缝合切口 清理术区，清点核对纱布、器械无误，逐层缝合腹壁切口。

【术后处理】

1. 一般处理与阑尾切除术后基本相同。

2. 放置烟卷引流者术后第 2 天更换外层敷料，以后根据渗出物多少酌情换药。换药时酌情松动或逐渐向外拔除引流物，一般 5~7 天全部拔除。放置双套管引流者术后适当予以冲洗，待脓性分泌物明显减少后，逐渐拔除引流管。

3. 切口愈合 3~6 个月后，可二次手术切除阑尾以防复发。

4. 注意若换药不当或拔除引流物过早，可形成腹腔残余脓肿或腹壁窦道，必要时延至 10 天后再全部拔除，以便脓液引流彻底使脓腔自基底逐渐闭合。

第十节　小肠部分切除吻合术

【术式概念】

小肠部分切除吻合术，指将病变肠段连同所属肠系膜切除，结扎相应肠系膜血管，然后将肠管两断端靠拢进行端端吻合，以恢复肠道的连续性，并缝闭肠系膜缺损处。

【适应证】

1. 肠管肿瘤或炎性病变引起肠管狭窄致肠梗阻者。

2. 因外伤、肠梗阻或肠系膜血管栓塞致肠管坏死者。

3. 各种原因所致肠破裂或肠穿孔，不宜进行肠管修补者。

【术前准备】

1. 积极纠正患者全身一般情况，有脱水或酸中毒时先予以纠正水电解质紊乱；有休克时需待一般情况改善后再进行手术，必要时也可在抢救休克的同时进行手术。

2. 酌情应用抗生素，防治感染。

3. 一般应做好输血准备。

4. 清洗局部皮肤。

5. 术前禁食、禁饮，并插胃肠减压管。

6. 一般可应用硬脊膜外腔阻滞麻醉，小儿可用全身麻醉，病情危重者可用 0.5% 利多卡因局部浸润麻醉。

【操作步骤】

1. 消毒铺巾 患者取仰卧位，0.5% 碘伏消毒皮肤，铺无菌巾及手术单。

2. 切开探查 一般选用右侧腹直肌切口，逐层切开腹壁各层组织，进入腹腔寻及病变处肠管，确定拟切除范围，将其提至切口外，生理盐水纱布围住肠管保护切口及腹腔不受污染。

3. 切除肠管 先用血管钳呈扇形分次钳夹、切断拟切除肠系膜，妥善贯穿缝扎近侧血管断端（图 16-75），如为恶性肿瘤肠系膜应切至其根部，否则不需切除过多。两把长直血管钳以 45° 夹住拟切断部位的肠管，自两钳之间分别切断肠管（图 16-76）。

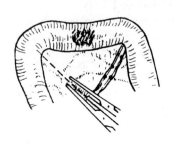 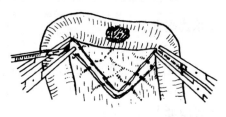

图 16-75 扇形切断肠系膜　　图 16-76 切除肠段

4. 肠管吻合 一般多采用开放式端 - 端肠管吻合，用套有橡皮管的肠钳距断端 3 ~ 5cm 处轻轻夹住肠管以防肠内容物外溢，切去断端被钳夹的肠管组织，吸除肠腔内容物，将肠管两断端仔细止血，再使肠管两断端及其系膜对称，于两断端后壁距边缘 0.5cm 处中号丝线全层连续缝合（图 16-77），然后肠管前壁距边缘 0.5cm 处作全层内翻缝合（图 16-78）。

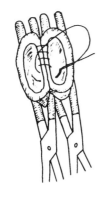

图 16-77　全层连续
缝合吻合口后壁

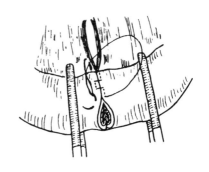

图 16-78　全层内翻缝合吻合口前壁

注意缝合时勿翻入肠壁过多以免造成吻合口狭窄，去除肠钳，于吻合口前、后壁再作一层浆肌层间断缝合（图 16-79），细丝线间断缝合肠系膜断端，最后检查吻合口能容拇指尖端即说明其通畅（图 16-80）。注意勿使吻合口处张力过大以免影响愈合。若肠管口径较细者（如小儿肠管）吻合时各层以间断缝合为宜，以防吻合口狭窄。

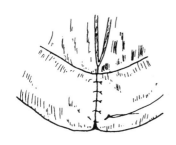

图 16-79　浆肌层间断缝合

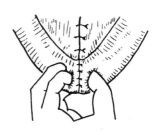

图 16-80　检查吻合口

5. 缝合切口　清理腹腔，清点核对纱布器械无误，逐层缝合腹壁切口。

【术后处理】

1. 患者清醒后如无休克即取半坐位。

2. 静脉输液维持营养及水电解质平衡。

3. 持续胃肠减压，肠蠕动恢复正常、肛门排气而无腹胀时即可拔除胃管开始进流食，3~4 天后如无不适改进稀软易消化食物。

4. 全身继续应用抗生素，防治感染。

第十一节　胃肠穿孔修补术

【术式概念】

胃肠穿孔修补术，指将胃肠道穿孔予以缝闭以阻止胃肠道内容物继续外溢，同时清除腹腔内漏出液或渗液。

【适应证】

1. 胃、十二指肠溃疡穿孔无幽门梗阻、溃疡出血及恶性变者。

2. 腹部外伤后致胃肠道小范围破裂或穿孔者。

【术前准备】

1. 有中毒性休克、脱水和酸中毒者应先予静脉输液，以纠正水、电解质紊乱。

2. 禁饮食，插胃肠减压管。

3. 酌情应用抗生素，防治感染。

4. 一般应用硬脊膜外阻滞麻醉或全身麻醉，全身情况危重时也可用 0.5% 利多卡因局部浸润麻醉。

5. 清洗腹部皮肤。

【操作步骤】

1. **消毒铺巾**　患者取仰卧位，0.5% 碘伏消毒皮肤，铺无菌巾及手术单。

2. **切口**　右上腹直肌切口或正中旁切口 6~12cm，切开皮肤、皮下组织、筋膜、肌肉，逐层进入腹壁。

3. **探查修补**　首先清除腹腔内渗液及由穿孔处漏出的胃肠内容物，寻找穿孔位置，距穿孔边缘约 0.3~0.5cm 处做与胃或肠管长轴平行方向用细丝线全层间断缝合（图 16-81），轻轻结扎缝线闭合穿孔（图 16-82），结扎时勿用力过大以免缝线切割组织。如胃十二指肠溃疡穿孔较大或穿孔周围组织水肿严重，或瘢痕组织过多，可先用一块大网膜将穿孔遮盖或填塞后（图 16-83），再结扎缝线（图 16-84）。

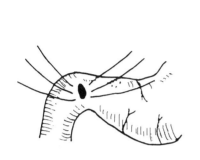

图 16-81　全层间断缝合

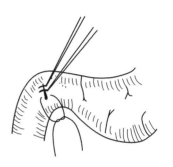

图 16-82　逐一结扎缝线

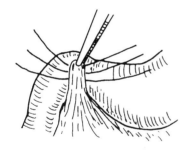

图 16-83　填塞网膜组织

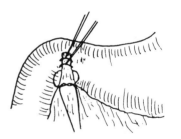

图 16-84　结扎缝线

4. 清理腹腔　大量温生理盐水冲洗腹腔，穿孔时间较久、腹腔污染严重者或因病情危重不允许彻底冲洗腹腔时，于左、右下腹部作切口分别放置卷烟式引流或腹腔硅胶引流管。

5. 缝合切口　清点核对纱布、器械无误，逐层缝合腹壁切口。

【术后处理】

1. 术后取半坐位。

2. 静脉输液维持营养及水、电解质平衡。

3. 继续应用抗生素，防治感染。

4. 禁食，持续胃肠减压，肠蠕动恢复正常、肛门排气而无腹胀时拔除胃管。

5. 术后 3 ~ 4 天情况正常可开始进流质饮食，逐渐改为稀软易消化食物。

第十二节　胃大部切除术

【术式概念】

胃大部切除术，指切除包括幽门窦全部在内的胃组织的 3/5 ~ 4/5，然后再将胃残端与小肠进行吻合，恢复胃肠的连续性。

【适应证】

1. 胃十二指肠溃疡经长期保守治疗无效、症状严重者。

2. 胃十二指肠溃疡引起幽门梗阻、急性大出血者。

3. 胃十二指肠溃疡急性穿孔且患者溃疡病史长、症状重、穿孔后腹腔污染轻、全身一般情况尚好者。

【术前准备】

1. 长期呕吐不能进食者应静脉输液，纠正水电解质平衡失调。

2. 严重贫血者适当给予输血。

3. 术前 2 ~ 3 天吃流食，术前 1 天禁食；严重梗阻者术前应禁食 2 ~ 3 天，每晚生理盐水洗胃以减轻胃壁水肿。

4. 清洗腹部皮肤。

5. 手术当天晨起放置胃管吸引胃液。

6. 通常应用硬脊膜外阻滞麻醉，也可采用全身麻醉。

【操作步骤】

胃大部切除后保留的胃体须与肠道吻合，其方式主要有两大类，即胃 - 十二指肠吻合（图 16-85）和胃 - 空肠吻合（图

16-86）。胃 - 空肠吻合方法通常又有结肠前吻合法（图 16-87）和结肠后吻合法（图 16-88），最常用者为结肠前胃 - 空肠吻合，现以结肠前胃 - 空肠吻合术为例，介绍主要操作步骤如下。

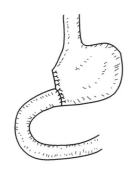

图 16-85　胃十二指肠吻合

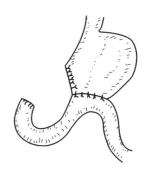

图 16-86　胃空肠吻合

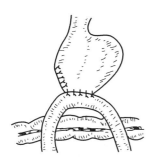

图 16-87　结肠前胃空肠吻合

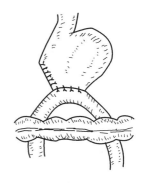

图 16-88　结肠后胃空肠吻合

　　1. 消毒铺巾　患者取仰卧位，0.5% 碘伏消毒皮肤，铺无菌巾及手术单。

　　2. 切开探查　右上腹直肌切口或右上腹正中旁切口，依次进入腹腔，显露胃十二指肠及胃网膜所属血管，根据病变情况确定切除范围（图 16-89）。

　　3. 游离胃大小弯　如为溃疡穿孔应先将穿孔处缝闭，防止胃肠内容物继续漏出。于胃结肠韧带无血管区开一小口，然后向两侧依次钳夹、切断胃结肠韧带（图 16-90），断端予以贯穿缝扎或单纯结扎，根据胃切除范围大小于拟切除线上 1~2cm处钳夹、切断、结扎胃网膜左动、静脉，此处注意勿伤及结肠中动脉；以同样方法切断并结扎胃网膜右动、静脉（图 16-91）。再以同样的方法钳夹、切断、结扎肝胃韧带，胃右动、静脉（图 16-92）及胃左动、静脉。

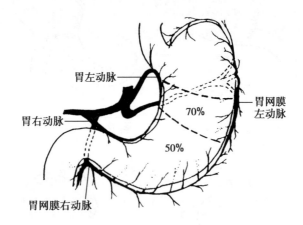

胃左动脉

胃右动脉

70%

50%

胃网膜左动脉

胃网膜右动脉

图 16-89　胃切除范围

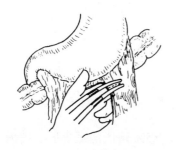

图 16-90　切断、结扎胃结肠韧带

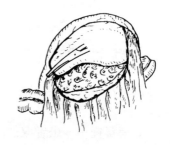

图 16-91　切断、结扎胃网膜右动、静脉

4. 切断及缝闭十二指肠残端　两把大直止血钳夹住十二指肠近幽门处，自两钳之间切断十二指肠，注意不可过多切除十二指肠，以防闭合十二指肠残端困难或损伤胆总管胰管开口，

再以纱布遮盖幽门处断端，酌情缝闭十二指肠断端（图16-93）。缝合方法为：细丝线连续贯穿缝合钳夹的十二指肠残端前后壁，放松夹闭十二指肠残端的止血钳，一边慢慢抽出止血钳，一边同时拉紧此连续缝合线，两端分别结扎，两角处再分别以半荷包包埋缝合浆肌层，最后间断浆肌层包埋缝合中间部分（图16-94）。

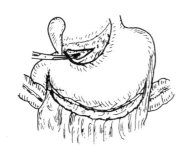

图16-92　切断、结扎肝胃韧带及　　图16-93　切断、缝闭十二指肠
　　　　　胃右动、静脉

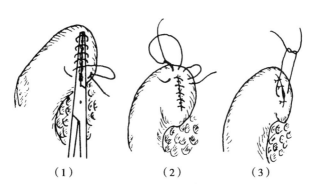

（1）　　　　　　（2）　　　　　　（3）

图16-94　缝闭十二指肠

5. 切除部分胃体行胃-空肠吻合　　胃钳及直血管钳钳夹并切断拟切除胃体（图16-95），连续缝闭部分胃小弯侧（图16-96），再行浆肌层间断包埋缝合。距十二指肠空肠约15cm处提起空肠绕过横结肠，以其近端对胃大弯、远端对胃小弯与

胃后壁对合，细丝线将拟吻合处空肠两端分别与胃大、小弯处缝合一针作牵引固定，两牵引线间以细丝线将胃肠作浆肌层间断缝合作为吻合口后壁外层缝合（图 16-97），距缝线 0.5 ~ 1.0cm 处切开吻合口后壁胃壁浆肌层，显露结扎黏膜下血管（图 16-98），剪开黏膜（图 16-99），吸净胃内容物，肠钳夹住吻合口两端空肠，距缝线 0.5cm 处切开空肠，使切口与胃断端开口等长，切除被夹持的胃断端组织，自切口一端开始中号丝线作后壁全层连续缝合作为吻合口后壁内层缝合（图 16-100），全层内翻缝合吻合口前壁内层（图 16-101），此层缝合结束时于切口一端打结。再以细丝线浆肌层间断缝合作为吻合口前壁外层缝合（图 16-102）。

6. 缝合切口 清理腹腔，清点核对纱布器械无误，逐层缝合腹壁切口。腹腔渗出物较多时可于右下腹安放腹腔引流管。

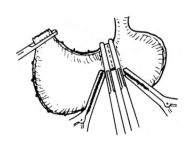

图 16-95 钳夹、切断胃体

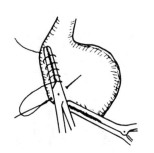

图 16-96 缝闭胃小弯侧

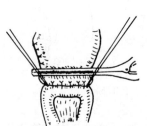

图 16-97 间断缝合浆肌层
（吻合口后壁外层）

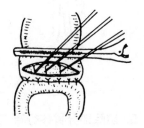

图 16-98 结扎黏膜下血管

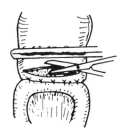

图 16-99　剪开胃黏膜

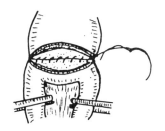

图 16-100　全层连续缝合吻合
口后壁（吻合口后壁内层）

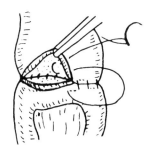

图 16-101　全层内翻连续缝合
吻合口前壁（吻合口前壁内层）

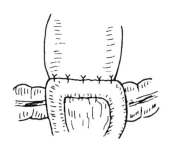

图 16-102　间断缝合浆肌层
（吻合口前壁外层）

【术后处理】

1. 患者清醒后如无休克或其他异常情况可取半卧位。

2. 禁饮食，静脉输液维持水电解质平衡及营养。

3. 术后 48～72 小时胃肠蠕动恢复后即可拔除胃管，进少量流质食物，逐渐恢复半流质饮食。

4. 酌情应用抗生素，防治感染。

5. 腹腔安放引流管者可于术后 2～3 天拔除。

第十三节　幽门环肌切开术

【术式概念】

幽门环肌切开术，指将肥厚的幽门环肌纵行切开，使幽门部黏膜自然充分膨出，以解除小儿因先天性幽门肥厚所致的幽门梗阻。

【适应证】

先天性肥厚性幽门狭窄、梗阻严重，经非手术治疗无效者。

【术前准备】

1. 禁饮食，纠正脱水及电解质紊乱，营养不良者可酌情输液或输血，改善患儿营养状态。

2. 术前放置胃管行胃肠减压。

3. 酌情选用基础麻醉加 0.5% 利多卡因局部浸润麻醉，也可用全身麻醉。

【操作步骤】

1. **消毒铺巾**　患儿取仰卧位，0.5% 碘伏消毒皮肤，铺无菌巾及手术单。

2. **切口显露幽门**　右侧肋缘下斜切口或右上腹直肌切口，切开皮肤、皮下组织、肌层及腹膜，显露肥厚的幽门部。

3. **切断幽门肥厚括约肌**　术者左手拇指与示指捏住幽门肥厚部提至切口外，在其前上无血管区沿肿物全长纵行切开（图16-103），先切开浆膜及肥厚肌肉浅部（图16-104），然后用刀柄或止血钳钝性分离肥厚肌肉深部至黏膜下层，使黏膜在切开处充分膨出（图16-105）。

注意：应切断全部肌纤维，否则症状不能完全解除；切开时注意勿损伤黏膜层，分离十二指肠端黏膜时尤应注意（图16-106）。分离完毕后，将胃内气体挤入十二指肠，检查黏膜是否完整。如发现黏膜破裂应以细丝线缝合修补，并以大网膜覆盖，以免胃肠内容物外漏引起腹膜炎。幽门环肌切开处勿需缝合，但须注意严密止血。

4. **缝合切口** 清理腹腔，清点核对纱布器械无误，逐层缝合腹壁切口。

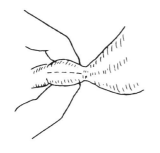

图 16-103 幽门处切口

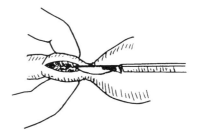

图 16-104 切开浆膜及肌肉

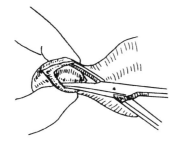

图 16-105 分离肌肉使黏膜充分膨出

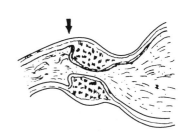

图 16-106 黏膜易被损伤处

【术后处理】

1. 术后 6 小时开始少量进水，如无呕吐改进人乳或牛奶，逐渐增加进食量，72 小时后可恢复正常饮食。

2. 术后 2 ~ 3 天如有食后呕吐可能系幽门部水肿，应禁食并放置胃管减压，维持水电解质平衡和补充营养。

第十四节 肝裂伤修补术

【术式概念】

肝裂伤修补术，指对外伤性肝裂伤进行裂口修补缝合，可分为单纯修补缝合和利用肝脏附近组织填入裂口内缝合结扎术，后者简称填塞缝合。

【适应证】

外伤性肝裂伤伴有明显腹腔内出血或休克，且裂伤边缘较整齐，不伴有肝内重要血管和胆管损伤者应进行修补缝合术。

【术前准备】

1. 根据患者情况酌情输血、输液，防治休克。

2. 应用抗生素预防感染。

3. 常规皮肤准备。

4. 一般选用全身麻醉，也可选用硬脊膜外腔阻滞麻醉。

【操作步骤】

1. **消毒铺巾**　患者取仰卧位，0.5% 碘伏消毒皮肤，铺无菌巾及手术单。

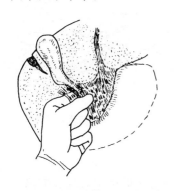

图 16-107　捏住肝十二指肠韧
带暂时控制出血

2. **切开控制出血**　右上腹正中旁切口或右上腹直肌切口，进入腹腔后清除积血，如肝脏裂口处继续猛烈出血或因出血无法进行检查时，可用左手示指伸入小网膜孔内，拇指在肝十二指肠韧带前面适当捏紧其内的肝动脉及门静脉以暂时控制出血（图16-107），继之继续进行探查肝脏损伤情况。

3. **显露肝脏**　为了增加肝脏活动度便于探查，可剪断左侧三角韧带显露肝左叶；探查肝下面可将肝圆韧带切断结扎，并剪断镰状韧带将肝下缘向上翻起。

4. **缝合修补**　常见的肝裂伤有线状裂伤及不规则裂伤，需分别采用不同的缝合方法。

（1）单纯缝合：肝隔面或肝缘上表浅的线状裂伤时单纯间断缝合法修复（图16-108），注意缝合时缝针必须穿过裂口底部。如裂伤较深或裂口内有破碎和失活的组织，应将其清理，充分止血，结扎肉眼可见的肝管，用生理盐水冲洗干净后再进行缝合。缝合时可用大号弯圆针和经浸泡较粗肠线，距伤口边缘 1.0 ~ 1.5cm 作水平褥式缝合（图 16-109），以防割裂肝组织，并保证有足够的肝组织抵抗缝线的拉力，必要时再加间断缝合（图 16-110），肝外膜应包括在缝线之内。缝针必须穿过裂口底部，以免留有死腔发生血肿和感染。

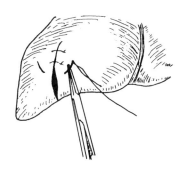

图 16-108　单纯间断缝合裂口

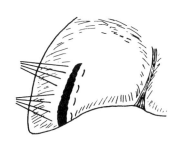

图 16-109　水平褥式缝合

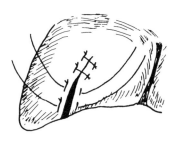

图 16-110　水平褥式加间断缝合

（2）填塞缝合：不能单纯缝合的不规则裂伤或缺损较大的伤口可用附近带蒂大网膜或止血海绵填入裂口后，再行缝合固定（图 16-111）。如创伤严重，为减轻胆管内压力可再进行做胆总管 T 形管引流（图 16-112），并于肝损伤处置腹腔引流管。

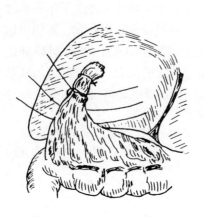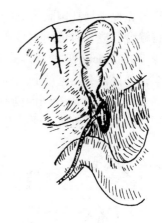

图 16-111　填塞大网膜结扎　　　　图 16-112　胆总管引流

5. 缝合切口　清理腹腔，生理盐水冲洗，清点核对纱布器械无误，逐层缝合腹壁切口。

【术后处理】

1. 术后采取半卧位休息。

2. 开放性肝裂伤手术后，大量应用抗生素预防感染。

3. 观察腹腔引流液内有无胆汁及新鲜血液，若无胆汁及继续出血术后 48 ~ 72 小时可去除腹腔引流管。

4. 术后继续静脉输液，如无腹胀 24 ~ 48 小时后可进流质饮食。

第十五节　胆囊切除术

【术式概念】

胆囊切除术，指将胆囊管及胆囊动静脉解剖、分离出来，继之予以结扎，然后将胆囊自胆囊床上分离并切除。

【适应证】

1. 急性化脓性胆囊炎或坏疽性胆囊炎。

2. 慢性胆囊炎或合并胆囊结石者。

3. 胆囊肿瘤。

【术前准备】

1. 急性化脓性胆囊炎或坏疽性胆囊炎时大量应用抗生素，先纠正患者一般情况。

2. 患者有黄疸时肌内注射维生素 K。

3. 清洗局部皮肤。

4. 一般采用硬脊膜外腔阻滞麻醉，也可采用全身麻醉。

【操作步骤】

1. **消毒铺巾**　患者取平卧位，背部相当于胆囊区适当垫高。用 0.5% 碘伏消毒皮肤，铺无菌巾及手术单。

2. **切开探查**　右上腹直肌切口逐层切开腹壁，进入腹腔检查肝、胃、十二指肠、胰腺、胆囊、胆总管等，胆道系统尤应仔细探查以便最后确定是否切除胆囊。

3. **切除胆囊**　胆囊切除有两种方法可供选择。一种是顺行切除法，手术从分离胆囊管开始，先结扎胆囊动脉，术中出血较少、术野清晰，较为常用；另一种是逆行切除法，先分离胆囊底部然后逐渐游离胆囊床，术中出血相对较多，术野模糊，仅于胆囊管和胆总管有严重粘连、解剖关系不易辨认时用此方法。

（1）顺行切除法：组织钳夹住胆囊底部向上牵拉显露肝下面与胆囊。如胆囊较大，组织钳牵拉前应先穿刺吸引减压。剪断胆囊周围粘连将十二指肠向左下方牵开，显露肝十二指肠韧带（图 16-113），切开胆囊管处腹膜（图 16-114），止血钳仔细分离出胆囊管，此时注意胆囊管、胆总管和肝管正常的解剖关系以免误伤（图 16-115），距胆总管 0.5cm 处用两把止血钳夹住胆囊管，两止血钳之间切断（图 16-116），中号丝线结扎断端，注意钳夹胆囊管时应适当放松胆囊的牵拉，以免误伤胆总管。

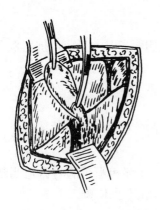

图 16-113　显露肝十二指肠韧带

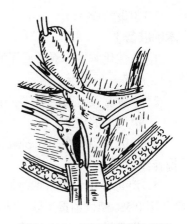

图 16-114　切开胆囊管处腹膜

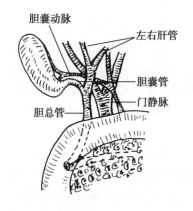

图 16-115　胆囊管、胆总管解剖关系

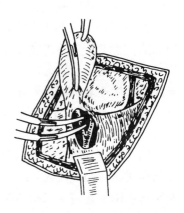

图 16-116　切断、结扎胆囊管

　　牵拉胆囊颈部在其后上方用止血钳分离出胆囊动脉，靠近胆囊结扎动脉近端（图 16-117），结扎胆囊动脉时务必小心，不可拉断，如不慎断裂或结扎线松脱可致猛烈出血，此时切不可用止血钳在血泊中盲目钳夹止血，应以左手示指伸入网膜孔与拇指相对压迫肝动脉（图 16-117），吸引器吸除血液，略松动指压寻及出血处，钳夹结扎止血。距胆囊与肝脏连接处 1cm 于浆膜下注射生理盐水使局部水肿，切开胆囊浆膜（图 16-118），

用剪刀逐渐将胆囊分离切除（图 16-119），缝合胆囊床两侧留下的浆膜（图 16-120）。

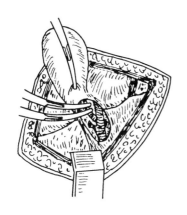

图 16-117　切断、结扎胆囊动脉

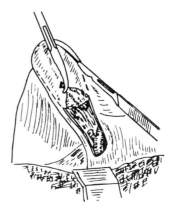

图 16-118　切开胆囊浆膜

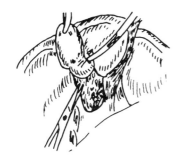

图 16-119　分离胆囊

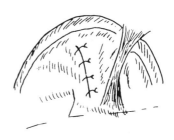

图 16-120　缝合胆囊床浆膜

（2）逆行切除法：组织钳夹住胆囊底部并适当拉紧，距肝脏约 1cm 处切开胆囊两侧浆膜（图 16-121），继续从肝脏上进行浆膜下胆囊分离（图 16-122），如粘连严重胆囊不易分离时可保留部分胆囊壁在胆囊床上，剥去其黏膜。分离至胆囊管后分别钳夹、切断、结扎胆囊管及胆囊动脉（图 16-123），然后缝合胆囊床部浆膜（图 16-124），并在胆囊床处放置橡胶管引流。

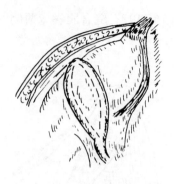

图 16-121　切开胆囊两侧浆膜

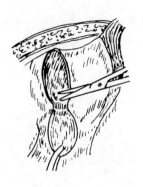

图 16-122　分离胆囊

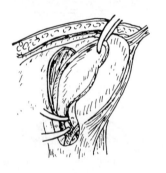

图 16-123　切断、结扎胆囊管
　　　　　　及胆囊动脉

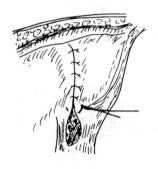

图 16-124　缝合胆囊床浆膜

　　3. 缝合切口　清理腹腔，生理盐水冲洗，清点纱布器械无误，逐层缝合腹壁切口。

【**术后处理**】

　　1. 术后 6 小时或患者清醒后如无特殊情况，一般采取半卧位。

　　2. 应用抗生素，防治感染。

　　3. 有出血倾向者应用止血药物。

　　4. 术后禁食，静脉输液维持水电解质平衡，24～48 小时肠蠕动恢复后开始进食流质。

　　5. 如无出血及胆汁外溢，术后 2～3 天拔除引流管。

第十六节　胆总管切开探查术

【术式概念】

胆总管切开探查术，指解剖、切开胆总管进行胆总管内检查病变，然后取出结石、蛔虫或放入 T 形管引流胆汁、脓液等。

【适应证】

1. 胆绞痛、黄疸史，术中发现胆总管或胆囊管扩张，胆管内有结石或蛔虫、胆囊内有泥沙样结石及急性化脓性胆管炎等情况，切除胆囊前应行胆总管切开探查引流术。

2. 胆囊切除后又发生胆道梗阻，经非手术治疗无效者。

3. 胆道蛔虫症合并胆道急性化脓性感染或合并阻塞性黄疸，经非手术治疗无效。

【术前准备】

术前插入胃减压管减少术中胃胀气，其余同胆囊切除术。

【操作步骤】

1. **消毒铺巾**　体位、消毒铺巾同胆囊切除术。

2. **切口显露**　切口及暴露肝十二指肠韧带等同胆囊切除术。

3. **寻找切开胆总管**　左手示指伸入网膜孔内与拇指相对扪摸探查胆总管（图 16-125），注意管径大小、管壁厚薄及胆总管内是否有结石、蛔虫等，切开肝十二指肠韧带前面的腹膜（图 16-126），解剖分离胆总管，先用空针行胆总管穿刺，抽出胆汁确定为胆总管后（图 16-127），用细弯针和细丝线在胆总管前壁靠近十二指肠处作两牵引缝线，两线之间沿胆总管纵轴切开胆总管长约 1cm，注意勿损伤门静脉及肝动脉，吸引器随时吸除胆总管内液体（图 16-128）。

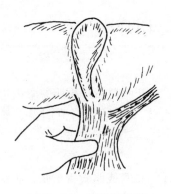

图 16-125　扪摸胆总管

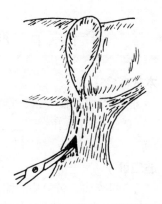

图 16-126　切开肝十二指肠韧带

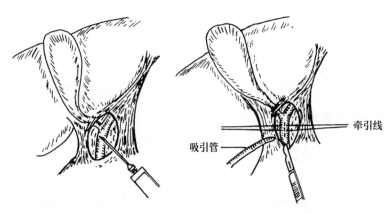

图 16-127　试穿胆总管　　　　　　　图 16-128　切开胆总管

4. 探查胆总管　先用胆石钳伸入胆总管探查，如有结石则轻轻取出（图 16-129）；发现为泥沙样结石时应用胆匙轻轻挖出（图 16-130），再用胆道探子谨慎地探查左、右肝管，肝总管、胆总管及十二指肠壶腹，确定胆管内无结石存留及胆总管十二指肠开口处是否通畅（图 16-131）。

5. 冲洗胆管　导尿管插入左、右肝管和胆总管下端，20ml 注射器反复将生理盐水加压注入（图 16-132），如有细小结石、脓絮或蛔虫卵等即可被冲洗排出，冲洗时应随时用吸引器吸去流出的冲洗液，向胆总管下端注入生理盐水无回流表示胆总管通畅。

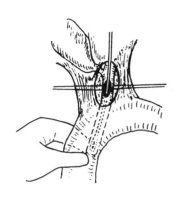

图 16-129　胆石钳取出结石

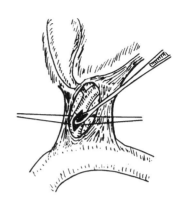

图 16-130　胆匙挖出泥沙样结石

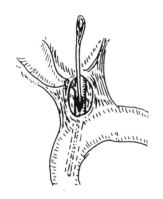

图 16-131　胆道探子胆道探查

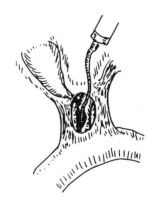

图 16-132　冲洗胆管

　　6. 放置引流管　将 T 形管两臂剪短至各长 2cm，并剪成斜面，中间部剪一侧孔便于抽出（图 16-133）。T 形管两臂放入胆总管内向上、下松动证实无扭曲，并注意上端不应过长避免插入一侧肝管，T 形管两端 3-0 细丝线或肠线严密间断缝合胆总管切口，尽量少缝黏膜组织以防异物残留造成结石（图 16-134），再缝合切开的肝十二指肠韧带腹膜。经 T 形管加压注入等渗盐水，如无液体流出即为缝合良好。腹部切口右侧另作 1.0～1.5cm 长小切口，引出 T 形管，并利用皮肤缝线固定 T 形管于腹壁。

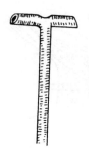
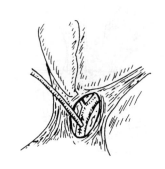

图 16-133　"T"形管　　　图 16-134　放入"T"形管并缝合胆总管

7. 缝合切口　清理腹腔，生理盐水冲洗，于胆总管旁放置橡胶管引流，清点核对纱布、器械无误，逐层缝合腹壁切口。

【术后处理】

1. 术后禁食，静脉输液维持水电解质平衡及营养，24～48 小时后如无恶心、腹胀可拔除胃减压管，进清淡流质饮食。

2. 酌情应用抗生素，防治感染。

3. 手术后 1 周可间断夹闭 T 形管以利食欲恢复，逐渐改为全天夹闭，若无异常情况经造影检查无残留结石、胆总管下端通畅者可于术后 15 天左右拔除。

4. 胆总管旁引流管可于术后 3～5 天拔除，拔除后再顺其管道放入凡士林纱条引流，酌情换药至引流口闭合。

第十七节　脾切除术

【术式概念】

脾切除术，指将脾周围韧带或周围组织纤维性粘连分离、解剖、切断、结扎，并结扎、切断脾动、静脉和脾蒂，最后切除脾脏。

【适应证】

1. 外伤性脾脏破裂。

2. 门静脉高压引起的充血性脾肿大。

3. 原发性脾功能亢进。

【术前准备】

1. 外伤性脾破裂者应先输血、输液，纠正休克。

2. 脾功能亢进者应酌情输血，一般情况改善后再手术。

3. 门静脉高压者应用保肝药物治疗，并改善患者全身营养状况。

4. 一般应用硬脊膜外腔阻滞麻醉，肝功能正常者也可用全身麻醉。

5. 术前插胃肠减压管。

【操作步骤】

1. **消毒铺巾**　患者取仰卧位，左腰背部适当垫高，0.5%碘伏消毒皮肤，铺无菌巾及手术单。

2. **探查及脾游离**　一般作左上腹直肌切口或左肋缘下斜切口（图 16-135）。进入腹腔后先探查脾脏大小和周围有无粘连，并检查肝脏有无病变。如脾脏不大或周围仅有轻度粘连，术者右手沿脾脏外侧向上缓慢分离，必要时将粘连带钳夹、切断、结扎，直至脾上极完全与膈肌分离（图 16-136）

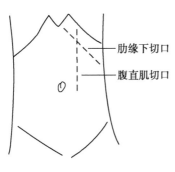

图 16-135　切口

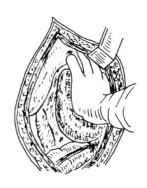

图 16-136　分离脾外上侧

然后尝试缓慢将脾脏托出切口外（图 16-137），注意此时应务必小心谨慎，切勿将脾蒂或脾脏撕裂。外伤性脾破裂进入腹腔发现仍大量出血时应先尽快捏住脾蒂控制出血，继之酌情将脾脏移到腹腔外达到暂时控制出血的目的（图 16-138），然后再进行其他处理。

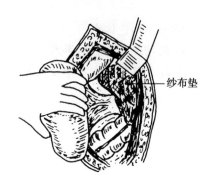

图 16-137　托出切口外

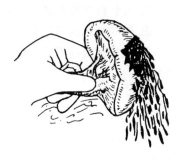

图 16-138　捏住脾蒂

3. 结扎脾动脉　如脾脏巨大或脾周围广泛粘连，宜先结扎脾动脉使脾缩小，减少术中出血。钳夹、切断、结扎脾胃韧带下端及脾结肠韧带右侧进入小网膜腔（图 16-139），切开脾动脉处后腹膜，轻轻分离脾动脉，中号丝线予以结扎（图 16-140）。注意，门静脉高压者脾静脉压力增高、管壁薄、周围粘连多，分离脾动脉时容易被损伤引起大出血，应警惕。

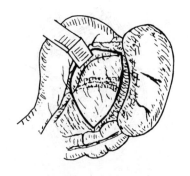

图 16-139　进入小网膜腔

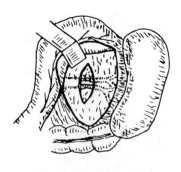

图 16-140　结扎脾动脉

4. **游离脾脏** 通常先分离、钳夹、切断脾胃韧带下端及脾结肠韧带，游离脾脏下极，然后向内下牵拉脾脏显露脾肾韧带及脾膈韧带，分别将其分离、钳夹、切断、结扎（图 16-141）。再将脾胃韧带上端钳夹、切断、结扎，注意勿损伤胃壁（图 16-142），脾胃韧带上端内有胃短动、静脉，钳夹切断结扎时不可滑脱以免造成大出血。

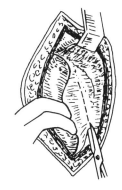 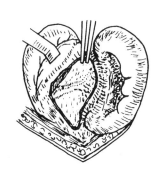

图 16-141　切断脾肾韧带　　　图 16-142　切断、结扎脾胃韧带上端

5. **切断结扎脾蒂** 充分游离脾脏显露脾蒂后，用 3 把止血钳夹脾蒂，在靠近脾脏的两止血钳间切断脾蒂（图 16-143），移除脾脏，如有副脾应一并切除，脾蒂断端用粗丝线结扎后再作贯穿结扎（图 16-144），必要时可将脾动、静脉断端再分别结扎一次。

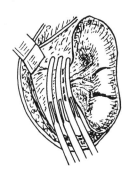 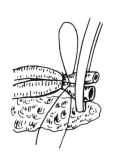

图 16-143　切断脾蒂　　　　图 16-144　结扎动、静脉

6. **缝合切口** 清理腹腔，温生理盐水冲洗，检查无出血，清点纱布器械无误，逐层缝合腹壁切口。如估计手术分离广泛术后渗出较多者可于脾窝处放置腹腔引流管。

【术后处理】

1. 术后禁食、胃肠减压、输液，必要时输血，通常术后 2～3 天拔除胃减压管，开始进食流质。

2. 酌情应用抗生素，预防感染。

3. 肝功能损害者适当给予保肝药物治疗。

4. 患者清醒后可取半卧位，并早期适当活动。

5. 如出现反应性胸腔积液，量较少者可任其自行吸收，量较多时胸腔穿刺抽出液体。

6. 放置腹腔引流管者，如无特殊情况术后 2～3 天拔除。

第十八节　腹部损伤剖腹探查术

【术式概念】

腹部损伤剖腹探查术，指对腹部遭受外伤致内脏损伤或疑有内脏损伤、内出血者进行剖腹探查，以明确诊断，并对各种病理情况进行相应处理。

【适应证】

1. 腹腔内脏破裂或有严重内出血症状体征者。

2. 未明确诊断但经非手术治疗观察，仍不能除外腹腔内脏器破裂或内出血不止者。

3. 腹部开放性损伤，清创时证实伤口和腹腔相通者。

【术前准备】

1. 积极防治休克，情况紧急时，抢救休克的同时进行剖腹探查术。

2. 腹腔脏器破裂者应持续胃肠减压，疑有下腹部损伤者应放置尿管。

3. 清洗腹部皮肤，开放性损伤者也应酌情清洗。

4. 选择适当麻醉方法，通常应用全身麻醉或硬脊膜外腔阻滞麻醉。

【操作步骤】

1. 消毒铺巾 患者仰卧位，0.5% 碘伏消毒皮肤，铺无菌巾及手术单。

2. 选择切口 常用正中切口、正中旁切口及腹直肌切口，疑有脾破裂可作左上腹直肌切口，疑有肝及胆道损伤作右腹直肌切口，疑下腹部脏器损伤取下腹正中旁切口。

3. 腹腔探查 按一定程序结合具体伤情逐步探查。首先寻找并解决危及伤员生命的主要损伤，如严重内出血应先立即止血，再对其他损伤分别进行仔细探查，妥善处理，切勿遗漏。同时注意尽量避免多次反复探查而增加伤员痛苦，防止加重手术创伤。

（1）内出血原因探查：腹腔内脏破裂出血时，在切开腹膜之前即可看到腹膜呈紫红色，切开腹膜后有血外溢，尽快吸除腹腔内积血。一般说来，最常见腹腔内脏损伤出血的器官为肝、脾、肾、胃及肠系膜血管的损伤，因此这些部位须重点探查。出血部位多数有凝血块附着，清除凝血块后可清楚显露出血部位、裂口等。左上腹损伤应重点探查脾脏，右上腹损伤应探查肝脏。找到出血部位后手指及时压迫止血，不可盲目钳夹以免加重损伤。如脾破裂仍在继续猛烈出血，先用手指捏住脾蒂，将脾脏移到腹壁切口外暂时止血（图 16-138）；肝破裂仍在猛烈出血时，先用手指捏住肝十二指肠韧带内的血管暂时控制出血（图 16-107），完全清除积血后再进行彻底止血处理。

（2）空腔脏器破裂的探查：腹壁切口切开腹膜时如有气体冲出或液体溢出，表明有空腔脏器破裂。首先吸除腹腔内积液，根据积液性质判断损伤部位，有目的地进行重点探查。如有食物残渣说明胃或十二指肠破裂可能性大；有粪便说明消化道下段破裂可能性大；有胆汁说明为胆道损伤或小肠上段破裂等。在探查胃时可切开胃结肠韧带，显露小网膜腔，检查胃后壁，同时探查整个胰腺。疑有十二指肠损伤需探查全部十二指肠，切开十二指肠外侧腹膜（图 16-145），向内侧牵拉显露十二指肠后面（图 16-146）。探查空肠及回肠时应从十二指肠空肠曲（或回盲部）开始，逐渐到另一端，同时检查肠管所对应的肠系膜。探查结肠一般从回盲部开始，循序向远端检查至直肠。如升结肠或降结肠前壁有伤口时则需切开其外侧缘腹膜，将结肠向内方翻转，检查结肠后壁有无损伤。

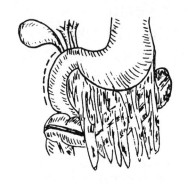 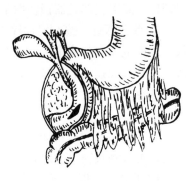

图 16-145　切开十二指肠外侧腹膜　　图 16-146　显露十二指肠后面

注意：腹腔探查时力求全面仔细，不要满足于一处损伤的诊断，注意有否其他损伤或其他复合伤，并注意手法轻柔，避免加重损伤，尽量减少牵拉反应。

4. 常见脏器损伤处理原则　由于腹腔内损伤器官部位及程度不同所采取措施和处理方法也不相同，各脏器损伤处理原则如下。

（1）肝脏损伤：边缘整齐、表浅的裂口可行缝合修补术。肝组织损伤严重不能缝合修补者，应行部分肝组织切除，然后再进行缝合；患者不能耐受肝组织切除术时可应用明胶海绵、大网膜或纱布填塞压迫止血。

（2）胆道损伤：胆囊损伤若伤口较小可修补缝合；胆囊损伤严重者宜行胆囊切除术。胆总管损伤应尽量缝合修补，同时胆总管内放置 T 形管引流，如胆总管已破损短缺而不能修补时可行胆管空肠吻合术。

（3）脾脏损伤：脾脏破裂出血裂口小者可进行修补缝合；裂口大者应行脾切除术。

（4）胰腺损伤：胰腺挫伤较轻时可单纯放置引流管；伤口浅小边缘整齐者（如刺刀伤）可进行缝合并放置腹腔引流管；严重的胰尾或胰体损伤、组织已断裂或破碎者宜行胰腺部分切除术。

（5）胃损伤：胃部损伤裂口无论大小均应予以缝合修补，胃体部完全断裂可行断端吻合术；胃壁缺损严重无法行缝合修补或断端吻合者可行胃部分切除胃空肠吻合术。

（6）十二指肠损伤：十二指肠较小裂口可行缝合修补术，缝合处用大网膜遮盖；如损伤在胆总管和胰管开口以上，范围大或完全断裂无法缝合修补时可缝合关闭十二指肠残端，然后切除近心端十二指肠和远心端胃，并行胃 - 空肠吻合术。十二指肠缝合修补术后放置十二指肠减压管。

（7）小肠损伤：肠壁小的裂口以缝合修补为主。但需注意缝合后不应引起肠腔狭窄。如遇以下情况可考虑行小肠部分切除吻合术：①一段肠壁上有多个伤口，且相距很近；②因严重挫伤而引起小肠坏死；③肠管完全断裂。

（8）结肠损伤：结肠壁小的裂口污染较轻可行缝合修补术。如裂口较大污染较重应将此部肠管外置；结肠完全断裂宜另作一腹壁切口，将断裂的两断端外置造瘘；如一段结肠坏死应切除坏死肠管做结肠造瘘术。术后 4～5 周，一般情况改善再作二次手术行肠吻合。

（9）肾损伤：单纯肾上极或肾下极裂伤应用肠线褥式缝合修补，不能缝合者可行肾部分切除术；肾脏广泛严重损伤或肾蒂大血管破裂无法缝合修补时，如对侧肾脏正常可考虑一侧肾切除术。

（10）膀胱损伤：无论腹膜内或腹膜外膀胱壁破裂损伤，均应用肠线缝合修补，并同时行耻骨上膀胱造瘘术。

（11）腹膜后、胃结肠韧带或肝胃韧带血肿：如发现腹膜后、胃结肠韧带或肝胃韧带内有较大血肿应切开腹膜，清除血块，结扎出血点；较小的血肿术中观察无增大趋势者也可不进行处理，待其自行吸收。肠系膜血管破裂出血应贯穿结扎止血。遇大血管（如主动脉或腔静脉等）破裂出血应行缝合修补或血管吻合术。

5. 冲洗腹腔和引流　将所发现的损伤根据轻重缓急分别处理后，无菌生理盐水冲洗腹腔，特别注意彻底冲洗双侧膈下及盆腔。如估计术后缝合修补处有液体外渗可能时（如肝、胆道、胰腺、十二指肠、肾等破裂缝合修补术后），应于该部位放置引流管，重新于腹壁小切口穿出引流管。

清点纱布器械无误，逐层缝合腹壁切口。

【术后处理】

1. 继续防治休克。

2. 酌情应用抗生素，防治感染。

3. 禁食、禁饮，静脉输液，持续胃肠减压，直至肠蠕动恢复正常后停止并进流质饮食，然后逐步增加饮食。

4. 术后如患者已清醒，休克已纠正，则由平卧位改为半卧位，并多变动体位。

5. 放置腹腔引流管者，术后 24～72 小时如已无液体引出，则拔除引流管。

第十九节　肠梗阻剖腹探查术

【术式概念】

肠梗阻剖腹探查术，指手术切开腹腔以探查肠道梗阻原因，针对不同原因进行相应处理，以解除肠道梗阻，恢复肠道畅通。

【适应证】

1. 各种原因所致的机械性完全性肠梗阻。

2. 各种绞窄性肠梗阻。

【术前准备】

1. 静脉补液，纠正水电解质紊乱，若有休克，应纠正休克，改善全身一般情况。

2. 插入胃肠减压管，减轻胃肠道积液、积气。

3. 全身应用抗生素。

4. 常规备皮。

5. 一般可选用硬脊膜外腔阻滞麻醉或全身麻醉。全身情况衰竭或休克者可在 0.5% 利多卡因局部浸润麻醉下手术。

【操作步骤】

1. 消毒铺巾 患者取平卧位，0.5% 碘伏消毒皮肤，铺无菌巾及手术单。

2. 切开探查 一般选用右侧或左侧正中旁切口，也可选用腹直肌切口；粘连性肠梗阻时最好于原切口旁 2～3cm 处另作切口。依腹壁层次切开，进入腹腔后按一定顺序进行探查：借助腹腔拉钩拉开一侧腹壁，首选于右下腹探查盲肠、乙状结肠，然后再探查小肠，探查时注意手法轻柔，勿撕破胀大的肠襻。

探查提示：一般来说，腹腔内有血性液体提示为绞窄性肠梗阻；有混浊味臭的液体提示有肠坏死或肠穿孔；盲肠与横结肠均膨胀提示梗阻部位在横结肠以下；盲肠不膨胀说明梗阻必在小肠；细瘪肠管与肠管膨胀交界处往往为梗阻部位所在，探查时应提起细瘪处不应提起膨胀处。

3. 病因处理 经仔细探查找出引起肠梗阻的原因，采取相应的处理方法。肠梗阻最常见的原因及处理方法有以下几种。

（1）肠粘连松解：粘连索带可以使肠管形成锐角（图 16-147），应小心分离粘连、切断索带（图 16-148），松解后的粗糙面用细丝线缝合浆膜层数针以使其浆膜化，索带卡压处肠管有时呈紫暗色可浆肌层间断缝合数针包埋。

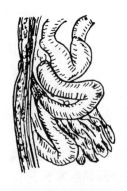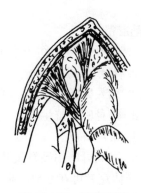

图 16-147　索带致肠管呈锐角　　　图 16-148　切断索带

（2）肠扭转复位：肠扭转可以发生在小肠，也可发生在结肠，发生在小肠者以回肠多见，发生在结肠者往往见于乙状结肠，复位时应认清扭转方向、程度（图 16-149），以手指托住肠袢向反方向转动（图 16-150），必要时可将扭转的肠袢全部托出切口外后再复位。

如切开腹膜时发现扭转的小肠已明显紫暗、发黑、坏死，勿立即复位，以免绞窄松解后大量毒素进入血液循环引起中毒性休克，可将坏死肠袢连同系膜一并切除后再行肠吻合术。

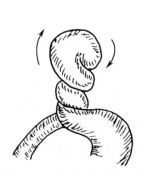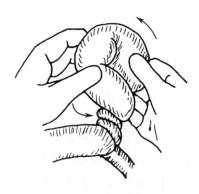

图 16-149　肠扭转　　　　　　　图 16-150　扭转复位

（3）肠套叠复位：肠套叠多见于小儿，常为回肠 - 盲肠型套叠（图 16-151），少数为小肠 - 小肠型或结肠 - 结肠型套叠（图

16-152）。复位时用手指在套叠的顶端将套入部慢慢逆行推挤复位（图 16-153），若套入时间较长不能推挤复位可用手指伸入套叠鞘内进行紧缩环扩张，然后再行推挤复位（图 16-154）。手指不能伸入紧缩环时可剪开紧缩环（图 16-155），套入部复位后再缝合修补肠壁切口（图 16-156）。

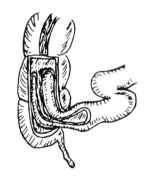

图 16-151　回肠 - 盲肠型套叠

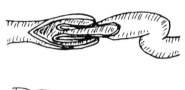
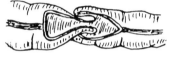

图 16-152　小肠 - 小肠和结肠 - 结肠型套叠

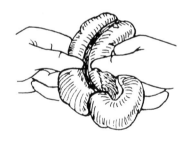

图 16-153　推挤复位

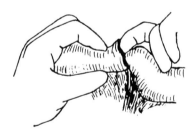

图 16-154　扩张紧缩环

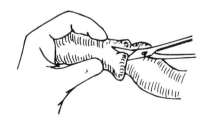

图 16-155　剪开紧缩环

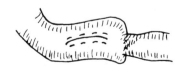

图 16-156　修补肠壁切口

如发现套叠是由肠管其他病变引起者（肿瘤），应针对肿瘤作相应处理。肠管已坏死者应行坏死肠管切除肠吻合术。

4. 缝合切口 解除梗阻原因并做相应处理后，生理盐水冲洗腹腔，逐层缝合腹壁切口。

【术后处理】

1. 术后胃肠减压，保持引流通畅，待肛门排气、腹胀明显减轻后拔除胃肠减压管，逐渐进少量流质饮食。

2. 术后输液，维持水和电解质平衡，补充营养。

3. 应用抗生素，预防感染。

4. 同时行肠切除肠吻合者，术后同小肠部分切除吻合术。

第二十节　膀胱造瘘或结石取出术

【术式概念】

膀胱造瘘或结石取出术，指将膀胱切开，放入蘑菇头尿管以暂时解除尿潴留，或切开膀胱取出结石。

【适应证】

1. 经导尿失败的急性尿潴留。

2. 晚期前列腺癌或良性前列腺肥大致慢性尿潴留，一般情况差不能耐受前列腺切除者。

3. 膀胱结石或怪癖心理所致的膀胱异物。

【术前准备】

1. 清洗下腹部皮肤，剃除阴毛。

2. 准备适当的无菌蘑菇头尿管，并备吸引器。

3. 一般采用 0.5% 利多卡因局部浸润麻醉。

【操作步骤】

1. 消毒铺巾 患者取平卧位，0.5% 碘伏消毒皮肤，0.1% 氯己定消毒外阴部，铺无菌手术巾、单。

2. 局部麻醉 0.5% 利多卡因局部浸润麻醉。

3. 切开造瘘 下腹正中耻骨上纵切口 5cm（图 16-157），

切开皮肤、皮下组织、腹直肌前鞘，分开腹直肌和锥状肌，手指套以盐水纱布将腹膜反折推向上方，注意防止穿破腹膜进入腹腔，推开分离膀胱前区脂肪组织显露膀胱（图 16-158），仔细止血后，两把组织钳分别夹住提起膀胱壁，在两钳之间切开膀胱前壁（图 16-159），吸出尿液，根据需要适当扩大切口，伸入示指探查（图 16-160），如有结石或膀胱异物则予以取出（图 16-161），注意勿将结石异物弄碎遗留于膀胱内。放入蘑菇头尿管，肠线间断全层缝合膀胱切口，再用细丝线间断加固缝合（图 16-162）。

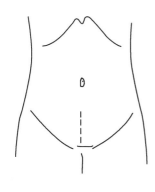

图 16-157　切口

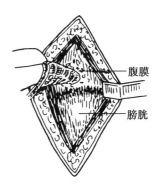

图 16-158　显露膀胱

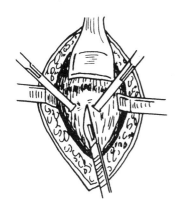

图 16-159　切开膀胱

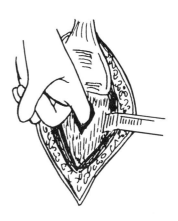

图 16-160　手指探查

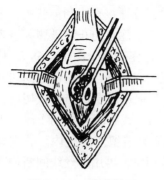

图 16-161　取出结石

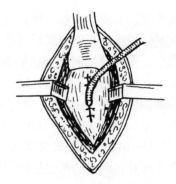

图 16-162　放入蘑菇头尿管，
　　　　　　缝合膀胱

4. 缝合切口　分别缝合腹直肌前鞘、腹壁皮肤。留线结扎固定蘑菇头尿管。

【术后处理】

1. 术后患者取平卧位或半卧位。

2. 蘑菇头尿管连接无菌尿袋持续引流，5 天后夹闭尿管，每 4～6 小时开放 1 次，以保持膀胱容量。

3. 必要时每天用生理盐水或抗生素溶液冲洗膀胱1～2次。

4. 保持尿管周围皮肤干燥，及时更换敷料，防止尿管脱出。术后 7～8 天夹闭尿管，若能从尿道畅通排尿，即可拔除蘑菇头尿管，切口用胶布拉拢，换药至愈合。

5. 适当口服泌尿系抗生素，预防泌尿系感染。

6. 需长期保留尿管者每隔一定时间及时更换蘑菇头尿管（拔除旧尿管，直接插入一新的无菌蘑菇头尿管即可）。

7. 积极治疗原发病。

第二十一节　睾丸鞘膜切除术

【术式概念】

睾丸鞘膜切除术，指将积液增大的睾丸鞘膜钝性分离，放出积液，并将大部鞘膜切除或翻转后缝合。

【适应证】

1. 成年人鞘膜积液，局部不适且活动不便者。

2. 2 岁以上小儿逐渐增大的睾丸鞘膜积液。

【术前准备】

1. 成人剃除阴毛，清洗术区皮肤。

2. 成人和较大儿童采用 0.5% 利多卡因局部浸润麻醉，小儿可用全身麻醉。

【操作步骤】

1. 消毒铺巾 患者取平卧位，双下肢稍分开，0.1% 新洁尔灭消毒皮肤，阴囊下置一球状无菌巾，然后铺无菌巾及手术单。

2. 麻醉及分离 0.5% 利多卡因局部浸润麻醉，助手将阴囊皮肤绷紧、固定，阴囊前面做纵行切口（图 16-163），切口长度依鞘膜积液大小而定，显露睾丸鞘膜壁层，沿鞘膜壁层浅面用止血钳或手指钝性剥离，使之与周围组织大部分离（图16-164）。

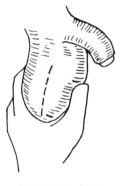

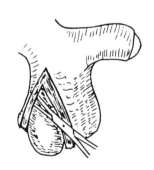

图 16-163　切口　　　　图 16-164　分离睾丸鞘膜

3. 切除缝合鞘膜 切开鞘膜前壁放出积液（图 16-165），延长鞘膜切口，将整个鞘膜囊敞开，剪除大部鞘膜壁层（图16-166），结扎鞘膜切缘出血点。亦可将两侧剩余鞘膜边缘向后翻转、对合，细丝线间断缝合（图16-167），将睾丸放回阴囊。

4. **缝合切口** 妥善止血，细丝线全层间断缝合阴囊皮肤切口，针距不必过密；也可采用垂直褥式缝合阴囊皮肤，以免皮肤创缘内翻，切口下端放橡皮条引流（图16-168）。阴部覆盖敷料，胶布妥善粘贴固定。

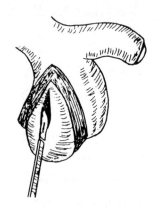

图 16-165 切开鞘膜前壁

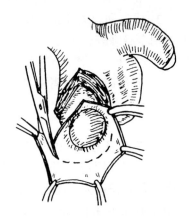

图 16-166 剪除大部鞘膜壁层

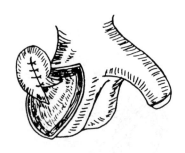

图 16-167 翻转缝合鞘膜缘

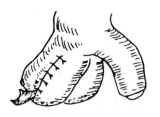

图 16-168 缝合切口

【术后处理】

1. 术后患者取平卧位，阴囊用团状布类托起。保持敷料干燥，如果浸湿应及时更换。

2. 酌情应用抗生素，预防感染。

3. 术后 36 ~ 48 小时拔除橡皮条。

4. 小儿手术后注意局部护理，避免尿液浸湿敷料。

第二十二节　前列腺摘除术

【术式概念】

　　前列腺摘除术，指选择适当的手术入路将增生肥大的前列腺解剖、分离、摘除，以解除前列腺对尿道压迫所致的尿路梗阻。

【适应证】

　　1. 前列腺增生，尿路梗阻明显，残余尿在 50ml 以上者。

　　2. 前列腺增生伴有膀胱结石者。

　　3. 早期前列腺癌。

【术前准备】

　　1. 仔细查体，了解心肺功能。检测肾功能，因梗阻致肾功损害时应先引流尿液，待肾功能好转后再行手术治疗。

　　2. 酌情备血。

　　3. 已留置尿管或耻骨上膀胱造瘘者，手术前用生理盐水庆大霉素液冲洗膀胱，并酌情应用抗生素。

　　4. 清洗下腹皮肤，剃除阴毛。

　　5. 一般选用硬脊膜外腔阻滞麻醉。

【操作步骤】

　　手术入路有四种：耻骨上经膀胱、经耻骨后、经会阴部和经尿道（图 16-169）。现将最常用的耻骨上经膀胱前列腺摘除术介绍如下。

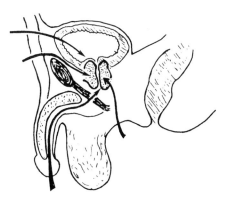

图 16-169　前列腺切除手术入路

1. **消毒铺巾** 患者取平卧位，0.5%碘伏消毒皮肤，0.1%氯己定消毒会阴部，铺无菌手术巾、单。

2. **切口与膀胱内探查** 取下腹正中切口（图16-170），按层次切开至膀胱前壁，上推腹膜反折（图16-171），纵行切开膀胱，探查膀胱内有无结石，了解前列腺大小及其与双侧输尿管开口的关系。如有结石，先予以取出。

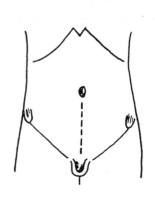

图 16-170　切口

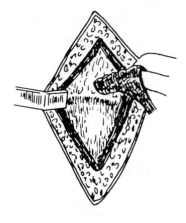

图 16-171　显露膀胱上推腹膜反折

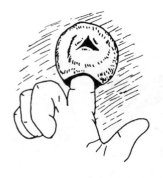

图 16-172　切开膀胱颈下唇黏膜
（先分离后面）

3. **摘除前列腺** 膀胱颈下唇切开黏膜达前列腺，注意勿损伤输尿管开口，剪刀扩大切口，术者将右示指插入切口内，于前列腺体与包膜之间钝性分离，先分离后面（图16-172），再分离左右两侧，直至与膀胱颈上唇会合（图16-173），卵圆钳夹住前列腺，剪刀紧贴前列腺尖端剪断尿道，摘除前列腺体（图16-174）。

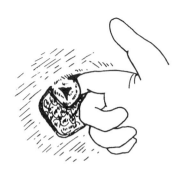

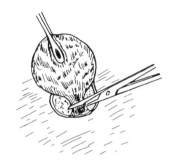

图 16-173　分离膀胱颈周围　　　　图 16-174　剪断前列腺尖端处尿道

4. **止血**　前列腺摘除后，迅速用热盐水纱布填塞前列腺窝 5 分钟，压迫止血（图 16-175），于前列腺窝边缘 5 点、7 点处分别深入贯穿缝扎前列腺动脉断端，以妥善止血。

5. **V 形切除**　如果膀胱颈下唇突起明显，为防止术后出现膀胱颈部梗阻，可于 5 点至 7 点之间切除一块 V 形组织（图 16-176），然后将膀胱黏膜与前列腺包膜用 3-0 肠线间断缝合，达到良好的止血目的。

6. **放置气囊尿管**　经尿道插入气囊导尿管，气囊内注入生理盐水 20 ~ 30ml，然后向尿道方向牵拉，压迫前列腺窝（图 16-177）。

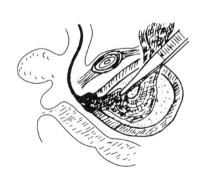

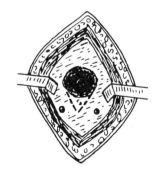

图 16-175　纱布填塞止血　　　　图 16-176　切除 "V" 形组织

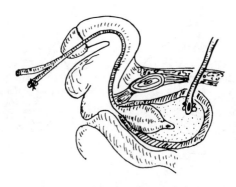

图 16-177　气囊尿管压迫止血

7. 膀胱造瘘　于膀胱切口内放一蘑菇头尿管，用 3-0 肠线缝合膀胱全层，细丝线间断包埋缝合。

8. 缝合切口　清理术区，逐层缝合腹壁切口。

【术后处理】

1. 术后患者取平卧位，观察尿液颜色，了解渗血情况。

2. 适当应用止血药、抗生素。

3. 通过蘑菇头尿管用生理盐水持续点滴，冲洗膀胱。

4. 术后 24～48 小时逐渐将气囊导尿管减压，以利前列腺窝收缩。如气囊减压后血尿加重，应重新注水加压。一般于 5～7 天血尿消失后拔除气囊尿管。

第二十三节　大隐静脉高位结扎分段切除术

【术式概念】

大隐静脉高位结扎分段切除术，指于大隐静脉根部将其分支、主干解剖、分离、结扎，并分段解剖分离、切除曲张的大隐静脉属支。

【适应证】

1. 大隐静脉瓣功能不全致下肢浅静脉严重曲张，下肢沉重不适者。

2. 经常发生局部感染或形成下肢慢性溃疡。

3. 经检测深静脉回流必须通畅。

【术前准备】

1. 术前必须做深静脉通畅试验，证实其回流良好。

2. 静脉曲张合并感染时先控制炎症，待炎症消退后再手术治疗。

3. 小腿皮肤溃疡者应局部湿敷，清洁换药，待创面干净、溃疡周围皮肤肿胀明显消退，颜色接近正常后再行手术。

4. 术前 1 天清洗下肢，剃除阴毛。

5. 患者取站立位，用甲紫描绘曲张静脉走向，2% 碘酒固定便于手术时选择切口、寻找曲张的静脉段。

6. 一般采用 0.5% 利多卡因局部浸润麻醉或硬脊膜外神经阻滞麻醉。

【操作步骤】

1. **消毒铺巾** 患者取仰卧位，患肢适当抬高，并稍外展、外旋。0.5% 碘伏常规消毒患侧下肢及下腹部皮肤，0.1% 氯己定消毒外阴部皮肤，铺无菌手术巾、单。

2. **切口与解剖** 于腹股沟韧带下 3cm 股动脉搏动处做长 3～4cm 斜切口（图 16-178），亦可做长 4～6cm 直切口，切开皮肤、皮下组织，拉钩牵开切口，止血钳分离出大隐静脉主干，仔细解剖、分离出各汇合支（图 16-179）。其汇合支一般可有 4～7 支，分别为阴部外浅静脉、旋髂浅静脉、腹壁浅静脉、股内侧静脉和股外侧静脉。

3. **结扎分支与主干** 将已分离解剖出的各汇合支分别予以结扎、切断（图 16-180），距股静脉 0.8cm 处结扎大隐静脉，此时注意勿损伤股静脉，于结扎远端用两把止血钳钳夹大隐静脉，在其间切断（图 16-181），将近端予以贯穿结扎，远端丝线打单结暂不收紧，两把小血管钳夹住远端静脉壁，将静脉剥离器插入静脉腔内（图 16-182），至有阻力不能插入时于该处皮肤切一小口，解剖、游离大隐静脉并切断，将远端结扎，近端结扎于剥离器头部（图 16-183），缓慢抽脱静脉，并随之压迫止血（图 16-184）。

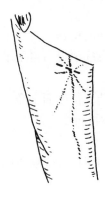

图 16-178　切口

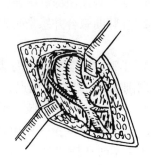

图 16-179　分离大隐静脉主干及汇合支

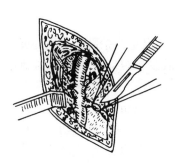

图 16-180　结扎、切断汇合支

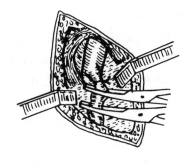

图 16-181　结扎、切断大隐静脉根部

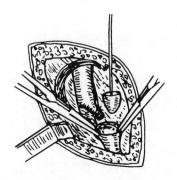

图 16-182　插入静脉剥离器

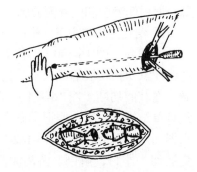

图 16-183　近端结扎于剥离器头端

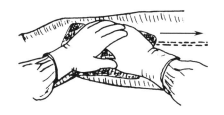

图 16-184　抽脱静脉并压迫止血

4. 分段切除　于小腿各个静脉曲张处沿标记线（图 16-185），分别切开皮肤、皮下组织，止血钳解剖分离出曲张的静脉段，逐一结扎、切断、切除（图 16-186），然后缝合皮肤切口。衬以纱垫，自踝部由下至上绷带缠绕加压包扎。

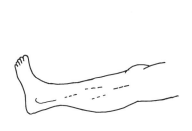

图 16-185　皮肤表面标记

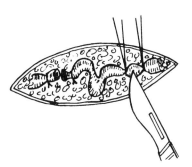

图 16-186　分段解剖、切除曲张静脉

【术后处理】

1. 抬高患肢以利于静脉回流。

2. 术后 2~3 天开始活动患肢，促进血液循环，预防深静脉血栓形成。

3. 全身应用抗生素，预防感染。

4. 术后根据情况分次拆除缝线。一般大腿部切口术后 7~8 天拆线，小腿部缝线术后 10~12 天拆除。拆线后继续用弹力绷带加压包扎 2 周。

第十七章
常用整形美容手术

第一节　整形美容外科概述

整形美容外科专业是在基本外科专业基础上发展起来的分支学科，由于治疗范围涉及许多需手术的疾病，因此是一个名副其实的交叉学科，每个手术专业医师均应了解或知悉其基本知识，以便工作中以整形美容理念指导实践，增强改善患者术后生活质量和心理感受。

一、整形美容外科基本概念

1. **整形外科**　指运用外科手术方法改善人体功能兼顾改善人体外形的一门学科，又称整复外科、成形外科、修复外科等。手术对象主要是患有先天畸形、体表肿瘤、瘢痕畸形等患者，对术后功能恢复要求较高，对外形恢复要求一般，手术操作难度相对较大，但术后满意率相对较高。

2. **美容外科**　指运用外科手术方法增进人的容貌美和形体美的一门学科，又称整容外科。手术对象主要是正常人群，单纯为增加美感而进行手术，对术后外形恢复要求较高，手术难度相对较小，但术后患者满意率相对较低。

由于美容外科是从整形外科中逐渐分化发展形成的一门分支学科，有时两者界限很难截然分开，因此临床习惯笼统称为整形美容外科。

由于烧伤患者愈合后往往遗留不同程度的瘢痕而影响功能，常需进行整形手术治疗，因此，许多医院把烧伤患者归为整形美容科进行治疗，称为整形美容烧伤外科。

二、学科发展状况

由于历史原因我国整形美容外科起步较晚，但近几十年来发展迅速，取得了惊人的进步。有需求就有发展，尤其美容外科需求越来越多，出于职业、婚姻、社交、着装、心理等需要，许多爱美人士大胆走向手术台求助医疗美容服务，其中不乏中老年人。目前我国多数大、中型综合性医院设立了专业学科，组成一支专业人员队伍，无论从理论到实践均有了长足发展。民营医疗美容机构更是后来者居上，搞得风生水起，已经蓬勃地发展起来，形成一个占据行业半壁江山的巨大产业。

三、美没有统一标准

什么是美？这个问题听起来很普通、很平常、很简单，其实却是一个很难回答的问题。比如同一款艺术品、同一个人容貌会有不同的评价。简单来说，美分为两种形式：有形的视觉美和无形的感受美。

视觉美包罗万象，例如大自然风光秀丽、建筑物气势恢弘、人的形体优美容貌娇艳等，都可称作为视觉美。感受美主要指心理上的愉悦，可源于视觉、听觉、嗅觉，也可萌发于心理活动，例如静静地欣赏一幅名画、聆听一支名曲、闻到一股清香、完成某件事情心里高兴等，都可谓之感受美。

美是没有统一标准的，此观点是古今中外人们达成的共识，也是一句至理名言。这是因为人的审美观不同、民族不同、文化不同、年代背景不同的缘故。比如东方民族以面部轮廓圆浑、平缓、柔和、窄双眼皮为美，西方民族则以棱角分明、骨感凸显、宽双眼皮为美。

四、手术解决三个问题

目前整形美容手术不下百余种，无论哪一种手术，归根结底主要解决三个问题：组织过多、组织过少、组织错位。

1. **组织过少** 例如鼻梁低平者说明鼻部组织发育欠缺，可进行隆鼻术；单眼皮者由于上睑发育的因素缺少一条重睑褶线，可进行重睑术。

2. **组织过多** 例如面部皮肤皱纹说明皮肤松弛多余，可进行面部除皱术；腹部肥胖说明局部脂肪堆积，可进行脂肪抽吸术。

3. **组织错位** 例如乳房韧带松弛导致乳房下垂，可进行乳房悬吊术；瘢痕牵拉导致组织移位，可进行瘢痕松解组织复位术。

五、常用面部美学参考

1. **三庭五眼** 三庭，指从前发际线中点至眉间点为上庭，眉间点至鼻基底为中庭，鼻基底至下颏尖为下庭，每庭约占脸部（上下径）长度的 1/3，即一个鼻子的长度。五眼，指两眼内眦间距离为一只眼睛的距离，面颊部宽度为五只眼睛的距离（图 17-1）。实际上，符合"三庭五眼"者较少。

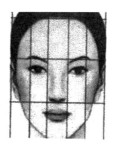

图 17-1　三庭五眼

2. **四高三低** 四高，即额骨、鼻尖、唇珠、下颏尖突出；三低，指面部侧面观眼窝、人中沟、颏唇沟凹陷（图 17-2）。

3. **美学平面** 指面部侧位观鼻 - 唇 - 颏三者所形成的平面，基本为一条直线。完全符合美学标准的人上唇位于此连线上，下唇则略后退于该连线（图 17-3）。

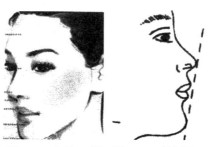

图 17-2　四高三低　图 17-3　美学平面

4. **脸型轮廓** 脸型，指面部轮廓的基本形状，分为椭圆形、圆形、菱形、长形、方形、倒三角形等。就女性脸型而言，椭圆形被认为是理想的脸型。

六、动静态影响容貌

以上常用面部美学标准指面部表情处于静态而言，而非动态。一般说来，静态表情时面部美学缺陷表现不明显，而动态表情时（笑、哭、惊讶）面部美学缺陷表现最为明显，面部美容术后亦如此。因此提示手术设计时医师既要考虑静态情况，也应结合动态时变化，否则术后效果并不理想。

七、手术适应证

整形美容手术主要用于以下三类求术者，即美感缺陷、衰老征象、体表病变。

1. **美感缺陷** 求术者主要为青年男女，体表外形基本正常，手术目的仅是为了增加美感，使自己更具魅力，受人青睐，达到锦上添花的目的，如重睑、隆鼻、隆乳、脂肪抽吸等。

2. **衰老征象** 人到中年以后逐渐出现皮肤弹性降低、面部皮肤皱纹、松弛下垂，呈现外表衰老征象。手术目的是去除皱纹或提紧皮肤，以减轻衰老征象，如面部除皱术、颈部除皱术等。

3. **体表病变** 求术者体表发生肿瘤、遗留瘢痕、各种畸形等，可伴有功能障碍。手术主要目的是恢复功能，同时兼顾术后外形美观，如肿瘤切除整形封闭创面、瘢痕整形等。

八、手术禁忌证

凡具有下列条件之一者，不宜施行整形美容手术或宜推迟手术时间。

1. **目的不明确** 对自己外表美学缺陷没有足够认识，只是由于别人劝说要求手术；或犹豫不决，心无主见，反复就诊不能下定决心者。

2. 期望值过高 平时处事过分挑剔，要求术后外形完美无瑕，局部基础或现实条件无法达到者。

3. 不信任医师技术 对医师的技术水平缺乏信任或不能积极与医师合作者。

4. 心理精神障碍 心理健康欠佳、抑郁症、神经质或精神障碍者。

5. 修养较差 性情暴躁、语言粗鲁、美容动机不良者，术后容易导致医疗纠纷。

6. 主要亲属不同意 求术者配偶或父母亲坚决不同意进行手术者。

7. 其他 患有急性感染性疾病、重要脏器慢性严重性疾病、凝血功能障碍、严重传染性疾病、各种恶性肿瘤等。

九、手术风险

任何手术都有切口感染、术区出血、麻醉意外、医疗纠纷等风险，特别是美容术后恢复期长短不一，这期间局部组织炎性渗出水肿明显，或双侧不对称、外形不佳等，术后外形短时间内常存在"十有八九不满意"的情况，容易引发医疗纠纷，术后医师需要耐心解释，安抚患者，协助其度过此恢复阶段，避免语言冲突引起纠纷。

十、医师必备条件

1. 机构资质 手术医师执业单位需有《医疗机构执业许可证》，并明确标记相应执业范围。

2. 具备美学修养 手术医师须具备一定的美学知识和审美能力，并具备良好的沟通能力。

3. 具备熟练的操作技能 熟悉局部解剖结构，具有娴熟的专业操作技能。

4. 具备良好医德 一切为求术者着想，严格掌握手术指证，不任意扩大手术适应证。

5. 具备责任心　以高度责任心认真细致地做好每一例手术，决不能粗心大意、草率从事。

十一、求术者必备条件

整形美容求术者看起来属于正常或基本正常群体，但必须具备一定条件方可手术。

1. 无手术禁忌证　无急性疾病，无慢性严重性疾病，非月经期，心理状态基本正常，无精神病史及神经官能症史，无其他手术禁忌证。需人工假体植入者应为非过敏体质。

2. 相信术者能力　求术者须与术者进行良好沟通，必须相信医师的技术能力，对术后所能达到的效果应有正确认识，懂得手术有利有弊，对可能出现的并发症或不良情况表示谅解。

3. 具备正常期望值　美容手术只能改善而非重塑，不能对手术抱有过高期望值，不要认为一夜之间就可改变一副面孔。

4. 同意手术方案　同意按照科学严谨的手术方案进行手术，并签署手术知情同意书。

5. 执行医师嘱咐　术后严格配合医师，执行医师嘱咐，安排适当的休息时间，不能"带病坚持工作"。

6. 主要亲属同意　求术者主要亲属需同意手术，特别是已婚女性进行隆乳、妇科整形时更应如此。

十二、美容手术特点

1. 病变浅显易见　手术位于体表，浅显易见，稍有不慎即可影响人的容貌外形。

2. 影响心理活动　术后效果如何直接影响求术者心理活动，手术成功可增加患者自我美感，激发积极向上的生活信心；否则，心理沮丧，产生负面情绪，甚至酿成严重不良事件。

3. 技术操作精细　任何手术不管大小难易，均应注意无创技术操作，尽量减少组织损伤，方能获得理想效果。

4. 多次或分次手术　由于求术者要求不同、患者个体间差异，加之术者专业理念不同，术后可能出现不同的效果；或同样的手术需多次或分次手术。

5. 纠纷发生率高 术后如发生感染、出血、皮肤坏死、遗留明显瘢痕、双侧不对称、效果不满意等，均可影响求术者容貌、心理、情绪等，容易产生不满情绪，甚至引发医疗纠纷。

十三、操作要点

1. 精心设计 整形美容术前需根据不同情况，精心设计，以决定局部组织增大或去除多少，或是调整哪些移位组织。

2. 精细操作 任何粗暴操作均可造成过多组织损伤，使切口愈合不良，影响手术效果。因此要求术者操作精细、动作轻巧、技术娴熟。

3. 预防感染 整形美容手术一旦出现切口感染，势必影响手术效果，故预防感染相当重要。

4. 良好固定 有些整形美容手术后为了保持一定的形态，需进行相应的包扎固定，受术者术后应密切配合，不要随便解除固定装置，以免出现不良后果。

5. 术后塑形 术后愈合必有瘢痕，为了防止瘢痕挛缩，某些手术拆线后需要进行一定时期的塑形，才能获得理想的效果，例如隆鼻术后需要使用支具对鼻孔进行 3 个月的支撑，以防止瘢痕增生或鼻孔变形。

十四、术前准备

1. 术前沟通 通过术前与患者谈话了解求术者目的，说明术中、术后可能发生的不良情况，术后可能遗留瘢痕大小等。交待术后应注意事项以便术前有一定的思想准备。

2. 协商手术方案 任何手术均要酌情与患者共同协商手术方案，征得患者同意，请受术者及家属在手术知情同意书上签字。

3. 常规体格检查 了解全身情况是否适宜手术，有无急慢性病史，避开月经期，精神状态是否正常，有无血液系统疾病。凝血功能异常者应禁忌手术，有瘢痕疙瘩史或瘢痕增生倾向者应禁忌或慎重进行整形美容手术。

4. 基本化验辅助检查正常　不管手术大小，操作是否复杂，术前均应进行基本化验辅助检查，以排除血液病、体内潜在炎症、慢性肾病、隐性心脏病等。这些基本化验辅助检查包括血常规、尿常规、凝血功能、心电图等，可酌情增减化验辅助检查项目。

5. 常规皮肤准备　按要求进行常规的术区皮肤准备，包括毛发剔除、皮肤清洗等。

6. 应用抗生素　必要时酌情应用抗生素药物，预防感染。

7. 避开月经期　月经期全身毛细血管处于扩张状态，极易导致术后渗血加重，任何整形美容手术均需避开月经期。

8. 术前记录　术前精确记录检查情况，一般说来，整形美容手术前均应进行局部照相。术前影像学资料对科研、教学、医疗纠纷的处理等具有特别重要的意义。让患者提供真实姓名、工作单位、住址、电话，建立医患联系方式，以便术后患者咨询或医师术后随访。

十五、美容手术基本原则

1. 无菌原则　术前准备无菌用品、术中防止污染，养成高度无菌观念，严格无菌技术操作。

2. 无痛原则　保证在无痛状态下手术，局部麻醉手术遵循"一针技术"。局部麻醉药中宜加入适量肾上腺素（高血压、心脏病等患者除外）。

3. 无创原则　培养爱护组织观念，养成无创操作习惯，做到轻柔、准确、熟练，避免不必要的动作和损伤。

4. 无血原则　术中彻底止血，保持术野清晰，避免术后出血或血肿形成。

5. 无张力原则　所有组织拼接、缝合，均应做到无张力状态。

6. **无死腔原则** 手术结束避免遗留死腔，防止血肿形成和感染。

7. **安全第一原则** 始终秉承安全第一、美容第二；切除正常组织宁少勿多；手术范围宁小勿大，宁简勿繁，必要时分期进行；术中规范操作，勿任意发挥；术后处理一丝不苟，及时处理不良情况。

十六、无创技术操作

1. **减少不必要动作** 充分认识到术中每一个动作都可使无数细胞受损，尽量避免不必要的夹持、挤压、牵拉组织，每个动作力争一步到位。

2. **科学夹持组织** 除止血外，避免止血钳钳夹任何正常组织；科学使用镊子夹持组织，镊子可作捏针或推挡组织的工具。

3. **操作手法正确** 要求术者每一动作目的明确，一次完成，一步到位，避免重复。对所有动作都应讲究正确、轻柔。对暴露的血管、神经、肌腱要用湿纱布保护。

4. **手术器械精细** 手术操作应选用大小合适的精细器械，防止器械不当造成组织过多捻挫、牵拉。

5. **术中彻底止血** 术中止血时准确钳夹血管，防止过多夹持周围正常组织，结扎线选用适当；尽量少用电凝止血。

6. **妥善保护组织** 手术时间较长时，防止组织长时间裸露于空气中，应用湿生理盐水纱布妥善保护组织。

7. **缝合方法得当** 缝合组织时缝针、缝线选择合适，避免缝针过大、缝线过粗。缝合皮肤时不要夹持皮肤组织，而用镊子夹持皮下组织或浅筋膜，并注意结扎勿过紧，以防缝线对组织造成切割。

十七、美容手术效果

任何美容术后效果都是在原基础上进行改善而不是重新塑造，美容手术并不能达到尽善尽美的地步，企图通过美容手术彻底改变容貌是不现实的、不科学的，过度塑造存在极大风险。手术毕竟是人工操作，双侧施术目标并不能做到完全对称。

十八、效果并非维持终身

多数美容手术效果不会维持终身，因为人在不断衰老，局部也在不断发生变化，例如重睑术后随时间延长，上睑皮肤逐渐老化松弛，重睑效果会逐渐减弱或消失；再如植入人体的乳房假体随时间延长可能出现老化、变形、移位、破裂等，导致隆乳效果发生变化，必要时需及时取出或更换。这些常识术前必须向求术者交代清楚。

十九、美容手术知情同意书重要性

美容手术知情同意书是术者与求术者之间取得共识所形成的书面记录，具有法律效力。内容主要包括术前诊断、各种手术方法、手术方法选择、术后可能出现的效果、手术意外、手术并发症等。签订知情同意书既显示手术的严肃性，也表明医师履行了必要的告知义务，术后万一出现不满意情况可获得求术者的理解，减少或避免医疗纠纷。

二十、美容手术知情同意书主要内容

1. 术前诊断、手术方案、术前照片。

2. 经咨询及医师的介绍，我要求××医师为我施行手术，医师已向我介绍了有关手术方法，并说明可能出现的手术效果、并发症及术后不理想情况，经慎重考虑并取得亲属（丈夫、妻子、父母）同意，最终决定手术。

3. 我平素身体健康，现在非急慢性病期，非月经期，无精神、血液、风湿、肝肾、心脏、糖尿病等病史，如术后出现此类疾病属巧合，与本次手术无关。无癌症、艾滋病、梅毒等重要疾病史。无瘢痕疙瘩病史。无麻药及其他药物过敏史。如因隐瞒病史出现意外，后果本人愿承担责任。

4. 任何手术都有可能出现麻醉意外、出血、感染、神经损伤、休克或其他意想不到的情况，特别是美容术后有外形不满意、双侧不对称、高低不平、植入体轻微偏斜、假体排异、移植物坏死、瘢痕挛缩、包膜挛缩，甚至出现手术无效果、手术失败等可能，万一出现此类情况表示理解。

5. 任何美容手术效果都是在原基础上改善，并非任意塑造或重新塑造，因而达不到尽善尽美的程度。深知美是没有统一标准的，审美观不同对手术效果评价也不相同。术后家人、同事、朋友，甚至我本人对术后变化可能会有"别扭""陌生"的感觉，已有心理准备不会过分介意。

6. 多数美容手术效果不会终生维持，随时间延长，效果会逐渐减弱或消失，表示理解。植入体可能出现老化、变形、移位、破裂等，必要时同意取出或更换，所需费用自理。个体不同，不会达到完全一样的效果，不会和别人手术效果攀比。

7. 任何手术区伤口都会遗留程度不同的瘢痕，术后 2~3 个月属于瘢痕增生期，可能出现切口瘢痕、发红、瘙痒等，表示理解。万一出现明显瘢痕、瘢痕疙瘩、色素沉着或脱失等无怨言。

8. 术后效果不满意时要求完全恢复术前状态是不可能的，表示理解。有些手术需再次或多次修复或调整。

9. 为了保证安全，我同意医师术中酌情改变手术方案或终止手术。

10. 术后肿胀 1~2 周基本消退，完全消退需 3~6 个月或更长时间，表示理解。

11. 我同意术前、术中、术后照相或录像，一切影像、文字资料归院方所有，进行一定的肖像处理后同意科研、教学、实例对照、论文发表、著作出版时应用。

12. 处理外单位或上次手术效果不要求本次手术医师做负面评价，不介入原医疗纠纷，不出具有关证明文件，不提供有关影像资料。

13. 术后保证按医师嘱咐办理，按时复查，不管何时何地，如有异常情况立即与医师联系（另页术后注意事项已交给我）。如有必要，同意按医师意见再次修复，费用自理（简单调整除外）。

14. 术后万一出现纠纷，我同意按照国家有关规定程序办理，必要时以此同意书为前提，提请有关部门协调解决。

15. 其他。

第二节 重睑术

【术式概念】

重睑术，又称双眼皮成形术，指通过手术方法将单睑变为重睑的手术方法。一般认为双眼皮和单眼皮的解剖基础区别在于前者除提上睑肌附着于睑板外，但还有一部分肌纤维附着于上睑皮肤，睁眼时上睑皮肤被牵拉出现双眼皮；而后者提上睑肌仅附着于睑板，无肌纤维附着于上睑皮肤，睁眼时不能牵拉上睑皮肤而无双眼皮（图17-4）。重睑术主要步骤：通过手术使单睑皮肤与睑板之间产生粘连。目前常用的方法有全切开法重睑术、小切口结扎法重睑术。另有埋线法重睑术，因效果欠佳不予介绍。

【适应证】

1. 心理正常，年龄16岁以上的单眼皮者。
2. 一侧单眼皮，一侧双眼皮，要求双侧对称者。
3. 原有重睑不显著或时有时无者。
4. 轻度上睑皮肤松弛。
5. 上睑缘瘢痕，通过双眼皮手术可以矫正。
6. 术后效果期望值正常范围。

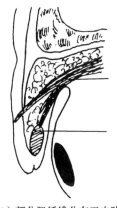 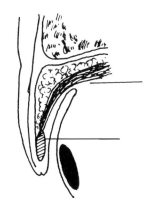

（1）部分肌纤维分布于皮肤　　　　（2）无肌纤维分布于皮肤

图 17-4　提上睑肌分布

【禁忌证】

1. 心理障碍或术后效果要求不切实际者。

2. 眼裂较短、眼球明显突出或眶窝显著凹陷。

3. 有严重内眦赘皮。

4. 长期患有眼睑神经性水肿。

5. 眼部及面部器官患有急性感染病灶。

6. 先天性上睑下垂或面神经麻痹睑裂闭合不全者。

【术前准备】

1. 全身及局部检查应属正常。

2. 基本化验辅助检查正常。

3. 患者面部观察分析，根据局部条件，结合年龄、职业及本人要求，与患者商定重睑类型、宽度及手术方法。

4. 术前 1 天点消炎眼药水。

5. 临术前清洗面部皮肤。

6. 面部照相，入档保存。

【操作步骤】

1. 全切开法重睑术　适于各种单睑患者，尤其适于上睑皮肤松弛、下垂、肿眼泡、年龄较大患者，也常用于缝扎法、埋线法失败者。设计：患者轻闭眼睛距上睑缘 6～8mm 设计重睑线；上睑皮肤松弛者镊子夹捏皮肤试验，适当切除一条皮肤。患者平卧于术台，0.1% 氯己定消毒皮肤，铺无菌孔巾。0.5% 利多卡因局部浸润麻醉，沿标记线切开皮肤并适当切除切口下唇眼轮匝肌，直至显露睑板前筋膜或睑板；必要时切除一条皮肤及相应眼轮匝肌，显露睑板前筋膜，上睑臃肿眶隔内脂肪过多或膨出者可横向剪开眶隔，轻压眼球使脂肪脱出并适当剪除，严密止血后将切口上、下唇皮肤与睑板前筋膜或睑板缝合结扎 3 针，然后缝合剩余皮肤切口（图 17-5）。双侧完成后观察重睑宽度是否得当，弧度是否自然，如宽度或弧度不合适，则拆除缝线，重新调整缝挂睑板前筋膜或睑板的高度。以上步骤可双眼交替进行，以便两侧对称。上睑覆盖敷料，妥善包扎。

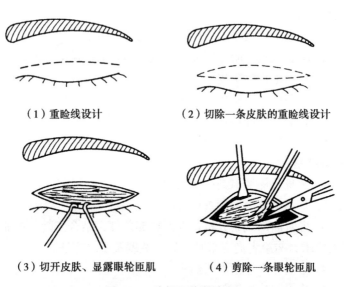

（1）重睑线设计　　　　　　（2）切除一条皮肤的重睑线设计

（3）切开皮肤、显露眼轮匝肌　　（4）剪除一条眼轮匝肌

图 17-5　全切开法重睑术

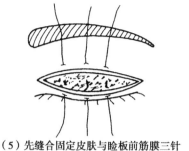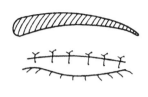

（5）先缝合固定皮肤与睑板前筋膜三针　　　　（6）缝合皮肤切口

图 17-5（续）

2. 小切口重睑术　适于上睑较薄、皮肤弹性较好、无外眼角下垂、无上睑皮肤松弛者。设计：轻闭眼睛，重睑线中央一般距上睑缘 6～8mm，分别于重睑线中央、近内眦部和近外眦部标记三处 0.5cm 皮肤切口。患者平卧术台，0.1% 氯己定眼部及面部皮肤消毒，铺无菌孔巾。0.5% 利多卡因局部浸润麻醉，先在重睑线中点切开皮肤，显露眼轮匝肌，镊子夹持切口处眼轮匝肌，剪除该处眼轮匝肌直至显露睑板前筋膜或睑板上缘，纱布适当压迫止血，然后将切口上、下唇皮肤与睑板前筋膜或睑板上缘缝合结扎。此时令患者睁闭眼睛观察重睑宽度是否得当，如宽度不合适则拆除缝线，重新调整缝挂睑板前筋膜的高度。同法完成近内眦处和近外眦处操作及对侧眼的操作（图 17-6）。上睑覆盖敷料，妥善包扎。

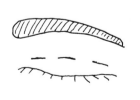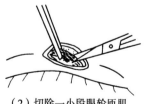

（1）重睑线设计　　　　　　（2）切除一小段眼轮匝肌

图 17-6　小切口重睑术

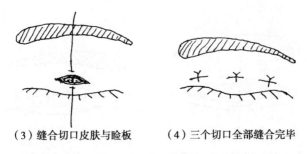

（3）缝合切口皮肤与睑板　　　　（4）三个切口全部缝合完毕

图 17-6（续）

【术后处理】

1. 术后初期半卧位适当休息，睁眼平视前方 2 小时，勿用力活动、高声喧哗以减轻局部水肿。

2. 术后次日常规进行局部清洗，更换敷料。

3. 继续口服抗生素，预防感染。

4. 术后 5～6 天拆线。

第三节　内眼角开大术

【术式概念】

内眼角开大术通常用于内眦赘皮矫正。内眦赘皮指内眦前方先天存在的一条蹼状皮肤，遮盖部分内眦角或全部内眦角，两眼之间距离显得较宽，影响美观。一般有三种类型：上睑型、中央型、下睑型。常用手术方法为 Z 成形术，主要手术步骤：内眦处设计 Z 形切口，沿切口线切开皮肤，形成两个小的三角形皮瓣，将两个皮瓣互换位置，最后缝合皮肤切口。

【适应证】

先天性内眦赘皮。

【术前准备】

1. 全身及局部检查正常。

2. 基本化验辅助检查正常。

3. 清洗面部皮肤。

4. 面部照相，入档保存。

【操作步骤】

1. 手术设计　沿赘皮缘画出 Z 的长轴，其两端分别画出方向相反的短臂，短臂长度一般为 3~5mm，角度为 50°~70°，2% 碘酒固定（注意勿进入眼裂）。

2. 消毒铺巾　患者平卧于术台，0.1% 氯己定消毒局部皮肤，铺无菌孔巾。

3. 局部麻醉　0.5% 利多卡因局部浸润麻醉。

4. Z 成形术　尖刀切开皮肤长轴线，再切开两短臂，适当分离皮下组织形成两个小三角瓣，并互换位置，6-0 美容针线缝合。缝合时适当修剪使局部平坦。同法完成对侧操作。

【术后处理】

1. 术后患者半卧位安静休息，可减轻局部水肿。

2. 术后次日局部清洗，以后每天清洗 2~3 次，去除眼部分泌物及血痂，预防感染。

3. 术后 3~5 天分次拆线。

第四节　上睑除皱术

【术式概念】

上睑除皱术指将上睑及外眼角松弛多余的皮肤切除，使人看上去年轻化。随着年龄增长，特别是 30 岁以后，人的面部皮肤逐渐老化，弹性减弱，松弛下垂，这种改变在上睑显得更为明显，外眼角尤其明显或形成"三角眼"。主要手术步骤：切除多余松弛、下垂的上睑皮肤，并使成双眼皮状态。

【适应证】

1. 上睑皮肤松弛、下垂，影响美观或部分遮盖瞳孔者。

2. 外眼角上睑皮肤明显下垂，形成"三角眼"者。

3. 外眼角上部鱼尾纹较重。

4. 眼轮匝肌肥大或眶隔脂肪突出呈"肿眼泡"者。

【禁忌证】

1. 心理障碍或手术效果要求不切合实际者。
2. 长期患有眼睑神经性水肿者。
3. 眼部及面部器官患有急性感染病灶。
4. 先天性上睑下垂或面神经麻痹睑裂闭合不全者。

【术前准备】

1. 全身及局部检查应属正常。
2. 基本化验辅助检查正常。
3. 术前 1 天点消炎眼药水。
4. 临术前清洗面部皮肤。
5. 适当应用抗生素，预防感染。
6. 面部照相，入档保存。

【操作步骤】

1. 手术设计　患者取端坐位，将上睑皮肤轻轻向上拉紧，常规画出重睑切口线，继续向外上方顺鱼尾纹延长达眶外缘 0.5 ~ 1.5cm，此为第一条切口线，用无齿镊子夹持上睑皮肤反复"夹捏试验"确定切除皮肤宽度，依此画出第二条切口线，两端分别与第一条切口线汇合，为应切除的多余皮肤。外眼角皮肤松弛、鱼尾纹明显者，取得患者同意可适当外延切口线，切除适量皮肤及皮下组织。

2. 消毒铺巾　患者平卧于术台，0.1% 氯己定消毒眼部及面部皮肤，铺无菌孔巾。

3. 局部麻醉　0.5% 利多卡因局部浸润麻醉。

4. 切除缝合　沿切口线切开皮肤、皮下组织，连同其下眼轮匝肌一并剪除，显露睑板，纱布压迫止血。如眶脂肪膨出则横向切开眶隔适当切除眶隔内脂肪，务必妥善严密止血，眶隔切口不必缝合，再按全切开重睑术操作将切口皮肤与睑板适当位置缝合固定（图 17-7）。

同法完成对侧操作，观察调整两侧重睑宽度、弧度对称，结束手术，上睑覆盖敷料包扎。

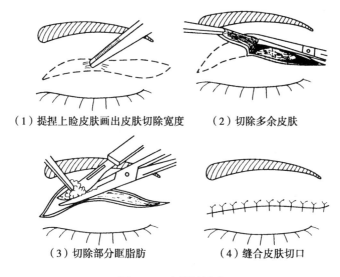

（1）提捏上睑皮肤画出皮肤切除宽度　　（2）切除多余皮肤

（3）切除部分眶脂肪　　　　　　　（4）缝合皮肤切口

图 17-7　上睑除皱术

【术后处理】

1. 术后初期半卧位适当休息，睁眼平视前方 2 小时，勿用力活动、高声喧哗以减轻局部水肿。

2. 术后 1 天局部换药，清洁切口，除去眼部分泌物。

3. 酌情应用抗生素，预防感染。

4. 术后 5 ~ 6 天拆线。

第五节　眼袋整形术

【术式概念】

眼袋整形术，又称下睑除皱术，指消除下睑突出的袋状结构，以使人看上去年轻化。随着年龄增长，皮肤逐渐老化，下睑皮肤弹性减弱出现皱纹，严重者松弛下垂，下睑眶隔筋膜松弛，眶内脂肪突出，呈袋状突出。主要手术步骤：切除多余松弛皮肤、眶隔内脂肪，提紧眼轮匝肌及眶隔膜，并缝合固定于眶外侧骨膜上，最后缝合皮肤切口。

【适应证】

1. 下睑皮肤松弛，呈现皱纹者。

2. 眶隔松弛，眶内脂肪突出，致下睑局部膨出者。

【禁忌证】

1. 心理障碍或要求不切实际者。

2. 眼部及面部器官患有急性感染病灶。

3. 面神经麻痹睑裂闭合不全者。

【术前准备】

1. 全身及局部检查应属正常。

2. 基本化验辅助检查正常。

3. 术前 1 天点消炎眼药水。

4. 临术前清洗面部皮肤。

5. 适当应用抗生素，预防感染。

6. 面部照相，入档保存。

【操作步骤】

眼袋的手术方法较多，且在不断改进，现以皮肤肌肉瓣法眼袋去除术为例介绍如下。

1. 切口设计 患者端坐位，轻闭眼睛，于内眦睑缘下 1mm 平行至外眦角画线，顺一条鱼尾纹延向外下方眦角外约 0.5 ~ 0.8cm，此为第一条切口线，用无齿小镊在下睑中部夹持皮肤，以不致造成睑外翻为度，这个宽度即为需切除的多余皮肤，此为第二条切口线，两端汇合为皮肤眼轮匝肌切除区。

2. 消毒铺巾 患者平卧于术台，0.1% 氯己定消毒眼部及面部皮肤，铺无菌孔巾。

3. 局部麻醉 0.5% 利多卡因局部浸润麻醉。

4. 切除缝合 沿切口线切除多余皮肤及其下眼轮匝肌，如无眶隔脂肪突出即可将眼轮匝肌外端向外上方提起缝合固定于眶外侧骨膜上，如有眶隔内脂肪突出则横向切开眶隔，轻压眶部使眶脂肪进一步突出并适当切除脂肪，眶隔切口不必缝合，严密止血然后将眼轮匝肌外端向外上方向提起缝合固定于眶外侧骨膜上，必要时适当切除眼轮匝肌外端肌肉纤维，最后缝合皮肤切口（图17-8）。注意缝合时外眦部皮肤应修剪平坦。

5. **同法进行对侧操作** 术毕眼内涂消炎眼膏，敷料适当加压包扎。

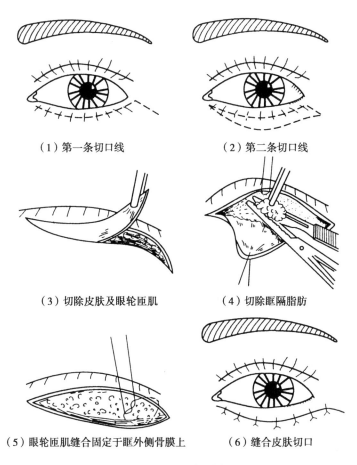

（1）第一条切口线 　　　　　　（2）第二条切口线

（3）切除皮肤及眼轮匝肌 　　　　（4）切除眶隔脂肪

（5）眼轮匝肌缝合固定于眶外侧骨膜上 　　（6）缝合皮肤切口

图 17-8　眼袋切除术

【术后处理】

1. 术后患者半卧位安静休息，可减轻局部水肿。

2. 术后次日局部清洗，继续敷料加压包扎。

3. 酌情应用抗生素，预防感染。

4. 术后 4 ~ 5 天拆线。

第六节　切提眉术

【术式概念】

切提眉术，指将不理想的文眉部分切除或提高下垂的眉外侧部分。文眉术曾风靡各地，因此也出现了许多不良文眉，主要表现为眉形不佳，纹饰过宽、过长等。主要手术步骤：设计切除部分不良文眉或切除一条眉上正常皮肤，然后缝合皮肤切口，达到理想的眉形或提高眉的高度。

【适应证】

1. 文眉过宽、过长者可行文眉部分切除术。

2. 文眉眉形不佳者可行文眉部分切除及提眉术。

3. 文眉过宽、过长、眉形不佳者可行部分文眉切除及提眉术。

4. 患者须对原文眉颜色满意。

5. 双侧眉下垂或呈八字眉者，可进行单纯提眉术。

【禁忌证】

1. 心理障碍或要求不切实际者。

2. 眼部及面部器官有急性感染病灶。

3. 面神经麻痹额肌瘫痪者。

4. 有瘢痕增生倾向及瘢痕疙瘩体质者。

5. 要求自然眉全部切除者。

【术前准备】

1. 根据患者文眉情况，征求其意见协商眉形。

2. 基本化验辅助检查正常。

3. 临术前清洗面部皮肤。

4. 面部照相。

【操作步骤】

根据患者不同情况及要求，酌情手术设计，选择相应的手术方式。一般采用 0.5% 利多卡因局部浸润麻醉，麻醉药内加入适量肾上腺素。

1. 文眉过宽矫正　文眉过宽，指文眉形状尚满意，唯嫌文眉过宽。手术步骤：眉上缘设计切除多余文眉，必要时设计切除一条额部正常皮肤。0.5% 碘伏消毒面部皮肤，铺无菌孔巾，0.5% 利多卡因局部浸润麻醉，切开皮肤、皮下组织至深筋膜，切除整块组织，妥善止血，缝合皮下组织，拉拢皮缘间断缝合皮肤切口，缝合后原文眉形状基本不变（图 17-9）。

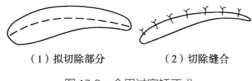

（1）拟切除部分　　　　（2）切除缝合

图 17-9　全眉过宽矫正术

2. 文眉平直矫正　文眉平直，指文眉形状平直生硬、缺乏艺术美感。手术步骤：眉上缘设计切除部分文眉及一条额部正常皮肤。0.5% 碘伏消毒面部皮肤，铺无菌孔巾，0.5% 利多卡因局部浸润麻醉，切开皮肤、皮下组织至深筋膜，切除整块组织，妥善止血，拉拢皮缘间断缝合皮肤切口，缝合后眉呈拱形（图 17-10）。

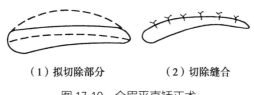

（1）拟切除部分　　　　（2）切除缝合

图 17-10　全眉平直矫正术

3. 眉下垂矫正　眉下垂，指文眉下垂或自然眉下垂，严重者呈八字形。手术步骤：眉外上方设计切除部分文眉及一条额部正常皮肤，可延至眉尾外 0.5 ~ 1.0cm。0.5% 碘伏消毒面部铺巾，0.5% 利多卡因局部浸润麻醉，切开皮肤、皮下组织至深筋膜，切除整块组织，妥善止血，拉拢皮缘间断缝合皮肤切口，缝合后眉外侧部上提（图 17-11）。

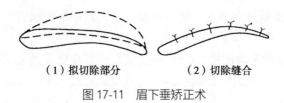

（1）拟切除部分   （2）切除缝合

图 17-11 眉下垂矫正术

  4. 眉腰过宽矫正：眉腰过宽，指文眉眉腰过宽缺乏美感。手术步骤：眉腰上部设计切除一条文眉皮。0.5% 碘伏消毒面部皮肤，铺无菌孔巾，0.5% 利多卡因局部浸润麻醉，切开皮肤、皮下组织，切除该处组织，妥善止血，拉拢皮缘间断缝合皮肤切口，缝合后可使眉形流畅自然（图 17-12）。

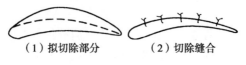

（1）拟切除部分   （2）切除缝合

图 17-12 眉腰过宽矫正术

  5. 眉头过宽矫正 眉头过宽，指文眉眉头过宽。手术步骤：眉头上部设计切除一条文眉皮肤。0.5% 碘伏消毒面部皮肤，铺无菌孔巾，0.5% 利多卡因局部浸润麻醉。切开皮肤、皮下组织，切除该处组织，妥善止血，拉拢皮缘间断缝合皮肤切口，缝合后眉头自然圆钝（图 17-13）。

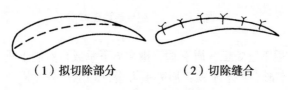

（1）拟切除部分   （2）切除缝合

图 17-13 眉头过宽矫正术

6. **分叉眉矫正**　分叉眉，指文眉眉尾部分叉。手术步骤：眉尾部设计切除文眉及一条正常皮肤。0.5% 碘伏消毒面部皮肤，铺无菌孔巾，0.5% 利多卡因局部浸润麻醉。切开皮肤、皮下组织，切除该处组织，妥善止血，拉拢皮缘间断缝合皮肤切口，缝合后使眉尾部呈理想的形状（图 17-14）。

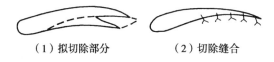

（1）拟切除部分　　　　（2）切除缝合

图 17-14　分叉眉矫正术

【术后处理】

1. 术后次日清洁换药。
2. 酌情应用抗生素，预防感染。
3. 术后 5～7 天拆线。

第七节　眉再造术

【术式概念】

眉再造术，指用于修复烧伤、感染、外伤等原因所致眉毛缺损的手术方法。眉再造有多种手术方法，如头皮条游离移植、岛状瓣头皮移植、健侧眉皮瓣移植等。现将常用的头皮条游离移植眉再造术介绍如下。

【适应证】

1. 各种原因所致的眉毛部分或全部缺损。
2. 如眉缺损面积较小，健侧眉又较宽大可切取健侧眉移植。
3. 局部皮肤无感染、无疖肿者。

【禁忌证】

1. 眼部及面部器官有急性感染病灶。
2. 有瘢痕倾向及瘢痕体质。

【术前准备】

1. 一般选择同侧耳后为供区，酌情剔除头发，清洗干净。
2. 基本化验辅助检查正常。
3. 酌情口服抗生素，预防感染。
4. 面部正位照相。

【操作步骤】

1. **手术设计** 患者端坐位，以健侧眉为标准测量眉毛缺损长度、宽度、弧度，用胶片作为模型剪下，根据模型描画出需切取的头皮条，注意毛发主流方向应指向外侧。同时描画出受区切口位置。

2. **消毒铺巾** 0.5%碘伏消毒面部皮肤，铺无菌孔巾。

3. **局部麻醉** 受区及供区分别用0.5%利多卡因局部浸润麻醉。

4. **切取头皮条** 按描画区切取头皮条，注意切开时应顺毛发生长方向以免伤及过多毛囊，连同皮下脂肪层一起切下，然后用眼科剪剪除毛囊间过多的脂肪组织。供区切口拉拢缝合。

5. **头皮条移植** 沿患侧切口设计线切开皮肤、皮下组织，适当扩大伤口宽度，将切取的头皮条按毛发生长方向斜向颞侧，周边间断缝合固定，保留线尾，打包加压包扎（图17-15）。

【术后处理】

1. 继续应用抗生素3～5天。
2. 注意术区保护。
3. 术后7～10天供区拆线，10～12天眉区拆线。

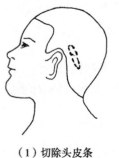 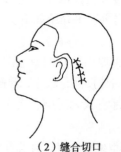

（1）切除头皮条　　　　　　（2）缝合切口

图 17-15　头皮条移植眉毛再造术

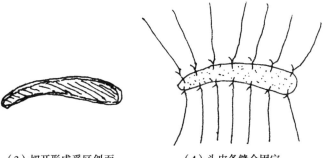

（3）切开形成受区创面　　　　（4）头皮条缝合固定

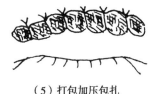

（5）打包加压包扎

图 17-15（续）

第八节　隆鼻术

【术式概念】

隆鼻术，指将低矮的鼻梁加高以增加鼻部美感。高鼻梁者面部立体感强，较为美观；鼻梁低平者往往面部平塌，缺乏美感，通过隆鼻术可使鼻梁增高，美感增加。主要手术步骤：鼻端适当位置切口，鼻背部剥离隧道，将假体支架植入隧道内使鼻梁增高，然后缝合皮肤切口。目前植入的假体材料多为医用固体硅橡胶或自体软骨。

【适应证】

1. 18 岁以上单纯鼻梁平坦或凹陷者。

2. 先天性鞍鼻。

3. 外伤性鞍鼻。

4. 唇裂继发性畸形鼻梁低平。

【禁忌证】

1. 精神心理异常者。

2. 对植入假体抱有怀疑者。

3. 过敏体质。

4. 酒渣鼻或鼻背部其他慢性炎症。

5. 鼻梁凹陷明显、鼻背皮肤松动性较小者，应分次手术。

【术前准备】

1. 面部正位、侧位、仰位照相。

2. 基本化验辅助检查正常。

3. 剪除鼻孔内鼻毛，清洁鼻前庭。

4. 全身应用抗生素。

5. 根据患者鼻部情况及要求，雕刻硅橡胶假体支架，一般为 L 形支架，也可为柳叶形支架（图 17-16）。假体雕刻好后蒸馏水冲洗干净，进行灭菌备用。目前植入物多为灭菌假体，可于术中临时雕刻。

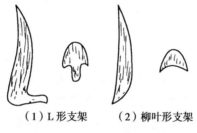

（1）L 形支架 （2）柳叶形支架

图 17-16 硅橡胶鼻假体支架

【操作步骤】

现以局部麻醉下硅胶假体作为隆鼻植入物支架，经右侧鼻翼缘切口入路为例。

1. **手术设计** 患者两眼平视，双上睑缘连线经过面部正中线为鼻根点，鼻根点至鼻尖画正中线作为术中剥离隧道参考用。

2. **消毒铺巾** 0.5% 碘伏消毒面部及鼻前庭皮肤，铺无菌巾单。

3. 局部麻醉 0.5% 利多卡因局部浸润麻醉。

4. 植入假体 小圆头刀片沿右侧鼻翼缘切开皮肤、皮下组织，小弯止血钳插入切口内，于鼻尖部、鼻小柱处钝性分离，再于鼻背筋膜下、鼻骨骨膜下剥离隧道直至鼻根点，将雕刻好的硅胶假体用生理盐水反复冲洗，小弯止血钳夹住假体尾端经切口缓慢植入隧道内，并注意使尾端正好抵达鼻根点，L 形支架短臂植入鼻小柱处，缝合皮肤切口 1 ~ 2 针，鼻背部覆盖纱布，妥善加压包扎（图 17-17）。

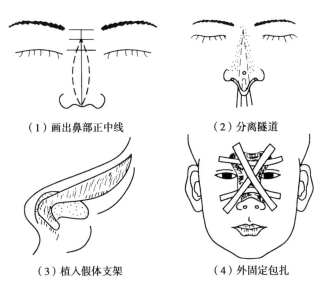

（1）画出鼻部正中线　　　（2）分离隧道

（3）植入假体支架　　　（4）外固定包扎

图 17-17　隆鼻术

注意：隆鼻同时可进行鼻综合整形美容：①伴有鼻头肥大者，可采用开放式切口，切除鼻头皮下多余脂肪结缔组织以缩小鼻头；②合并鼻翼肥大者，可同时切除部分鼻翼外脚基底以缩小鼻翼；③鼻孔过宽者酌情缩小鼻孔。为了减少鼻尖部假体穿破皮肤的危险，近年许多医师喜欢切取部分耳廓软骨，覆盖于硅胶鼻假体转角处，不失为一种较好的方法。

【术后处理】

1. 术后 3 天适当休息，避免用力、触摸鼻部、抠挖鼻孔。
2. 继续应用抗生素，预防感染。
3. 保持局部清洁、干燥，预防感冒，避免鼻涕浸渍切口感染。
4. 术后 7～9 天拆线。

第九节　隆颏术

【术式概念】

隆颏术，指将短小的下颌颏尖向前隆起或向下加长。一般在鼻尖和颏尖之间存在一美学平面，即在鼻尖和颏尖之间画一直线，口唇正好在这条直线上，通过手术植入医用固体硅橡胶可以改善局部不足。通常有两种手术入路：经口外下颌入路、经口内下唇入路。前者操作容易，感染概率低，术后进食方便；后者操作稍难，感染概率稍高，术后进食稍有不便。

注意：隆颏术可分为三个侧重点：侧重颏尖向前突出、侧重颏尖向下延长、颏尖向前突出向下延长兼顾。术前须与患者反复沟通、确认，达成共识方可手术。

【适应证】

1. 下颌颏部短小畸形，有碍美观者。
2. 颏尖短圆，要求尖翘整形者。

【禁忌证】

1. 下颌严重短小畸形。
2. 对植入假体抱有怀疑。
3. 精神心理异常。
4. 过敏体质者。

【术前准备】

1. 术前酌情应用抗生素，预防感染。
2. 基本化验辅助检查正常。
3. 局部正、侧位照相。

4. 根据局部情况选择大小适当的硅胶假体，并适当雕刻，高压蒸汽灭菌备用。

【操作步骤】

1. **切口设计**　以经口外下颌缘切口入路为例，确定颏部正中线，距下颌缘 1.5cm 处画 2 ~ 3cm 长弧形切口线，再于颏部拟隆起处结合硅胶假体大小，画出剥离范围。

2. **消毒铺巾**　患者取平卧位，0.5% 碘伏消毒局部皮肤，铺无菌巾。

3. **局部麻醉**　根据术前画出的剥离范围，0.5% 利多卡因局部浸润麻醉。

4. **植入假体**　沿颌下切口线切开皮肤、皮下组织，横行切开骨膜，骨膜剥离器于骨膜下剥离形成一左右方向的穴腔，穴腔大小以恰好容下硅胶假体为度，先将假体一端插入穴腔一侧（端），再将另一端弯曲后插入穴腔另一侧（端），利用穴腔自身限制作用固定硅胶假体，参考假体中点及颏部正中标记线，适当缝合固定，分层缝合皮下组织及皮肤（图 17-18）。必要时切口内放置引流物。

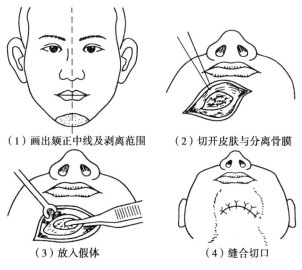

（1）画出颏正中线及剥离范围　　（2）切开皮肤与分离骨膜

（3）放入假体　　　　　　　（4）缝合切口

图 17-18　隆颏术

【术后处理】

1. 术后进半流质饮食。

2. 继用抗生素，预防感染。

3. 术后保持局部稳定，避免挤压、触摸，以防硅胶假体移位偏斜。

4. 术后 7 ~ 9 天拆线。

第十节　重唇整形术

【术式概念】

重唇整形术，是指切除多余重唇黏膜以改善上唇外形。重唇是一种先天性上唇黏膜或黏液腺组织发育增多，表现为说话时上唇呈双重红唇，开口笑时更为明显。主要手术步骤：切除多余唇黏膜组织，间断缝合唇部切口。

【适应证】

重唇畸形影响容貌美观者。

【禁忌证】

慢性口腔炎、牙龈出血患者，暂缓手术。

【术前准备】

1. 术前消炎漱口液漱口。

2. 基本化验辅助检查正常。

3. 口唇部照相。

【操作步骤】

1. **切口设计**　将上唇上翻，于口腔侧距龈沟 0.5cm 画出第一条切口线，再根据拟切除组织多少画出第二条切口线，两端与第一条切口线汇合，可适当延至颊部。

2. **消毒铺巾**　患者取平卧位，0.1% 氯己定消毒面部皮肤及口腔内，铺无菌孔巾。

3. **局部麻醉**　0.5% 利多卡因局部浸润麻醉。

4. **切除多余组织**　圆刀片沿切口线切开黏膜、黏膜下层，组织钳夹住拟切除部分的一端逐渐切除，必要时可一同切除部分肌层，妥善止血，上、下切缘拉拢对齐，间断缝合（图 17-19）。

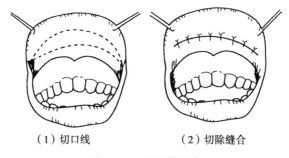

（1）切口线　　　　　　（2）切除缝合

图 17-19　重唇整形术

【术后处理】

1. 流质饮食，饭后漱口水漱口，保持口腔清洁。

2. 适当口服抗生素，预防感染。

3. 术后 6 ～ 7 天拆线。

第十一节　厚唇整形术

【术式概念】

厚唇整形术，指切除红唇肥厚部分以改善上唇外形。口唇厚薄适当是口唇美的基本条件，如口唇太厚则给人以愚笨、憨厚之感。通过手术切除多余的红唇组织可使厚唇外观得以改善。

【适应证】

红唇过厚致口唇外观不雅者。

【禁忌证】

1. 慢性口腔炎、牙龈出血患者，暂缓手术。

2. 唇部感染、皲裂者。

【术前准备】

1. 术前用漱口液漱口。

2. 基本化验辅助检查正常。

3. 口唇部照相。

【操作步骤】

1. **切口设计** 上唇过厚时上翻固定，口腔侧画出第一条与上唇弓平行的切口线，根据拟切除红唇宽度画出第二条切口线，两端逐渐与第一条切口线汇合，唇珠处两线间距离应小于两侧以保证唇珠丰满，切口两端可延长到颊部。下唇增厚时口腔侧画出第一条与下唇弓平行的切口线，根据拟切除红唇宽度画出第二条切口线，两端与第一条切口线汇合，近似于新月形，切口两端超过口角少许。

2. **消毒铺巾** 患者取平卧位，0.1% 氯己定消毒面部皮肤及口腔内，铺无菌孔巾。

3. **局部麻醉** 0.5% 利多卡因局部浸润麻醉。

4. **切除缝合** 按切口线切开黏膜、黏膜下组织，组织钳夹住一端，切除全部多余组织，妥善止血，拉拢对齐切口上下缘，间断缝合切口（图 17-20）。

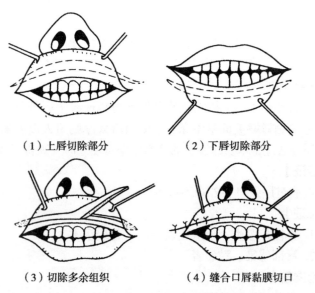

（1）上唇切除部分　　　　　（2）下唇切除部分

（3）切除多余组织　　　　　（4）缝合口唇黏膜切口

图 17-20　厚唇矫正术

【术后处理】

1. 进流质饮食，饭后漱口水漱口，保持口腔清洁。

2. 适当口服抗生素，预防感染。

3. 术后 6 ~ 7 天拆线。

第十二节 隆乳术

【术式概念】

隆乳术，又称为乳房增大术，一般是指将乳房假体植入乳房使乳房体积增大、形态丰满、增加女性曲线美的一种常用美容手术。主要用于先天性乳房发育不良、小乳症或产后乳房萎缩等患者。另有自体脂肪颗粒注射移植隆乳术，不在本节讨论之内。

【适应证】

1. 先天性小乳症、先天性乳房未发育、哺乳后乳房萎缩。

2. 双侧大小正常，要求增大乳房者。

3. 乳房感染、外伤、烧伤后小乳畸形。

【禁忌证】

1. 全身情况不良或主要脏器心、肺、肝、肾功能不良者，患有高血压、糖尿病者。

2. 年龄超过 60 岁或未成熟的青少年。

3. 心理准备不足、要求过高者，精神疾病患者。

4. 乳房内包块或腋窝淋巴结肿大者。

5. 瘢痕体质或过敏体质者。

【术前准备】

1. 根据乳房大小，结合患者要求选择规格适当的硅胶囊假体，所选假体必须附和国家质量标准。假体越小越安全，反之风险越大。

2. 局部及全身应无感染。

3. 基本化验辅助检查正常。

4. 术前 1 天酌情全身应用抗生素，预防感染。

5. 不同体位医学照相。

【操作步骤】

1. **切口设计** 通常有三种切口选择：腋窝切口、乳晕切口、乳房下皱襞切口。一般来讲，腋窝切口用于未婚女性、乳房瘦小、乳晕较小者；乳晕切口用于哺乳后乳晕宽大者；乳房下皱襞切口用于哺乳后乳房有一定下垂者。现以腋窝切口为例，胸大肌起点腋前线设计切口（顺腋横纹或纵行）约 3~4cm，根据植入硅胶假体大小及原乳房形态，标记需剥离的范围。

2. **消毒铺巾** 0.5% 碘伏消毒局部皮肤，铺无菌巾、单。

3. **麻醉** 全身麻醉或局部肿胀浸润麻醉。

4. **切开剥离** 沿切口线切开皮肤、皮下组织至胸大肌外缘，手指及乳房剥离器分离穴腔。假体置于乳腺后间隙可于胸大肌表面剥离穴腔，假体植入胸大肌后间隙则切开胸大肌筋膜，按设计于胸大肌后剥离穴腔，注意穴腔剥离大小适当。然后用特制纱布带子填塞穴腔，妥善压迫止血。

5. **植入假体** 观察穴腔内无出血即可用生理盐水冲洗假体及穴腔，然后经切口用手慢慢推挤假体进入穴腔，并确认假体底部与胸壁接触密切、位置良好。如果位置不佳需取出假体重新剥离穴腔或调整假体位置。

6. **缝合切口** 间断缝合胸大肌筋膜，分别缝合皮下组织和皮肤（图 17-21）。为防止术后穴腔积液引起感染，可于穴腔底部酌情放置引流管。

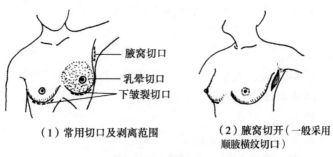

（1）常用切口及剥离范围　（2）腋窝切开（一般采用顺腋横纹切口）

图 17-21 隆乳术

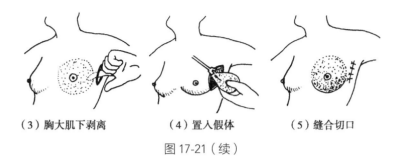

（3）胸大肌下剥离　　　（4）置入假体　　　（5）缝合切口

图 17-21（续）

注意：穴腔剥离时大小适当，穴腔过小容易导致假体褶皱、假体棱角、包膜挛缩等；穴腔过大则易使假体移位、穴腔渗出增多、穴腔血肿等。剥离穴腔的难点在于穴腔内下方胸骨缘胸大肌附着处，操作不当容易引起出血、剥离不到位、肋间肌损伤、胸膜损伤等，借助内镜可视操作有利于剥离和止血。有学者认为使用内镜操作术后渗液并未见明显减少，因此应照常放置引流管引流。

【术后处理】

1. 术后患者取半卧位休息。

2. 乳房上部用绷带妥善包扎固定 2 ~ 3 周，以防假体向上移位。

3. 继续应用抗生素 3 天，预防感染。

4. 术后 3 ~ 4 天拔出引流管，7 ~ 10 天切口拆线。

5. 术后 2 周开始按摩乳房，预防包膜挛缩，时间为半年。

第十三节　脂肪抽吸术

【术式概念】

脂肪抽吸术，指将人体局部多余的脂肪通过负压吸引装置抽出体外，以改善局部体形。随着人们生活水平的提高，肥胖者越来越多，要求脂肪抽吸者随之增多。常用施术部位为：上腹、下腹、腰部、臀部、股部、小腿、上臂、颌下等。人体脂肪细胞是恒定的，脂肪抽出后细胞数目不再增加，有的术后肥胖虽有反弹但属于剩余细胞体积增大而非细胞数目增加。主要手术步骤：设计需要抽脂的范围，注射肿胀麻醉液，插入吸脂管抽吸适量脂肪。

【适应证】

1. 轻、中度的局限性单纯性脂肪堆积者。

2. 重度肥胖伴皮肤松垂者，脂肪抽吸的同时还应行皮肤脂肪切除术。

3. 无手术禁忌证。

【禁忌证】

1. 全身情况不良或主要脏器心、肺、肝、肾功能不良者，患有高血压、糖尿病者。

2. 年龄超过 60 岁或未成年人。

3. 内分泌失调性肥胖。

4. 继发于其他疾病的肥胖。

5. 皮肤松弛缺乏弹性脂肪抽吸后不会出现理想效果者。

【术前准备】

1. 一般体格检查正常，局部皮肤无炎症。

2. 选择月经干净后 3～4 天为手术时间。

3. 基本化验辅助检查正常。

4. 不同体位医学照相。

5. 适当应用抗生素，预防感染。

6. 术前 7 天停用抗凝血药物治疗。

【操作步骤】

以下腹部脂肪抽吸为例。目前脂肪抽吸多在肿胀技术下完成。

1. **抽吸设计**　患者取立位标记脂肪堆积和需抽吸范围，并测量局部肥胖程度，如上腹围、下腹围、腰部围、臀部围、股部围、小腿围、上臂围等。

2. **肿胀麻醉液配制**　生理盐水 500ml、2% 利多卡因 10ml、0.1% 盐酸肾上腺素 0.3～0.5ml，混合后为一个单位肿胀麻醉

548

液。如在全身麻醉下进行脂肪抽吸，单纯配制肿胀液即可：生理盐水 500ml、0.1% 盐酸肾上腺素 0.3 ~ 0.5ml，混合后为一个单位肿胀液。

3. 局部肿胀麻醉 20 ~ 50ml 注射器或专用多侧孔注液针，按标记吸脂范围于皮下脂肪组织内均匀注射肿胀麻醉液，等待 10 分钟左右，直至局部明显肿胀、变硬、发白。注液时也可用专用注液泵，注液速度快，节省人力。

4. 脂肪抽吸 下腹耻骨联合处切口 0.3 ~ 0.5cm，或下腹两侧分别切口，插入适当型号脂肪吸管，开动负压吸引器，按术前标记范围作拉锯式动作抽吸，两侧交叉、均匀进行，可见黄色脂肪颗粒混合液自软管流出（图 17-22）。注意如软管内为鲜血流出应改变方向，并保留皮下约 1cm 脂肪层，设法均匀一致。抽吸完毕切口放置引流管或放橡皮条引流。每个切口缝合一针，局部覆盖厚层敷料及纱布垫，弹力绷带加压包扎。

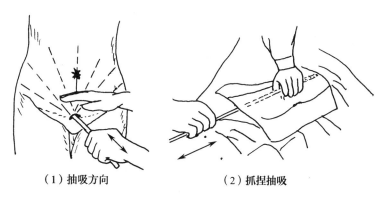

（1）抽吸方向　　　　　　　　（2）抓捏抽吸

图 17-22　下腹部脂肪抽吸术

【术后处理】

1. 术后须穿弹力服局部持续加压，有助于组织粘连，减少肿胀和渗液。

2. 适当休息，尽量减少局部活动，以创造局部组织粘连机会。

3. 酌情更换敷料，保持局部清洁。

4. 术后 36~48 小时去除引流管或橡皮条引流物。

5. 继续应用抗生素，预防感染。

6. 术后 7~8 天拆线。

7. 坚持穿戴弹力服 2~3 个月，注意应持续穿戴。

第十四节　脂肪颗粒注射移植充填术

【术式概念】

脂肪颗粒注射移植充填术，指将人体某些部位如大腿、腹、臀等处的脂肪抽吸出来，经过纯净、提取，将脂肪颗粒注射移植于体表凹陷或需要丰满处以增加美感。

一般认为，脂肪颗粒注射移植后转归有三：细胞成活、宿主替代、脂肪来源干细胞分化。细胞成活学说认为，脂肪注射移植后脂肪细胞部分成活部分凋亡；宿主替代学说认为，脂肪注射移植脂肪细胞凋亡，由受区组织替代；脂肪来源干细胞分化学说认为，脂肪注射移植脂肪细胞凋亡，脂肪来源干细胞分化替代。

【适应证】

1. 单侧或双侧颜面萎缩症。

2. 面部颧、颞、额、眶区等处美学凹陷。

3. 上唇过薄、人中过短、鼻唇沟过深、耳垂较小等。

4. 先天性乳房发育不良、哺乳后乳房萎缩、双侧乳房大小不对称等。

5. 吸脂术后局部凹陷。

6. 臀部、手部软组织萎缩（俗称鸡爪手）等。

7. 生殖器整形，如阴茎增粗、阴道松弛等。

【禁忌证】

1. 受区、供区炎症反应或感染病灶。

2. 心、肺、肝、肾等重要脏器严重疾病或糖尿病不能耐受手术者。

3. 免疫系统疾病、血液系统疾病、凝血功能障碍或有出血倾向者。

4. 消瘦无多余脂肪提供者。

5. 月经期、妊娠期、哺乳期妇女。

6. 心理准备不足或有不切实际要求者。

7. 精神疾病患者。

8. 未成年人。

【术前准备】

1. 一般体格检查正常，局部皮肤无炎症。

2. 选择月经干净后 3～4 天为手术时间。

3. 基本化验辅助检查正常。

4. 局部术前医学照相。

5. 适当应用抗生素，预防感染。

【操作步骤】

1. **手术设计**　供区优选大腿处脂肪，因此部分脂蛋白酶活性高，移植后成活率高，其次为腰腹部脂肪；还需考虑脂肪丰富、易于操作、便于加压包扎的部位，予以标记。受区应血供丰富，测量受区范围、充填容量，标记充填区。设计标记后医学照相。

2. **麻醉**　一般可用局部肿胀麻醉，必要时静脉麻醉。0.5% 利多卡因切口浸润麻醉，供区肿胀液浸润注射注入适量肿胀麻醉液，一般约为抽出量的 1.0～1.5 倍，注射后该区水肿、发硬、发白，10～15 分钟后开始吸脂。

3. **脂肪采集**　局部切口约 0.3～0.5cm，插入脂肪吸管连接 20ml 注射器抽吸，内芯保持在 1/2 刻度负压水平以减少脂肪细胞损伤，依次往返、扇形抽吸，动作轻柔缓慢，先抽深层脂肪后抽浅层脂肪，注意使边界过渡自然，供区皮下脂肪需保留 1cm。抽吸完毕后缝合切口，置入橡皮引流条，无菌纱布覆盖包扎，穿弹力服加压塑形。

4. **脂肪纯化提取**　具体方法如下。

（1）离心法：通过离心装置将脂肪颗粒混合物离心、纯化。方法：脂肪颗粒混合物分别置于两支 10ml 注射器中，两管保持质量基本平衡，闭塞注射器头及针管，分别置于无菌套管中，1 000r/min 低速离心 3 分钟，取出注射器，上层为破裂脂肪细胞及油脂，下层为血液及肿胀液，中层为纯化脂肪。离心法纯化程度高，但对脂肪颗粒活性有一定损害。

（2）冲洗过滤法：通过冲洗过滤去除混合物中血液、纤维素、肿胀液、肾上腺素等。方法：将脂肪颗粒混合物放入无菌纱网过滤器中，以 4 倍生理盐水冲洗 3～5 次（脂肪颗粒混合物：生理盐水 ＝ 1：4），直至冲洗液变清，长针挑除其中纤维样组织，最后以纱布块轻叩过滤器底部以吸取多余水分，直至脂肪变成半固体状态。冲洗过滤法保证了脂肪细胞的完整性和数量，最大限度去除脂肪中的血液，使脂肪干细胞得到最大限度的保护。

（3）静置沉淀法：通过脂肪颗粒混合液自然静置沉淀，纯化脂肪颗粒。方法：50ml 注射器倒置试管架上，注入脂肪颗粒静置 1 小时，上层为破裂脂肪细胞及油脂层，下层为血液及肿胀液，中层为纯化脂肪颗粒。静置沉淀去除多余水分杂质，省去脂肪颗粒洗涤步骤，减少损伤和污染，缺点是纯化率较低、时间长、不能去除脂肪颗粒中过多杂质。

5. 脂肪注射

（1）注射要点

1）注射时限：纯化脂肪颗粒应尽快注射，在体外时间不应超过 1 小时，如时间过长（超过 4 小时）其成活率明显下降。

2）注射原则：小颗粒、多通道、多层次、少量、多点、准确、均匀注射受区，先注射深层后注射浅层，避免大量脂肪颗粒堆积，每点注射不超过 1ml。

3）减少细胞损伤：为了减少脂肪细胞损伤，选用与脂肪颗粒直径相匹配的注射针，轻柔注射，避免暴力推注，注射后轻柔按摩使其平整，不要用力按压注射部位。

4）避免形成血肿：注射时尽量使用钝针，避开较大血管，防止刺破血管形成血肿。

5）预分离间隙：组织致密或瘢痕部位使用特制针头预分离间隙，压迫10分钟止血，再将脂肪颗粒均匀注射到分离好的间隙内。

6）超量注射：由于注射后受区吸收，移植时需过度矫正，一般可超量注射30%左右。

许多医师尝试各种方法提高移植脂肪成活率，在脂肪中加入胰岛素、人血白蛋白、肝素、钙离子、甲状腺素、生长因子、维生素 E 等，但至今无确凿证据得到医学界广泛认可。

（2）常用充填部位

1）颞部凹陷：术前酌情应用抗生素预防感染。①注射方法：设计确定颞部凹陷范围，用记号笔标记。常规皮肤消毒、铺巾单，局部浸润麻醉或静脉麻醉。注射脂肪颗粒于皮肤与颞浅筋膜之间、颞深筋膜深面。注射后适当按摩，缝合进针口。②术后处理：术后注意局部保护，酌情应用抗生素，5 天拆线。③注意事项：注射时发现出血应及时按压，停止在此处继续注射；两侧注射范围、注射量、注射层次尽量对称；术前两侧不对称者调整注射量使其对称；如需再次注射，间隔不应少于 3 个月。

2）颊部瘦削：术前酌情应用抗生素预防感染。①注射方法：设计确定充填范围，记号笔标记。局部浸润麻醉或静脉麻醉。注射脂肪颗粒于 SMAS 筋膜深面、皮下脂肪层，钝针扇形多通道注射，注射均匀，边注射边退针。注射后轻柔按摩，缝合进针口。②术后处理：术后注意局部保护，继续酌情应用抗生素预防感染，一般 5 天拆线。③注意事项：注射时如发现出血应及时按压出血部位，停止出血区注射，以免脂肪栓塞。过渡自然，两侧尽量保持对称，注射偏上勿偏下，尽量不要在口角水平线以下注射，以免造成面颊外观下垂。过量充填一般不超过 30%。

3）乳房瘦小：术前酌情应用抗生素预防感染。①注射方法：标记注射脂肪范围，患者取仰卧位或半卧位，常规消毒皮肤、铺巾单，0.5% 利多卡因局部浸润麻醉或气管插管全身麻醉，腋窝切口长约 3 ~ 5mm，插入内径 3mm 注射钝针，注射脂肪颗粒于皮下、乳腺后间隙、胸大肌后间隙，通过扇形、多通道、边注射边退针、分层均匀注射，注射通道远端间距 10mm，每侧注射量 150 ~ 200ml，注射完毕轻柔按摩、塑形，确认无硬结、包块，缝合皮肤切口。②术后处理：术后注意局部保护，继续酌情应用抗生素预防感染，一般 5 天拆线。③注意事项：注射时发现出血应及时按压，停止在此处继续注射，以免发生脂肪栓塞；注射时先深层后浅层，乳房中央较多外周逐渐减少，过渡光滑自然；两侧注射范围、注射量、注射层次尽量对称；术前两侧不对称者调整注射量使对称。注射隆胸需多次注射才能达到较好效果，两次手术时间间隔不应少于 3 个月，最好达 6 个月以上。不可注射到乳腺腺体内，以免无法分辨早期乳腺肿瘤与脂肪钙化；乳腺后间隙较为疏松，血管神经较少，可提供较大空间，应优先充填。

4）臀部瘦削：术前酌情应用抗生素预防感染。①注射方法：站立位术前标记，供区优选腰腹部、大腿外侧、臀沟；受区确定新的臀部最高点和注射范围，患者取俯卧位，0.5% 利多卡因局部浸润麻醉，皮肤切口约 3mm，注射钝针自切口进入皮下，将脂肪颗粒注射于皮下至臀大肌筋膜之间，扇形、多层次、多通道、由深至浅均匀注入，使臀部浑圆、饱满、上翘，同时兼顾与腰部的连贯性。预留部分脂肪颗粒注射基本完成后让患者站立观察，对尚存缺陷标记、补注，注射完毕适当按摩使脂肪分布均匀，缝合皮肤切口。②术后处理：避免仰卧位 1 周，1 个月内避免坐硬凳子，继续酌情应用抗生素预防感染，术后 1 周拆线。③注意事项：臀部松弛下垂明显者不要在臀沟吸脂；注射时发现出血及时按压并停止该处注射；注射时先深层后浅层，集中在臀上中部，下部外周逐渐减少，过度光滑自然；两侧注射范围、注射量、注射层次尽量对称。注射丰臀一般需多次才能达到较好效果，两次间隔不应少于 3 个月。大转子凹陷区俯卧位时不明显，应在术前标记、预估注射量；不要将脂肪注射到臀大肌内。

5）其他部位：目前脂肪颗粒注射移植也常用于充填面部及其他部位，可以达到矫正凹陷、消除瘦削、改善肤质的目的。①眶下区充填（俗称丰苹果肌）：注射层次为眶骨浅面，范围不要太靠下，以免出现中面部下垂外观。②上睑凹陷充填：注射层次在眼轮匝肌深面，尽量靠近眶上缘。③额部充填：注射层次为额肌深面。④鼻唇沟充填：注射层次自上颌骨浅面由深到浅分层注射，尽量靠近鼻侧，以免使鼻唇沟外侧更加膨隆，加深鼻唇沟。⑤丰口唇：注射层次在口唇皮肤红唇与口轮匝肌之间，注射部位为皮肤红唇交界处。

【不良反应及处理】

1. 出血、血肿形成　供区出血一般压迫止血即可，如有活动性出血可适当局部压迫止血，也可在内镜下止血或局部切开结扎止血。受区出血发生在注射脂肪前可压迫止血，停止手术；受区出血发生在注射脂肪后需谨慎压迫，以免脂肪颗粒进入血管形成脂肪栓塞。小的血肿一般可自行吸收，范围较大的血肿需切开清理放置引流条，适当加压包扎，48小时后如无活动性出血拔除引流条。

2. 脂肪栓塞　脂肪颗粒直接进入血管形成栓塞或游离的脂滴经破裂的小静脉进入血流而引起血管内皮损害。少量脂滴入血可被巨噬细胞吞噬吸收，或由血中脂酶分解清除；若大量脂滴（9～20g）短时间内进入肺循环可引起大面积肺栓塞甚至死亡。受术者术中、术后突然出现剧烈头痛，一侧肢体丧失肌力，应立即判断为脑血管脂肪栓塞；突然出现胸痛、胸闷、口吐血性泡沫，血氧饱和度下降，应立即判断为肺血管脂肪栓塞。出现肺血管脂肪栓塞时立即给予患者吸氧、激素、脱水剂、呼吸兴奋剂，联系麻醉科行气管插管保持呼吸道通畅，待症状缓解，转移至ICU治疗。面部脂肪颗粒注射移植时警惕进入眼动静脉系统造成视力损害。发生在末梢血管的栓塞较少引起全身症状，主要表现为栓塞动脉支配区域的缺血症状，如皮肤花斑、坏死，脱发等。

3. **脂肪液化** 脂肪注射团块过大，中央部分脂肪得不到血供而发生缺血、缺氧、液化坏死，少量的脂肪液化可自行吸收，脂肪液化较多时急性期表现为发热、局部红肿、血象升高，处理应彻底引流液化脂肪，纠正全身症状。

4. **局部感染** 可导致脂肪大量液化，进一步加重感染。一旦出现感染，立即应用敏感抗生素，脂肪液化应及时进行引流。

5. **过度吸收** 受区血运差、血肿形成、挤压、过度运动都可导致移植脂肪颗粒坏死、吸收。

6. **囊肿形成** 小的囊肿一般不易发现，但在皮肤及皮下组织疏松、薄弱的部位较明显，可于囊肿内注射糖皮质激素得到改善；大的囊肿需手术切除。

7. **脂肪钙化** 多见于隆胸、丰臀等大量脂肪移植后，一般术后几个月出现，触诊为颗粒状、质地较硬的团块，位置固定，一般不必处理，表浅者可手术切除。

8. **两侧不对称** 不同部位缺损量、移植脂肪成活量存在差异，两侧同时脂肪移植时会出现不对称，明显时应予补充注射。

9. **窦道形成** 注射过多、脂肪液化、感染等原因均可导致术区积液，如不及时、正确处理，合并皮肤破溃、坏死时，可出现难以愈合的窦道。应手术清除坏死、不健康组织，切除瘢痕化窦道壁，放置 VSD 负压引流，争取窦道尽早闭合。

第十五节　皮肤扩张皮瓣移植术

【**术式概念**】

皮肤扩张皮瓣移植术，指借助皮肤扩张器使局部增加"多余"皮肤，再利用多余皮肤设计形成皮瓣修复体表皮肤缺损或器官再造。本手术可最大限度地达到美容效果，深受医患欢迎。主要手术步骤：手术分二期完成，一期手术将皮肤扩张器置入正常皮肤软组织下，逐渐向扩张器内注入液体使局部皮肤扩张出现多余皮肤；二期手术再利用多余皮肤设计、形成皮瓣修复皮肤缺损或器官再造。

扩张器由扩张囊、注射壶及注水导管组成（图 17-23），常用注射壶为穿刺性注射阀门（图 17-24）。根据使用部位不同，皮肤扩张器有多种型号及形状可供选择（图 17-25）。

1. 扩张囊 用于注射充水，具有良好的扩张性和抗撕裂性。

2. 注射壶 又称注射阀门，由此多次穿刺向扩张囊内注射充水，底部有金属片，防止注液时刺穿注射壶。

3. 注水导管 为连接注射壶和扩张囊之间的硅胶管，长度不等，一般为5～15cm，可根据埋置方法（注射壶内置或外置）酌情选择不同长度。

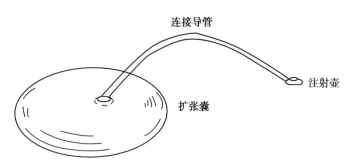

图 17-23 扩张器的组成

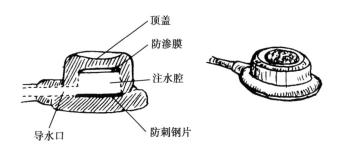

图 17-24 穿刺性注射阀门

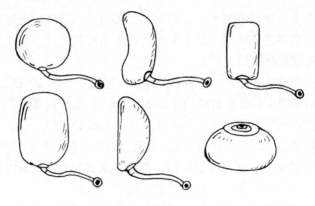

图 17-25 各种扩张器

【适应证】

1. 头皮缺损 瘢痕性秃发、外伤感染、肿瘤切除术后等大面积头皮缺损修复。

2. 面部病变 用于修复色素痣、血管瘤、瘢痕、粉尘染色等病变切除术后大面积皮肤缺损者。

3. 器官再造 鼻缺损再造、耳廓缺损再造等。

【禁忌证】

1. 有出血倾向、过敏体质、全身营养不良、脂溢性皮炎和化脓性皮肤疾患者。

2. 局部无可供扩张的、足够完好的正常皮肤者。

3. 儿童及精神状态不稳定，难以合作者应慎用。

4. 不能接受长时间注水扩张期间局部外形者。

【术前准备】

1. 扩张器选择 须选择合格的产品，埋置前仔细检查排除破裂或渗漏。根据拟修复的部位、面积大小决定扩张器的形状及规格，一般头面部可选择圆形、长柱形，额部可选肾形或长方形，颈部可选肾形，躯干四肢可选肾形。一个扩张器不能满足修复面积时可埋植两个以上扩张器。

2. 扩张器灭菌 灭菌时至少多备 1 个扩张器以防术中破损备用。为防止灭菌过程中扩张囊爆破可在注射壶插一细针头，纱布包裹，置于搪瓷缸内高压蒸汽灭菌。出厂时已灭菌扩张器用前须仔细查看厂家说明、包装有无破损和是否在有效期内。

3. 患者准备　同皮瓣移植术常规术前准备及必要的基本辅助检查，不能有手术禁忌证。

【操作步骤】

现以头皮秃发皮肤扩张皮瓣移植修复为例阐述具体操作步骤。

（一）扩张器置入术（一期手术）

主要目的为将皮肤扩张器置入正常皮下区域，待切口愈合后再进行皮肤扩张。

1. 手术设计　一般选择邻近病变的正常皮肤区域为扩张器置入部位，以便取出扩张器后皮瓣转移至皮肤缺损区。

2. 消毒铺巾　0.5% 碘伏消毒局部皮肤，铺无菌巾、单。

3. 麻醉　成人可选用 0.5% 利多卡因局部浸润麻醉，药液注射于拟分离的组织间隙内，一般为深筋膜浅面。

4. 切开剥离　病变区与扩张区交界处切口长 3～4cm，剥离穴腔，由于置入部位不同剥离层次也有不同，一般说来，头皮区沿帽状腱膜下剥离，通常使用刀柄或组织剪钝性分离穴腔，动作轻柔，剥离层次均匀，勿深浅不一，否则扩张器注液后压力不均导致局部皮肤破溃坏死。妥善止血，彻底清除腔隙内淤血。

5. 置入扩张器　生理盐水冲洗扩张器，圆钝刀柄末端顶住扩张器一端自切口缓慢送入穴腔，伸入手指调整扩张器位置使之平整、舒展，然后注入扩张器容量 5%～10% 的生理盐水，进一步调整扩张器位置。注射壶内置者与扩张囊腔隙相隔适当距离，另分离一小腔隙放入注射壶，两个腔隙最好不在同一层次；注射壶外置者导管保留于切口外。

6. 缝合切口　距切口边缘 0.5～1.0cm 处将表面组织与深部组织适当缝合固定以防止扩张器移位，再分层间断缝合皮肤切口（图 17-26），需注意在直视下缝合，切勿刺破扩张囊及导管，切口缝合后再适当注入少量生理盐水，以切口无张力为度。此时注意注射壶有无翻转，导管有无折叠，扩张囊有无渗漏。一般不必常规放置引流物，切口及导管部位适当加压包扎。

7. 术后 术后适当休息，尽量减少局部活动，酌情予以抗生素预防感染，保持局部清洁，10～12天拆线。

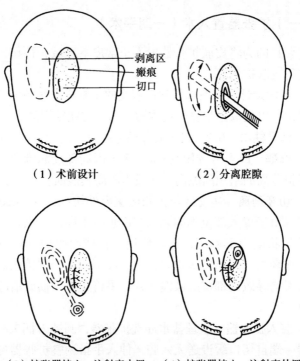

（1）术前设计　　　　　　　（2）分离腔隙

（3）扩张器植入，注射壶内置　（4）扩张器植入，注射壶外置

图 17-26　扩张器置入术

（二）扩张器注液期

一般在术后 10～14 天，切口完全愈合后方可开始注液。每次注液均需严格遵照无菌操作原则，注液部位严密消毒及使用无菌用品。

1. **操作步骤** 生理盐水适当加入抗生素作为注水液。抽吸注水液用 30G 注射针头操作,垂直刺入注射壶内,触及底部金属片后开始缓慢注入,以扩张囊表面皮肤略呈苍白、但仍有毛细血管反应、局部皮肤较紧张、患者无明显疼痛或略感胀痛为度。注射完毕记录注液日期及注液量。

2. **扩张速度** 根据不同情况采取不同的扩张速度直至完成注液总量。快速扩张每天注液一次,7～14 天完成;亚速扩张 2～3 天注液一次,21～28 天完成;常速扩张 4～5 天注液一次,42～56 天完成;慢速扩张 7～10 天注液一次,60 天以上完成。

(三)扩张器取出皮瓣移植术(二期手术)

皮肤扩张达到预定目标后即可进行扩张器取出皮瓣移植修复。

1. **切口设计** 酌情设计局部推进、旋转、易位皮瓣。

2. **消毒铺巾** 0.5% 碘伏消毒局部皮肤,铺无菌手术巾、单。

3. **麻醉** 成人可用 0.5% 利多卡因局部浸润麻醉。

4. **取出扩张器** 经原切口瘢痕切开皮肤,取出注射壶及注水导管,放出一定量液体后即可将扩张囊轻易取出。

5. **皮瓣转移修复** 根据实际情况设计皮瓣,长宽比例可略放宽。皮瓣内扩张囊周围形成的纤维包膜在不影响皮瓣伸展的情况下可保留,如影响皮瓣转移则适当切除。将扩张的多余皮肤设计、形成一个或数个推进皮瓣或旋转皮瓣。视皮瓣覆盖程度切除病变组织,从一个皮瓣开始转移覆盖,与深部组织适当缝合固定,使皮瓣在无张力下缝合(图 17-27)。

6. **术后** 术后皮瓣下放置负压引流管 2～3 天,局部适当加压包扎,保持局部清洁,酌情应用抗生素预防感染,8～12 天拆线。

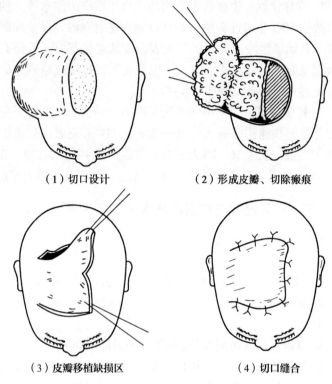

（1）切口设计　　　　　　　（2）形成皮瓣、切除瘢痕

（3）皮瓣移植缺损区　　　　　（4）切口缝合

图 17-27　扩张器取出皮瓣移植修复术

【并发症及防治】

1. 血肿　局部疼痛、肿胀、皮色转暗，如未及早发现处理可致皮肤坏死。

处理：血肿进行性增大需手术探查清除血肿、寻找出血点、妥善止血。必要时及时取出扩张器、清除血肿、防止发生皮肤坏死。

2. 感染　扩张区疼痛、皮肤充血、温度升高、压痛明显。

处理：如发生在扩张早期可取出扩张器引流，愈后 3~4 个月后重新置入；如发生在扩张晚期可在取出扩张器同时进行皮肤缺损修复，术后放置引流管，并全身足量应用抗生素，控制感染。

3. 扩张器外露　多发生在切口及皮瓣顶部，开始为小面积扩张囊外露，以后外露逐渐增多。

处理：如发生在扩张早期可取出扩张器，愈后 3～4 个月后重新置入；如发生在扩张晚期则在取出扩张器的同时进行皮肤缺损修复。

4. 扩张器渗漏 系产品质量不佳所致。处理：术后早期发现可及时予以更换；术后晚期出现则可更换时进行部分修复，同时在适当位置置入新的扩张器，继续扩张。

5. 皮瓣血运障碍 局部皮肤紫暗、皮温降低、血流缓慢。处理：一旦发现血液循环障碍，立即回抽部分液体以减少压力，直至恢复正常，防止发生皮肤坏死。

第十六节　面部瘢痕切除术

【术式概念】

面部瘢痕切除术，指将影响容貌的面部瘢痕通过整形美容技术进行切除。窄的条状瘢痕可一次性切除缝合，片状瘢痕需分次切除缝合。

【适应证】

1. 各种外伤所致面部 3mm 以上宽度的条状瘢痕。
2. 面部片状瘢痕有碍美观者。

【禁忌证】

1. 瘢痕体质者。
2. 瘢痕充血增生期不应手术。
3. 挛缩性瘢痕。

【术前准备】

1. 术前体格检查基本正常。
2. 基本化验辅助检查应属正常。
3. 酌情应用抗生素，预防感染。
4. 临术前清洗局部皮肤。
5. 面部医学摄影。

【操作步骤】

    1. 瘢痕切除缝合术   用于较窄的条状瘢痕，患者取平卧位，0.5% 碘伏皮肤消毒，铺无菌孔巾。0.5% 利多卡因局部浸润麻醉，沿瘢痕边缘全部切除瘢痕，皮下脂肪深层潜行剥离，妥善止血，先将皮下组织拉拢缝合，建立"皮下平台"，再将皮肤切口美容针线间断缝合（图 17-28）。

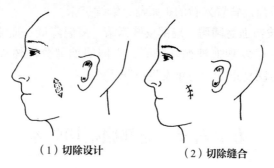

（1）切除设计   （2）切除缝合

图 17-28 瘢痕一次性切除缝合术

    2. 瘢痕分次切除缝合术   用于较大的片状瘢痕，需多次手术才能全部切除瘢痕。患者取平卧位，0.5% 碘伏消毒皮肤，铺无菌孔巾。根据局部皮肤移动情况画出可切除的瘢痕部分。0.5% 利多卡因局部浸润麻醉，切除部分瘢痕，皮下脂肪深层潜行剥离，切口边缘拉拢缝合。半年或 1 年后局部皮肤松弛，再行第二次瘢痕切除缝合术（图 17-29）。必要时还可再次手术，直至瘢痕全部切除。

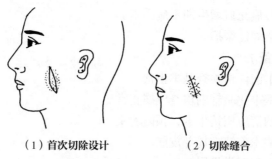

（1）首次切除设计   （2）切除缝合

图 17-29 瘢痕分次切除缝合术

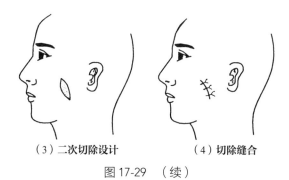

（3）二次切除设计　　　　（4）切除缝合

图 17-29 （续）

【术后处理】

1. 酌情应用抗生素，预防感染。

2. 术后保持局部干燥、清洁，防止分泌物污染和出汗浸渍。

3. 术后 6 ~ 8 天拆线。

第十七节　美容法皮脂腺囊肿摘除术

【术式概念】

美容法皮脂腺囊肿摘除术，指通过美容手术的方法将面部粉瘤摘除。面部皮脂腺囊肿常规手术切除遗留较大瘢痕，美容法手术治疗可以使瘢痕遗留达到最小程度。主要手术步骤：局部麻醉，肿物顶部小切口，挤出部分囊内容物，牵拉出囊肿包膜。

【适应证】

面、颈部 2cm 以内的皮脂腺囊肿无感染者。

【禁忌证】

1. 局部感染者。

2. 有局部感染史。

3. 面、颈部以外的粉瘤。

【术前准备】

1. 清水、肥皂清洗面部。

2. 体格检查正常。

3. 必要时术前应用抗生素，预防感染。

4. 局部医学照相。

【操作步骤】

1. **消毒铺巾** 患者取平卧位，0.5%碘伏消毒皮肤，铺无菌孔巾。

2. **局部麻醉** 0.5%利多卡因局部浸润麻醉。

3. **摘除肿物** 肿物中央小凹处皮肤切口 3～4mm，切开皮肤及囊肿前壁，适当用力将囊内容物挤出，小蚊式止血钳伸入囊腔内，夹住囊肿壁底部，缓慢向外牵拉囊肿包膜，使囊壁包膜翻转，直至将囊肿包膜全部牵出（图17-30），一般切口可不缝合，如遗留腔隙较大可酌情缝合1～2针，腔隙内放橡皮条引流。

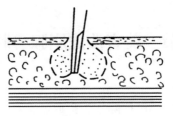

（1）血管钳夹住囊腔底部

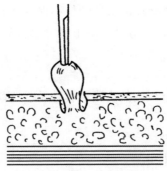

（2）缓慢牵出囊肿包膜

图 17-30　美容法皮脂腺囊肿切除术

【术后处理】

1. 酌情应用抗生素，预防感染。

2. 术后保持局部干燥、清洁，防止分泌物污染和出汗浸渍。

3. 术后 24 小时取出引流条，4～5 天拆线。

第十八节　V-Y 或 Y-V 成形术

【适应证】

1. 轻度组织移位畸形。

2. 口角、外眼角、内眦开大。

3. 皮下蒂皮瓣的移植修复。

【禁忌证】

1. 增生期瘢痕。

2. 局部皮肤无良好松动性者。

3. 局部有感染灶者。

【术前准备】

1. 清洗局部皮肤。

2. 体格检查正常。

3. 必要时术前应用抗生素，预防感染。

4. 局部医学照相。

【操作步骤】

1. **V-Y 成形术**　是对组织进行复位和还原的一种简易方法，适于矫正轻度唇外翻、睑外翻、鼻翼畸形等，还可用于皮下蒂皮瓣移植修复。

（1）设计：错位组织处标记 V 形切口线，注意使切开后形成的三角皮瓣可滑行至皮肤缺损处。

（2）操作：按 V 形标记线切开皮肤、皮下组织，剥离、松解形成三角形皮瓣，将皮瓣推移至适当位置，潜行剥离邻近皮下组织，拉拢缝合使呈 Y 形间断缝合（图 17-31）。

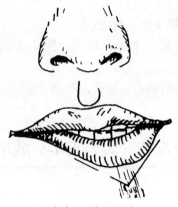

（1）V形切开设计

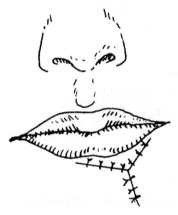

（2）Y形切口缝合

图 17-31 V-Y 成形矫正瘢痕挛缩轻度唇外翻

2. Y-V 成形术 同样是对组织进行移位修复的一种简易方法，适于开大外眼角、开大口角，也适用于矫正轻度内眦赘皮等。

（1）设计：酌情设计 Y 形标记线，注意使切开后的组织瓣应能滑行至拟定处。

（2）操作：按 Y 形标记线切开皮肤、皮下组织，剥离、松解形成组织瓣，适当潜行剥离邻近皮下组织，向外牵拉皮瓣使呈 V 形间断缝合（图 17-32）。

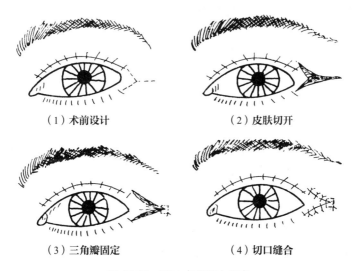

（1）术前设计　　　　　　　　（2）皮肤切开

（3）三角瓣固定　　　　　　　（4）切口缝合

图 17-32　Y-V 成形开大眼角

附录

外科使用抗生素基本知识

抗生素，也有人称为抗菌素，不仅能杀灭细菌，而且对支原体、衣原体、螺旋体、立克次氏体等其他病原体也有良好的抑制和杀灭作用。目前临床常用抗生素达数百种，过去数十年抗生素曾达到滥用程度，目前我国滥用抗生素情况仍较普遍，应当引起注意。磺胺药、抗生素的发明应用在医学史上具有划时代意义，对防治感染起到不可磨灭的作用。然而应用不当则会引起毒性反应、变态反应、二重感染、细菌耐药等不良反应。

一、外科使用抗生素原则

处理感染灶、畅通引流、合理使用抗生素是治疗外科感染的最基本原则，任何抗生素都不能取代外科基本操作处理，抗生素在治疗外科感染中只能起到辅助作用。

1. **确定病原体**　及时从感染灶、血液、痰液等取样培养病原体，并进行抗生素药物敏感试验。危重患者未获知病原体或药物敏感试验结果前，可在临床诊断基础上预测最有可能的病原体，结合当地病原体耐药情况临时选用抗生素，待培养和药物敏感试验结果出来后再酌情选用。

2. **个性化方案**　根据临床诊断、细菌学检查、药代动力学、疗效高低、毒性大小、年龄特点等因素综合考虑。

3. **正确给药剂量**　按治疗剂量范围给药，重症感染、抗生素不易到达的部位应用剂量范围的最高限，单纯下尿路感染应用剂量范围最低限。

4. **合理给药途径**　轻症感染口服给药，重症感染静脉给药；局部感染口服给药，全身感染静脉给药；感染基本控制酌情改为口服给药，病情好转酌情改为口服给药；一般病情可酌情选择肌肉注射。

5. **避免局部应用**　皮肤黏膜局部应用很少吸收，反而易引起过敏反应或产生耐药菌，局部应用仅限于全身给药局部难以到达的少数情况。

6. **给药次数**　根据药代动力学、药效学原则确定给药次数。如青霉素、头孢菌素、β内酰胺类、红霉素、克林霉素半衰期短，应一天多次；喹诺酮类、氨基糖苷类可一天一次。

7. **给药疗程**　一般感染宜用至体温正常、症状消退后72～96小时。脓毒血症、感染性心内膜炎、化脓性脑膜炎、骨髓炎、结核等需较长疗程。

8. **联合用药**　适于病因未明的严重感染；单一药物不能控制的感染；需长时间治疗且病原体易产生耐药性的疾病如结核、深部真菌病；选择有相加、协同作用的药物，以减低药物毒性。

二、围手术期预防用药原则

围手术期预防用药的目的在于防止术后伤口感染，预防清洁污染或污染手术后局部感染及可能发生的全身性感染。

1. **清洁手术**　指无菌手术，术野无污染通常不使用抗生素，仅在下列情况考虑使用：手术范围大、时间长、污染机会增加；涉及重要脏器，一旦发生感染后果严重，如头颅、心脏、眼内手术等；异物植入手术；高龄或免疫缺陷者。

2. **清洁-污染手术**　指上下呼吸道、上下消化道、泌尿生殖道手术，或经以上器官的手术，由于手术部位存在大量寄生菌，可能污染术野造成感染，因此需预防应用抗生素。

3. **污染手术**　指由于胃肠道、尿路、胆道体液大量溢出或开放性创伤未经扩创等已造成术野严重污染，需预防应用抗生素。

三、抗生素在特殊人群中的应用

患者病理、生理及免疫状况可影响药物的作用，特别是对特殊人群，用药需遵循个体化原则。

1. 肾功能减退者 尽量避免使用肾毒性抗生素，确有应用指征时适当调整给药剂量及方法；根据感染严重程度、病原体种类及药敏试验结果等选用低肾毒性或无肾毒性的抗生素。

2. 肝功能减退者 抗生素主要由肝脏清除，肝功能减退时清除明显减少，用药过程中需严密监测肝功能，必要时减量。肝功能严重减退时可导致毒性反应，应避免使用此类药物。

3. 老年患者 老年患者肾功能生理性减退，给药时应按轻度肾功能减退情况减量，即可用正常治疗量的 1/2 ~ 2/3。且宜选用毒性低、具杀菌作用的抗生素，如必须用肾毒性大的药物，同时应行血药浓度监测，并及时调整剂量。

4. 新生儿 新生儿避免应用毒性大的抗生素，确有应用指征须同时进行血药浓度监测，酌情调整剂量，避免应用或禁用可能发生严重不良反应的药物。主要经肾代谢的药物需减量应用。抗生素应按日龄调整给药方案。

5. 小儿患者 尽量避免应用有耳毒性、肾毒性的抗生素，如氨基糖苷类、万古霉素等，临床如有明确用药指征需在使用过程中严密观察不良反应。四环素类可致牙齿黄染及牙釉质发育不良，不可用于 8 岁以下小儿；喹诺酮类对骨骼发育可能产生不良影响，避免用于 18 岁以下未成年人。

6. 妊娠期和哺乳期患者 妊娠期避免应用对母体和胎儿均有毒性的药物。确有应用指征时须进行血药浓度监测，可选用青霉素类及头孢菌素类等药物毒性低、对母体和胎儿均无明显影响、且无致畸作用的药物。哺乳期患者使用抗生素不论乳汁中药物浓度如何，均对乳儿产生潜在影响，因此哺乳期应用任何抗生素均宜暂停哺乳。

跋：
观察别人丰富自己

外科医师应该做智者，不做愚者。智者，放下架子善于观察学习别人，借鉴别人，以别人所长丰满自己，以别人的教训警示自己；愚者，不虚心不谨慎，自以为是，往往以自己沉痛的代价唤醒别人。换言之：聪明之人，总是模仿、学习别人，接受别人的教训，积累自己的经验。

年轻外科医师既要艰苦徒步，一切从头学起，又要学会寻找捷径，发现捷径，行走捷径。注意观察模仿上级医师的一系列规范动作，包括术前设计划线、安置操作体位、术区皮肤消毒、铺盖无菌巾单、头部四肢无菌巾包裹、皮肤组织切开、组织解剖分离、妥善止血、组织结扎、组织缝合、伤口引流、伤口包扎固定。就连最基本的换药操作、伤口拆线，每个人也有每个人的技巧。即便是同事、同级别医师，每个人也有不同的长处值得借鉴学习。三人行，必有我师，就是这个道理。

一、观察学习

外科基本操作处置技术是一个学习的过程，具体来说就是模仿的过程。一般说来，每个青年医师初学阶段基本都是模仿的过程，谈不上创新。

1. 术前设计标线　许多手术都需进行术前设计，标记皮肤切口线，整形美容手术尤其如此。年轻医师观察经验丰富的医师如何进行术前测量、设计，为手术提供数字依据，便于术中参考。标记线可用专用划线笔标记，也可用亚甲蓝或甲紫标记，2% 碘酊涂擦固定。

2. 安置操作体位 换药、穿刺、手术等均需要安置患者于理想体位。理想体位包括：患者感到舒适、便于医师操作、有利于术中暴露、方便调整体位、遇有危急情况便于抢救。注意观察上级医师如何要求患者体位，也是不可忽视的细节。

3. 术区皮肤消毒 每个手术都有基本的皮肤消毒范围，有些患者皮肤消毒之前需进行适当的毛发剃除、头发整理或头发遮盖。消毒时勿让消毒液进入结膜或黏膜稚嫩区。消毒棉球或纱布浸蘸消毒液不宜过多，必要时操作者另一手持干纱布随时将过多的消毒液吸附。进入结膜的消毒液应即刻蘸除或用生理盐水冲洗。学会各个部位正确消毒是年轻医师的必修课。

4. 铺盖无菌巾单 不同的手术，有不同的铺盖方法。注意学习上级医师的铺盖巾单技巧，既符合无菌操作原则，又便于手术操作。年轻医师需尽快掌握正确铺盖手术巾单的方式，以便手术顺利进行。

5. 头部四肢无菌巾包裹 头面部手术往往有特殊的要求，正确无菌巾包头有利于无菌区的维护。四肢手术时通常需要进行一定的包裹或缠绕。观察学习上级医师此项操作，也显得较为重要。

6. 皮肤组织切开 不同部位的手术，皮肤切口方向不同，运刀方法也不相同。注意上级医师执刀方法、运刀技巧，杜绝不正确切开方式。

7. 组织解剖分离 注意观察学习上级医师的组织解剖分离技巧，肌肉、筋膜、骨膜、血管、神经等每种组织分离手法各不相同。通常采用锐性分离，酌情结合钝性分离，有经验的医师善于利用自然间隙分离，出血少、损伤轻、易分离。解剖血管、神经要具备丰富的经验及技巧，方能做到安全、顺利。

8. 止血 手术过程中出血属于必然，预防和控制出血的能力某种程度上往往反映出手术医师的技术水平，也决定了手术进展是否顺利。遇到难以控制的出血时需及时请教上级医师处理，千万勿将患者拖延到危险境地。平时观察学习有经验的上级医师预防、控制、处理出血的技巧，对外科技术的提高大有裨益。

9. 组织结扎　组织结扎是常用动作，保证正确打结方法相当重要，训练有素的医师非常注意结扎质量，前后或左右交叉方向是方结的必然动作。事实上，不少医师的结扎方法并不正确，最常见的错误是滑结和假结。

10. 组织缝合　常见的组织缝合包括皮肤、筋膜、肌肉、血管、神经等各种组织的缝合。组织缝合要求间距均匀、边距适当、松紧适度、避免张力、防止切割。血管、神经的缝合要求缝合材料选择得当，对位正确，缝合严密。年轻医师注意观察学习上级医师的组织缝合技巧不失为提高外科技术操作的重要环节。正确的缝合讲究进针方向、组织缝挂多少、结扎松紧力度。

11. 伤口引流　伤口引流是保证伤口内渗液及时排出的重要措施，防止积液、积血对预防感染可起到重要作用。有经验的医师较为注重引流的应用，可酌情选择橡皮条、引流管、负压等方法。通常浅表伤口选择橡皮条引流，深层伤口选择引流管引流，较大创腔可选择负压引流。

12. 伤口包扎固定　伤口包扎固定往往是手术的最后一个不可忽视的环节，整形美容手术尤其如此。倘若伤口包扎有误，术后效果会受到影响，甚至导致手术失败，严重者可出现术区出血、皮瓣坏死等严重事件。有经验工作严谨的医师往往在包扎固定完毕后方才离开手术现场。

13. 伤口换药　伤口换药是最基本的操作，基本操作并不等于简单操作。事实上，换药蕴含较多的知识和技巧。通过换药检视伤口，了解是否出血、渗液多少、有否感染。难愈合性伤口，换药方法、操作技巧最能体现医师水平。换药动作轻巧可以最大限度地减轻患者痛苦。通常术后第一次换药要求手术医师在场或亲自换药。

二、丰富自己

1. 平时善于记录　作为一名外科医师，应不断借鉴别人的经验教训，同时也不忘积累自己的经验教训。最好养成平时记录学习笔记的习惯，增强记忆，加深印象。有时上级医生的一句关键话记住了，关键时刻就可能解决大问题。

2. 台下勤于练习　外科基本操作技术是一门反复实践的技术，对于年轻医师来说，台下模拟练习相当重要。尤其是结扎动作，既要求方法正确，又要求结扎速度。台下每分钟轻松完成 60～80 个单手结扎动作，手术台上方能得心应手。模拟手术场景不失为一种好的训练方法，例如进行深部血管吻合，训练时可利用橡皮指套模拟进针、出针、结扎训练，熟练后改成生物薄膜（鸡肠代替）进行训练，找到缝合生物膜的感觉；再后在水桶内进行生物膜缝合，以适应深部手术野的操作环境。再如，进行毛发移植手术时通常利用环钻提取毛囊，台下训练时可利用柚子作为标本进行模拟训练，以利于手部握力、腕部灵活性及进钻方向的训练。

3. 临场注意观察　台上不管是作为一助手、二助手，还是台下观摩手术，都应注意仔细观察上级医师的每个动作，从中学习细微之处的操作技巧。即便是局部麻醉技术，不光有严格操作规范，也有着许多操作经验。除按照"一针技术"、匍匐注射、步步为营外，如何科学合理地利用时间也是值得考虑的问题。例如，0.5% 利多卡因局部浸润麻醉时，先打一个皮丘、皮下缓慢注药，间隔 2～4 分钟后此区域麻醉，再从已麻醉的区域进针注射下一区域，两次注药等待期间，可准备其他手术用品，既不浪费时间，又能得到良好的麻醉状态。

4. 惯于操作后总结　每一项外科手术操作必有顺利和不顺利之分，平时善于总结经验，勤于思考，接受教训，不断积累，便可积少成多迅速提高自己的操作水平。